ナースのために ナースが書いた
ココが知りたい
栄養ケア

編集 矢吹浩子　医学監修 山中英治

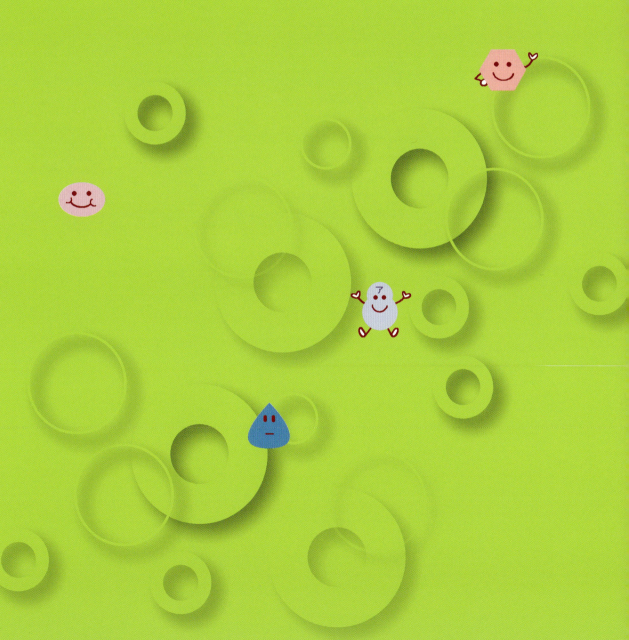

■ 編集

矢吹浩子　　明和病院看護部長

■ 医学監修

山中英治　　若草第一病院病院長

■ 執筆（五十音順）

朝倉之基　　東海大学医学部付属病院看護部12A病棟

浅田友紀　　栗山赤十字病院看護部

伊東七奈子　前橋赤十字病院栄養サポート室看護係長／摂食・嚥下障害看護認定看護師

伊藤彰博　　藤田保健衛生大学七栗記念病院 緩和ケア・外科准教授

稲月　摂　　大阪大学歯学部附属病院看護部／摂食・嚥下障害看護認定看護師

井樋涼子　　久留米大学病院看護部

岩﨑日香　　健和会大手町病院看護部

岩山さおり　KKR高松病院看護部

植田道子　　滋賀医科大学医学部附属病院看護部 副看護師長／摂食・嚥下障害看護認定看護師

大久保恵子　製鉄記念八幡病院看護部

大津山樹理　久留米大学病院看護部

斧　明美　　久留米大学病院看護部

柏本佳奈子　若草第一病院看護部／救急看護認定看護師

川畑亜加里　聖マリアンナ医科大学横浜西部病院看護部

川口　恵　　尾鷲総合病院看護部長

小西尚美　　兵庫医科大学病院看護部

篠　聡子　　東京女子医科大学病院看護部

柴崎　忍　　仙台オープン病院看護部

柴﨑美紀　　杏林大学保健学部看護学科在宅看護学講師

清水孝宏　　地方独立行政法人那覇市立病院看護部／集中ケア認定看護師

末継拓郎　　久留米大学病院看護部

添野民江　　昭和大学藤が丘病院看護部

竹腰加奈子　藤田保健衛生大学七栗記念病院看護部／摂食・嚥下障害看護認定看護師

建宮実和　　訪問看護ステーション結わい所長

谷口めぐみ　藤田保健衛生大学病院看護部

土井聖子　　箕面市立病院看護局

戸丸悟志　　利根中央病院看護部

富田真佐子　昭和大学保健医療学部 看護学科

中島仁美　　久留米大学病院看護部 看護師長

中村悦子　　一般社団法人みんなの健康サロン海凪代表理事

中村典子　　聖隷浜松病院看護部課長

東口髙志　　藤田保健衛生大学病院外科・緩和医療学講座教授

福原真美　　天理よろづ相談所病院看護部

松末美樹　　協和会第二協立病院看護部

見戸佐織　　箕面市立病院看護局

森　直治　　藤田保健衛生大学病院外科・緩和医療学講座准教授

森みさ子　　聖マリアンナ医科大学横浜西部病院看護部

山田圭子　　愛生会山科病院看護部退院調整看護主任

渡邉なつき　北光記念病院2病棟看護主任

はじめに

「小学生でもわかる栄養管理の本ってないですか？」

8年前、同じ職場で働くナースに、そう訊かれたのが、この本をまとめようと思ったきっかけでした。

近年、たくさんの栄養管理のテキストが発売されていますし、たくさんのセミナーや研究会が開催され、学ぶ機会はあふれるほどあります。しかし、ナースは、他職種と違い、基礎教育課程で生化学や代謝栄養学をしっかり学んでいないため、その領域で使われる単語が、なかなか理解できません。それでは、どんなに優れたテキストを見ても、講義を受けても、内容を吸収することは難しいでしょう。「小学生でもわかる本」とそのナースが言ったのは、まさに、基礎の理解が不十分だったところに、さまざまな病態の栄養管理が展開されるのを見たときの、正直な思いだったのでしょう。

本書は、ナースならではの現場のギモンをquestionとして取り上げました。これまでに、編者のもとに実際に寄せられたナースからの質問も収載しています。なかには「これは、質問そのものがおかしいのでは…」と思うものもあります。でも、実際に、ナースはこのような疑問を持っているのです。

本書は、すべてナースが執筆しています。各地での講義・講演や施設内実践など、栄養管理教育のエキスパートの方々です。ナースだからこそわかるナースの疑問、ナースだからこそわかるナースへの説明、読んでいただければ、他書と違う解説であることがわかるでしょう。日ごろ臨床で栄養管理をしていて、「ああ、私、ココがよくわかっていない…」と思っていたモヤモヤのポイントを、この本で解決してください。

また、栄養ケアで曖昧になりがちなポイントをわかりやすく解説していますから、きっと、看護職以外の薬剤師、管理栄養士、臨床研修医のみなさんにとっても、役に立つことと思います。

最後になりましたが、執筆いただいたナースのみなさんと、医学監修を引き受けてくださった山中英治先生に、心より感謝を申し上げます。

本書をきっかけにして、読者のみなさんが、ますます栄養管理の知識を深め、日々の臨床栄養管理を楽しみながら活発に行えるようになることを願っています。

2016年2月

矢吹浩子

CONTENTS

Part I 栄養アセスメント

Q1 臥床したまま体重を測れるベッドがありません。
寝たきり患者の体重は、どう測定すればいい? .... 岩﨑日香 ● 2

Q2 両足を切断している患者の体重は、どう計算すればいい? .... 岩﨑日香 ● 4

Q3 栄養管理上、体重測定は、毎日必要? .... 岩﨑日香 ● 6

Q4 基礎エネルギー消費量と安静時エネルギー消費量。同じ? 違う? ... 中村悦子 ● 7

Q5 必要エネルギー量は、どう計算するの? .... 中村悦子 ● 8

Q6 栄養必要量の算出に使う体重は、
健常時体重? 理想体重? 現体重? .... 中村悦子 ● 10

Q7 ストレス係数がうまく決められません。
どうやって決めるんですか? .... 伊東七奈子 ● 12

Q8 Harris-Benedict式は、小児や高齢者にも使う? .... 伊東七奈子 ● 14

Q9 腹水や浮腫がある患者の体重評価は、どうしたらいいの? .... 伊東七奈子 ● 16

Q10 水分投与量の計算式、小児も成人も高齢者も同じ? .... 伊東七奈子 ● 18

Q11 脱水患者の水分欠乏量って、計算できますか? .... 伊東七奈子 ● 20

Q12 上腕周囲長（AC）や、上腕三頭筋部皮下脂肪厚（TSF）。
標準値はいくら? 比較の方法は? .... 中村典子 ● 22

Q13 上腕周囲長（AC）と上腕三頭筋部皮下脂肪厚（TSF）。
片麻痺があるときは、どっちの腕で測定? .... 中村典子 ● 24

Q14 血清タンパク栄養評価は、
血清アルブミン値だけじゃいけないの? .... 末継拓郎 ● 25

Q15 「腸が使えるなら経腸栄養」というけれど、
腸が使えないのは、どんなとき? .... 末継拓郎 ● 27

Part II 栄養の基礎

Q1 炭水化物と糖質って、同じもの? .... 柏本佳奈子 ● 30

Q2 アミノ酸と脂肪酸。共通する「酸」って? .... 柏本佳奈子 ● 32

Q3 糖はエネルギーの源。では、タンパクや脂質は、何の源? .... 柏本佳奈子 ● 34

Q4 糖が体の中でつくられるって、ほんと？ .... 森みさ子 ● 35

Q5 人間の体の中で、エネルギーは、どうやってつくられるの？ ..... 森みさ子 ● 38

Q6 窒素平衡。窒素の何のバランス？ .... 中島仁美 ● 42

Q7 「NPC/N」比って、なぜ重要なの？ .... 中島仁美 ● 43

Q8 タンパク異化亢進の「異化」って何？ .... 清水孝宏 ● 44

Q9 分岐鎖アミノ酸と芳香族アミノ酸。栄養管理において、
この違いの何が大切なのですか？ .... 朝倉之基 ● 48

Q10 なぜ、スポーツ選手はBCAAを飲むの？ .... 川口 恵 ● 51

Q11 フィッシャー比って、どんなときに、どのように使うもの？ ..... 朝倉之基 ● 54

Q12 脂肪、脂質、脂肪酸、この違いがわかりません…。 .... 川畑亜加里 ● 56

Q13 不飽和脂肪酸と飽和脂肪酸。「飽和」って何？ .... 川畑亜加里 ● 58

Q14 必須脂肪酸や必須アミノ酸。なぜ、必須なんですか？ .... 川畑亜加里 ● 60

Q15 短鎖脂肪酸、中鎖脂肪酸、長鎖脂肪酸。
栄養管理上、この違いの何が大切なのですか？ .... 川畑亜加里 ● 62

Q16 苦手な酸塩基平衡。酸って何？ 塩基って何？ .... 添野民江 ● 65

Q17 体液のpHは、何によって決まるの？ .... 添野民江 ● 67

Q18 下痢はアシドーシスに、嘔吐はアルカローシスに。
同じ体液喪失なのに、なぜ違う？ .... 添野民江 ● 69

Q19 アニオンギャップって、何のギャップ？ .... 添野民江 ● 71

Q20 サードスペースって、どこにあるスペース？ .... 柴﨑美紀 ● 74

Q21 浸透圧の単位「mOsm/L」って何？ .... 柴﨑美紀 ● 76

Q22 そもそも、「浸透圧」って何？ .... 柴﨑美紀 ● 78

Q23 血漿浸透圧、晶質浸透圧、膠質浸透圧。何が違うの？ .... 柴﨑美紀 ● 80

Q24 「サイトカイン」って何？ どんなはたらきをするの？ .... 松末美樹 ● 82

Q25 免疫力を評価する指標は、何ですか？ .... 松末美樹 ● 84

Q26 呼吸商の「商」って何ですか？ .... 松末美樹 ● 88

CONTENTS

Part Ⅲ　経腸栄養

Q1 消化態栄養剤、半消化態栄養剤、成分栄養剤。何が違うの？ .... 浅田友紀 ● 90

Q2 長期絶食後の患者。最初の栄養剤の選び方は？ .... 浅田友紀 ● 93

Q3 術後は、排ガスがあるまで絶飲食が必要？ .... 浅田友紀 ● 94

Q4 食べなければ「うんち」は出ない？ .... 戸丸悟志 ● 95

Q5 経鼻胃管の挿入。「頸部回旋法」って、どうやるの？ .... 戸丸悟志 ● 96

Q6 栄養剤投与前に胃内残留100mLを確認。
この吸引物は、どうしたらいいの？ .... 戸丸悟志 ● 98

Q7 200mLの経腸栄養剤。この水分量は200mLじゃないの？ .... 植田道子 ● 100

Q8 NGチューブ（経鼻胃管）からの栄養剤投与。加温しなくてもいいの？
.... 植田道子 ● 101

Q9 経腸栄養剤をEDチューブから投与するときの速度は？ .... 植田道子 ● 102

Q10 経管栄養時の補正水分投与は、栄養剤の前？　後？ .... 山田圭子 ● 104

Q11 経腸栄養時の薬の投与は、栄養剤の前？　後？ .... 山田圭子 ● 106

Q12 経管栄養終了後のフラッシュ、水がいい？　酢水がいい？ .... 山田圭子 ● 108

Q13 経腸栄養剤を持続投与するときは、いつ、チューブフラッシュしたらいいの？
.... 岩山さおり ● 110

Q14 経腸栄養中の体位は「右側臥位がいい」って、ほんと？ .... 山田圭子 ● 111

Q15 経腸栄養用イルリガートルは、毎回消毒するもの？
中性洗剤の洗浄だけじゃだめ？ .... 岩山さおり ● 112

Q16 高浸透圧の経腸栄養剤で、下痢が起こるしくみを教えてください
.... 岩山さおり ● 114

Q17 食物繊維は、下痢に効く？　便秘に効く？ .... 柴崎 忍 ● 116

Q18 水溶性の食物繊維は、水に溶けるとなくなる？ .... 柴崎 忍 ● 118

Q19 水分制限がある患者が便秘したときは、
なぜ、酸化マグネシウムが処方されないの？ .... 柴崎 忍 ● 120

Q20 経腸栄養剤の「塩分量」は、ナトリウム量と、
どれくらい違うの？ .... 柴崎 忍 ● 121

Q21 抗酸化物質は、どんな状態のときに有効？ .... 井樋涼子 ● 122

Q22 プロバイオティクスとプレバイオティクスって、同じ？　違う？ ... 井樋涼子 ● 124

Q23 免疫調整栄養剤って、免疫を、何が、どう調整するの？ .... 井樋涼子 ● 126

Q24 退院前に、経管栄養を「食品」から「医薬品」に
変えるのは、なぜ？ .... 建宮実和 ● 128

Q25 経鼻胃管の先端確認。在宅では、どうすればいい？ .... 建宮実和 ● 130

Q26 半固形化栄養"材"と、半固形化栄養"剤"。どっちが正しい？ ..... 川口　恵 ● 132

Q27 PEG-Jでも、半固形化栄養剤は使えますか？ .... 川口　恵 ● 133

Q28 全ての薬剤に、簡易懸濁法は適用できますか？ .... 井樋涼子 ● 134

Part IV 　静脈栄養

Q1 「点滴は食事の代わり」という説明は、正しいの？ .... 竹腰加奈子／東口髙志 ● 138

Q2 「TPN」と「IVH」は一緒じゃないの？ .... 竹腰加奈子／東口髙志 ● 139

Q3 TPNの微量元素製剤で、十分必要量を摂れますか？ .... 土井聖子 ● 140

Q4 「TPNのせいで肝機能が悪くなる」って本当ですか？ .... 土井聖子 ● 142

Q5 TPNのダブルバッグには、どうして隔壁があるの？ .... 大津山樹里 ● 143

Q6 末梢輸液の1号液、2号液、3号液。何が違うの？ .... 福原真美 ● 144

Q7 生食ロックは、ほんとに血が固まらない？ .... 福原真美 ● 146

Q8 末梢輸液での静脈炎や血管痛、なぜ起こるの？ .... 福原真美 ● 148

Q9 糖・アミノ酸輸液製剤を毎日投与するとき、
脂肪乳剤も毎日必要？ .... 大津山樹里 ● 150

Q10 脂肪乳剤は、どうして速く点滴しては
いけないの？ .... 谷口めぐみ／東口髙志／森　直治 ● 152

Q11 脂肪乳剤を入れ続けても、中性脂肪は高くならないの？
.... 谷口めぐみ／東口髙志／森　直治 ● 154

Q12 脂肪乳剤投与時、メインの点滴は止めなくてもいい？
.... 谷口めぐみ／東口髙志／森　直治 ● 156

V

CONTENTS

Part V　病　態

Q1 バクテリアルトランスロケーションって、どんなロケーション？ ... 小西尚美 ● 158

Q2 腸の絨毛は、どれくらい絶食したら萎縮するの？ .... 渡邉なつき ● 160

Q3 萎縮した腸の絨毛は、どうすれば回復するの？ .... 渡邉なつき ● 162

Q4 脂肪吸収障害があるかどうかは、どうすればわかる？ .... 小西尚美 ● 163

Q5 胆汁性下痢っていうけれど、胆汁の何が、下痢に関係するの？ ...... 小西尚美 ● 164

Q6 腎不全患者のタンパク制限。下限はいくら？ .... 大久保恵子 ● 166

Q7 腎不全患者はタンパク制限が必要。では、透析患者も？ .... 大久保恵子 ● 168

Q8 クローン病の患者には、なぜ成分栄養がいいの？ .... 富田真佐子 ● 170

Q9 「クローン病は脂肪食に注意」なのに、
脂肪乳剤を輸液してもいいの？ .... 富田真佐子 ● 172

Q10 術後の血糖管理は、なぜ大切？ .... 見戸佐織 ● 174

Q11 糖尿病で尿中に出現するケトン体って何ですか？ .... 見戸佐織 ● 176

Q12 侵襲時にアルギニン投与はだめなの？ .... 斧　明美 ● 178

Q13 ERASでいう「炭水化物ローディング」って何？ .... 見戸佐織 ● 180

Q14 「リフィーディング」ってNSTがよく言うけど、何ですか？ .... 斧　明美 ● 183

Q15 がん患者に栄養を入れると、「がん」が育つ？ .... 篠　聡子 ● 186

Q16 「悪液質かどうか」って、どうやって見分けるの？ .... 篠　聡子 ● 188

Q17 がん終末期の栄養投与量って、どう決めるんですか？ .... 篠　聡子 ● 190

資　料　嚥　下

Q1 嚥下障害の患者。ギャッジアップ30度で嚥下しにくそう… .... 稲月　摂 ● 194

Q2 嚥下障害患者の食事の「とろみ」、適切な加減ってあるの？ .... 稲月　摂 ● 195

装丁：大塚充朗
本文デザイン：GT BROS
表紙・本文イラスト：エダりつこ
本文DTP：トライ

Part I

栄養アセスメント

Q1 臥床したまま体重を測れるベッドがありません。寝たきり患者の体重は、どう測定すればいい？

A 上腕やふくらはぎの周囲長、上腕背部や肩甲骨下部の皮下脂肪厚、膝高（膝までの高さ）から推測する式を用いて計算します。

臥床したままの患者の体重を測定するには、患者の状態をよく観察し、適切な体重計を選択することがポイントです。

しかし、すべての施設にスケールベッドが用意されているわけではありません。そのような場合には、体重の推定式を用いて計算します。

「体重の推定式」はいくつかある

推定式を用いるには、まず、上腕周囲長、ふくらはぎの周囲長、上腕三頭筋部皮下脂肪厚または肩甲骨下部皮下脂肪厚、膝高の測定が必要です（図1）。それらの値を計算式にあてはめて計算します。

Grantの式 [1]

男性［0.98 ×上腕囲(cm)］
　　　＋［1.27 ×ふくらはぎの周囲(cm)］
　　　＋［0.40 ×肩甲骨下部皮下脂肪厚(mm)］
　　　＋［0.87 ×膝高(cm)］－ 62.35

女性［1.73 ×上腕囲(cm)］
　　　＋［0.98 ×ふくらはぎの周囲(cm)］
　　　＋［0.37 ×肩甲骨下部皮下脂肪厚(mm)］
　　　＋［1.16 ×膝高(cm)］－ 81.69

図1　推定式に必要な計測値の測定法

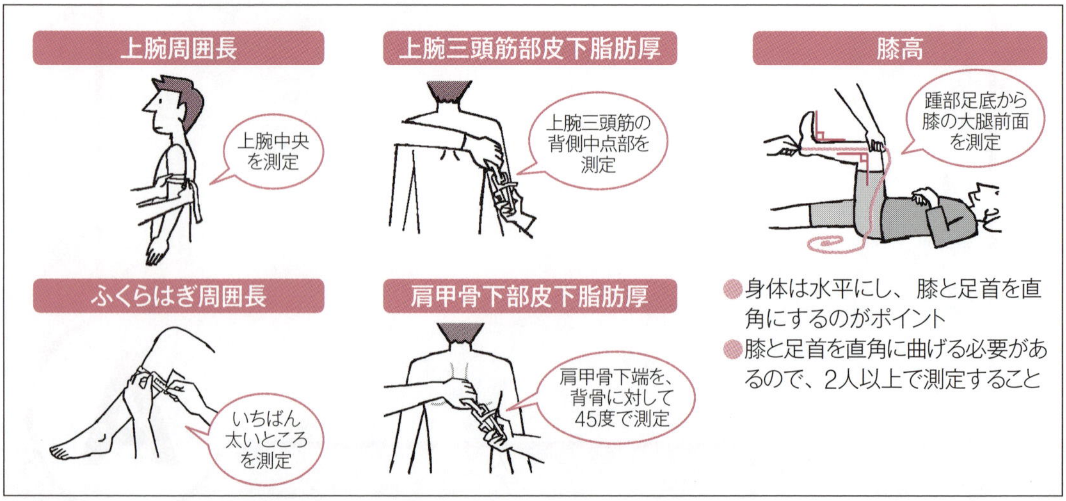

上腕周囲長：上腕中央を測定

上腕三頭筋部皮下脂肪厚：上腕三頭筋の背側中点部を測定

膝高：踵部足底から膝の大腿前面を測定

ふくらはぎ周囲長：いちばん太いところを測定

肩甲骨下部皮下脂肪厚：肩甲骨下端を、背骨に対して45度で測定

- 身体は水平にし、膝と足首を直角にするのがポイント
- 膝と足首を直角に曲げる必要があるので、2人以上で測定すること

図2 寝たまま測れる体重計

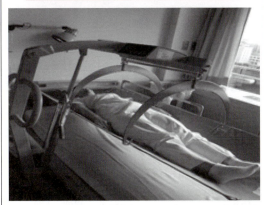

リフト式

スケールトロニクス2002（JUNKEN MEDICAL）

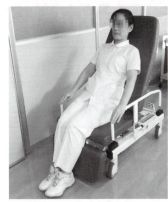

ストレッチャー式

デュアルスケールAD-6040（エー・アンド・デイ）

宮澤の式 [2)]

男性の場合 ＊誤差±5.01

[1.01×膝高(cm)]
＋[上腕周囲長(cm)×2.03]
＋[上腕三頭筋部皮下脂肪厚(mm)×0.46]
＋[年齢(歳)×0.01]－49.37

女性の場合 ＊誤差±5.11

[1.24×膝高(cm)]
＋[上腕周囲長(cm)×1.21]
＋[上腕三頭筋部皮下脂肪厚(mm)×0.33]
＋[年齢(歳)×0.77]－44.43

「寝たまま測れる体重計」にも、いくつかある

臥床したまま測定できる体重計にも、いくつか種類があります（図2）。

装具や輸液ルート、ドレーンの器材の誤抜去リスクへの配慮が必要な患者には、ベッド上で測定できるリフト式が便利です。

患者のが得られるなら、体重を測定できるストレッチャー式が便利です。

ただし、一台あたりの価格が高く、体重測定のためだけに購入してもらうのは難しいと思います。しかし、「測定できる体重計がない」というのは、体重評価をしない理由にはなりません。寝たままで体重を推定できる方法があることを覚えておきましょう。

なお、体重測定は「体位変換を行ってもバイタルサイン（血圧・脈拍・呼吸）の変動がない」ことを、あらかじめ確認してから行いましょう。痛みや不安の緩和も大切です。　（岩﨑日香）

ココがポイント！

寝たきり患者であっても、スケールベッドがない場合には、体重の推定式を用いれば計算できます。推定式に用いるのは、栄養アセスメントに必要な身体計測値ですから、手間が増えることもありません。

文献

1) 小山諭：身体計測方法．日本静脈経腸栄養学会編，静脈経腸栄養ハンドブック．南江堂，東京，2011：112-117．
2) 宮澤靖：第4回ネスレ栄養セミナー 寝たきりの人の体重、身長を割り出す．PEN静脈経腸栄養ニュース1999；27（3）：2．

Q2 両足を切断している患者の体重は、どう計算すればいい？

A まず、下肢がある場合の身長を推測し、体重（理想体重）を推定します。そこから切断部分の重さをマイナスします。

総体重に対する身体各部の割合は、ほぼ決まっている

人間の身体各部が、総体重のどれくらいの割合を占めるかは、ほぼ決まっています（図1）。

両足を切断している場合は、膝高がありませんから、Grantの式 ▶p.2 Part I Q1 は使えません。

そんなときは、座高から身長を推定して理想体重を算出し、そこから両足分の重さを引き算して、理想体重を基準にした体重を推定します。

「身長の推測」方法

理想体重を算出するには「身長」の値が必要です ▶p.10 Part I Q6 。

両足がない場合は、以下の式を用いて座高から推定します。[1]

身長(cm) ＝ 座高(cm)× 11 ÷ 6

理想体重から「ない足の分」を補正する方法

1. 下肢がある場合の理想体重を推定する

体重評価に重要な指標の1つにBMI（body mass index：体格指数）があります。BMI＝22、すなわちBMIが標準値となる体重のことを、理想体重（標準体重）といい、以下の式で

図1 総体重に対する身体各部位の％体重

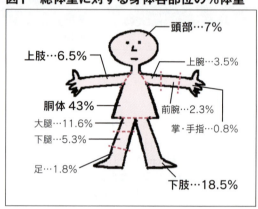

The A.S.P.N. Nurtritional Support Practice Manual. Maryland, U.S.A. ASPEN；1998. を元に作成

計算できます。

理想体重(kg)＝身長(m)×身長(m)× 22

つまり、座高から推定した身長を、上記の式にあてはめれば、「下肢がある場合の理想体重」が推定できる、というわけです。

2. 切断部位の重さを推定してマイナスする

上記で求めた「下肢がある場合の理想体重」から、切断した下肢の重さをマイナスすれば、補正は完了し、下肢がない実体重（理想体重を基準にした）がわかります。この場合の補正は、以下の計算式で行います。

表1　両下肢がない場合の体重の求め方

座高が90cmの、両足切断の患者の場合

① 身長の推定
- 身長は「座高（cm）×11÷6」なので、この患者の場合は「90×11÷6＝165」となり、165cmだと推定される

② 理想体重の推定
- 理想体重は「身長（m）×身長（m）×22」なので、この患者の場合は「1.65×1.65×22＝59.895」となり、約60kgと推定できる

③ 「ない足の分」の補正
- 大腿からつま先までの体重に占める割合は、下肢18.5％（大腿11.6％、下腿5.3％、足1.8％）
- 上記から、理想体重を基準にした実体重は、60kg－［(60kg×18.5％×0.01)×2本］で37.8kgとなる

理想体重を基準にした実体重（kg）
＝理想体重（kg）－［理想体重（kg）×喪失部の体重補正（％）×0.01］

を用いれば大丈夫です。

最後に、計算の例を表1に示しますので、参考にしてください。

（岩﨑日香）

ココがポイント！

体重の推定式では、一般的に膝高を使いますから、両下肢切断の場合は計算できません。片足切断の場合は、残ったほうの足で身長を推定できますし、義足があれば装着して身長を測定すればよいのですが、両足切断だと判断に迷うかもしれません。そんなときは座高から推定して計算すれば大丈夫です。

文献
1) 小山諭：身体計測方法．日本静脈経腸栄養学会編，静脈経腸栄養ハンドブック．南江堂，東京，2011：114-115.
2) The A.S.P.N. Nurtritional Support Practice Manual. Maryland, U.S.A：ASPEN. 1998.

Q❸ 栄養管理上、体重測定は、毎日必要？

A ルーチンで毎日測定する必要はありません。

■栄養管理で「体重」は最も信頼できる情報

　体重は、私たちが得る情報のなかで、最も真実を示すものです。測定値に嘘はありません。そのため、体重を測って、その値、短期・長期的変化、理想体重に対する割合など、多方面から評価し、栄養状態の判断に用います。

　しかし、体重は、毎日測定しなければならないものではありません。体重は、定期的に同じ条件で測定します。短期的変化が大きければ、栄養管理計画を見直し、測定間隔を短くして、実施した栄養管理の評価を行います。変化がない、あるいは患者自身に何らかのイベントがない場合は、週1回の測定でよいでしょう。

■栄養管理での「体重」の使い方

　体重は、栄養の投与エネルギーを計算するときに使います。投与エネルギーは、実測体重（実際に測定した体重）や理想体重（身長［m］×身長［m］×22で算出）[1]をめやすに計算しますから、体重測定が必要になるのです。

　ただ、投与エネルギーを計算するときに、毎日の体重変化を見るのはナンセンスです。摂取した栄養が全身に行きわたるためには、消化・吸収・代謝の過程を経なければなりませんから、「その日に摂ったエネルギーが翌日の体重に反映される」ことはありません。栄養評価において体重は、変化率（一定期間でどれだけ増減したか）を見るためのものなのです。

　体重変化率は「(通常の体重［kg］－現体重［kg］)／通常体重（kg）×100」で計算します。体重変化率が、1週間で2％以上、1か月で5％以上、3か月で7.5％以上、6か月で10％以上の場合には、栄養障害の可能性があると判断し、栄養管理を見直す必要があります。

■「体重に影響する病態」に注意

　栄養評価で注意が必要なのは「体内の水分量が変化すると、体重も増減する」ということです。透析患者に厳密な体重管理が求められることを考えると、わかりやすいかもしれません。水分量の変化は、体重変化に直結しますから、水分の増減を伴う疾患や症状、体重の増減をもたらす薬剤（利尿薬や下剤、抗生物質・副腎皮質ホルモンなど）使用時などには、毎日の体重測定が必要となることもあります。

　また、低栄養や高侵襲状態（感染、周術期など）では、浸透圧のバランスが不均衡になり、体液がサードスペース ▶p.74 Part Ⅱ Q20 に貯留するため、体重が著しく増加します。その他、心不全や腎不全の増悪時には、体液の貯留が心臓や肺だけでなく体全体に及びます。このような場合は、毎日の体重測定が必要です。（岩﨑日香）

ココがポイント！

体重は「●日間、あるいは●週間で、どれだけ増減したか」を見るものなので、必ずしも毎日測定する必要はありません。体重測定の目的を、常に念頭に置きましょう。

文献
1) 小山諭：身体計測方法. 日本静脈経腸栄養学会編, 静脈経腸栄養ハンドブック, 南江堂, 東京, 2011：112-117.

基礎エネルギー消費量と安静時エネルギー消費量。同じ？ 違う？

A 厳密には違います。安静時エネルギー消費量は「消化・吸収で生じるエネルギー」も含みますが、基礎エネルギー量には含まれません。

基礎エネルギー消費量とは

基礎エネルギー消費量（basal energy expenditure：BEE）[*1]は、基礎代謝で消費されるエネルギー量、つまり「生きていくために最低限必要なエネルギー量」です。基礎代謝とは、呼吸をする、心臓を動かす、体温を保つなど、生体を維持するために代謝される最小のエネルギー量のことで、人体の総消費エネルギーの50〜60％を占めます。

BEEの簡便な計算式として代表的なのが「Harris-Benedict式」です。これは、BEEが体の表面積にほぼ比例することを応用した式ですが、この式で算出したBEEの値は、決して正確ではありません。

BEEは、性別・年齢・身長・体重や、体組成（筋肉や脂肪など）、職業、運動量、各種ホルモン、食事摂取量、栄養状態、遺伝子、体温など、さまざまな要因に左右されるので、私たちがふだん計算している値は、大まかな参考値にすぎないのです。

安静時エネルギー消費量とは

安静時エネルギー消費量（resting energy expenditure：REE）は、安静にした姿勢で心身ともにストレスのない状態で消費されるエネルギー量です。REEとBEEの違いは「REEは消化・吸収に要するエネルギーの影響で生じる体温上昇を含む」ことです。

REEは、通常「BEE×1.2」で算出しますが、起床後の活動や食事などの影響によって多少変動します。

BEEは微妙な条件の違いによって変動し、正確な測定が難しいため、研究時にはREEのほうが多く使われています。　　（中村悦子）

ココがポイント！

基礎エネルギー消費量は生命維持に必要な最低限のエネルギー量、安静時エネルギー消費量は安静座位時に消費されるすべてのエネルギー量です。Harris-Benedict式で算出するのは、基礎エネルギー消費量です。

文献
1) 岩佐正人：エネルギー代謝とエネルギー必要量．日本静脈経腸栄養学会編，静脈経腸栄養ハンドブック，南江堂，東京，2011：146-152．

[*1] 厳密にいうと、BEEは、前日の夕食から12時間以上絶食した後、仰向けの姿勢で目覚めた空腹状態でのエネルギー量（室温20〜25℃という快適な環境下で、10時間以上の絶食後、安静仰臥位の状態で測定したエネルギー量）を指します。

必要エネルギー量は、どう計算するの？

A 「基礎エネルギー消費量×活動係数×傷害係数（ストレス係数）」で計算します。

　必要エネルギー量は「1日に必要な総カロリー量」のことです。個々の患者の状態に基づいて決まります。以下の方法で算出できます。

計算式は、複数ある

1. 体重をもとに算出する方法

　体重に25〜30kcalを乗じて算出します。
　臨床では、簡便な計算式として「とりあえず」の算出に医師がよく用いています。

2. 基礎エネルギー消費量をもとに計算する方法

1) Harris-Benedict式をもとに計算する方法

　基礎エネルギー消費量の算出には、以下のHarris-Benedict（ハリス　ベネディクト）式がよく使われています。

> 基礎エネルギー消費量(kcal/日)
> 男性　66.4730 + 13.7516 ×体重(kg) + 5.0033 ×身長(cm) − 6.7550 ×年齢(歳)
> 女性　655.0955 + 9.5643 ×体重(kg) + 1.8496 +身長(cm) − 4.6756 ×年齢(歳)

　1919年に発表されたこの式は、欧米人のデータをもとにした計算式なので、日本人には使いにくいといわれていました。
　しかし、近年、日本人の体格が欧米化してきたことから、現在では多くのNSTが基礎エネルギー消費量の算出に用いています。
　適用条件は、体重25.0〜124.9kg、身長151.0〜200.0cm、年齢21〜70歳です[1]。
　これはあくまで「基礎エネルギー消費量」なので、以下の式を用いて活動状態やストレスの程度を補正します。

> 必要エネルギー量(kcal/日)
> ＝基礎エネルギー消費量(kcal/日)× 活動係数×傷害係数

　活動係数と傷害係数（ストレス係数）を、表1に示します。

2) 基礎エネルギー消費量簡易推定式をもとに計算する方法

　以下に示す「日本人のための基礎エネルギー消費量簡易推定式」と呼ばれる簡便式を元に算出する方法です。

> 基礎エネルギー消費量(kcal/日)
> 男性　14.1 ×体重(kg) + 620
> 女性　10.8 ×体重(kg) + 620

　この式で算出される値も「基礎エネルギー消費量」ですが、こちらは年齢が考慮されていません。Harris-Benedict式と同様に、活動状態やストレスの程度の補正、さらに年齢の考慮も必要です。

表1 活動因子・活動係数と傷害因子・傷害係数（ストレス係数）

活動因子	活動係数	傷害因子	傷害係数（ストレス係数）
寝たきり（意識低下状態）	1.0	飢餓状態	0.6〜0.9
寝たきり（覚醒状態）	1.1	術後（合併症なし）	1.0
ベッド上安静	1.2	小手術	1.2
ベッド外活動	1.3〜1.4	中等度手術	1.2〜1.4
一般職業従事者	1.5〜1.7	大手術	1.3〜1.5
		発熱（1℃ごと）	+0.1

岩佐正人：エネルギー代謝とエネルギー必要量．日本静脈経腸栄養学会編，静脈経腸栄養ハンドブック，南江堂，東京，2011：146-150．より一部改変のうえ転載

3. 安静時エネルギー消費量をもとに算出する方法

　間接熱量計を用いて算出する方法です。ベッドサイドで、呼気中の酸素と二酸化炭素の濃度と容積から、エネルギー消費量を間接的に算出します（図1）。実測のため、数式で算出するより、値の信頼性は高いです。

　基礎エネルギー消費量と安静時エネルギー消費量は厳密には違いますが、基礎エネルギー消費量を正確に算出するのは難しく、間接熱量計があれば、安静時エネルギー消費量をもとに必要エネルギー量を算出するのがよいでしょう。

（中村悦子）

図1　間接熱量測定でわかること

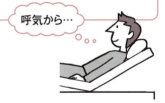

O_2とCO_2の「量」から…
- 消費した糖質・脂質・タンパク質の量がわかる
- これらが体内で1g分解されるときに発するエネルギー量は決まっているので、その値をすべて掛け合わせれば、消費エネルギー量がわかる

O_2とCO_2の「容積」から…
- 呼吸商がわかる ▶p.88 PartⅡ Q26
- 呼吸商をみると、糖質・脂質・タンパク質のうち、何をメインとして代謝しているかがわかる

呼気から…

ココがポイント！

「寝たきり状態」でも、術後や発熱時などは、ふだんより多くのエネルギーを使いますよね。活動係数やストレス係数は、この「ふだんより多くのエネルギーを使う要素」を数値化したものです。Harris-Benedict式で計算しているのは、基礎エネルギー消費量ですから、これらを加味する必要があるわけです。

文献
1) Harris JA, Benedict FG. A Biometric Study of Human Basal Metabolism. *Proc Natl Acad Sci USA* 1918; 4(12) : 370-373.
2) 岩佐正人：エネルギー代謝とエネルギー必要量．日本静脈経腸栄養学会編，静脈経腸栄養ハンドブック，南江堂，東京，2011：146-150．

栄養必要量の算出に使う体重は、健常時体重？ 理想体重？ 現体重？

A 通常は、現体重を使って計算します。

　栄養必要量の計算に現体重を使うのは、「いまの身体」に必要な栄養量を知るためです。
　「いま」を反映していない健常時体重を使って計算しても、意味がありません。

「どの体重を使うか」は患者の状態によって異なる（図1）

　体重は、身長と同様に、身体計測値のなかでも、大切でかつ簡便なスクリーニング項目の1つです。ふだんの体重を「健常時体重」、BMI（body mass index：体格指数）が22となる体重のことを「理想体重（標準体重）」、現在の体重実測値を「現体重」といいます。
　通常、栄養必要量は現体重を用いて算出します。しかし、ものすごく体重のある大きな患者や、るいそうが著しい患者に「現体重」を使って算出するとどうなるでしょう？

1. 肥満患者の場合

　例えば、身長160cm、現体重90kgの患者の必要エネルギー量を考えてみましょう。
　「体重×25kcal」の式では2,250kcal、「体重×30kcal」の式では、なんと2,700kcalとなってしまいます。多すぎますね。
　このように、肥満患者には大きな値が算出され、そのまま栄養投与すると、ますます体重が増えてしまいます。そこで、肥満患者の栄養必要量算出には、身長から算出される「理想体重」、または「理想体重と現体重の中間」を用います。
　肥満患者のなかでも、特に、現体重と理想体重の差が大きい場合（標準体重の120％を超える場合や、BMIが30以上の場合）には、調節体重で算出することもあります。
　また、著明な浮腫や腹水がある場合も、本来の体重より嵩高になっていますから、やはり「理想体重」を用います。

> 理想体重(kg)
> ＝身長(m)×身長(m)×22
> 調節体重(kg)
> ＝理想体重(kg)＋(実体重(kg)－理想体重(kg))÷4

2. るいそう患者の場合

　例えば、身長160cm、現体重40kgの患者の必要エネルギー量を考えてみましょう。
　「体重×30kcal」の式でも1,200kcal、「体重×25kcal」の式だと、たったの1,000kcalです。これでは少なすぎますね。
　つまり、るいそうが著しい患者には少ない値が算出され、そのまま栄養投与を行ったのでは、体重は増えません。
　ただし、るいそう患者の必要エネルギー量を理想体重で計算すると、多すぎることがあります。そのため、るいそう患者の場合は「現体重×30kcal/日」で開始し、体重増加の経過を見て投与量を調節していきます。

表1　肥満度分類(日本肥満学会, 2011)

BMI指数	判定基準	
18.5未満	低体重	
18.5以上～25未満	普通体重	
25以上～30未満	肥満	1度
30以上～35未満		2度
35以上～40未満		3度
40以上		4度

肥満症診断基準検討委員会：肥満症診断基準2011. 肥満研2011；17（臨時増刊）：i-vii. より引用

理想体重計算式の「×22」は、BMIの理想値

　理想体重の算出には、肥満の判定に用いられる体格指数であるBMI（表1）を使います。

　この「22」という数値は、日本におけるBMIの理想値です。

　BMIの計算式「身長（m）×身長（m）×体格指数の理想値」は世界共通ですが、判定基準は国によって異なります。日本肥満学会による肥満度分類を表1に紹介します。　（中村悦子）

文献
1) 小山諭：身体計測方法. 日本静脈経腸栄養学会編, 静脈経腸栄養ハンドブック, 南江堂, 東京, 2011：111-120.
2) 川西秀徳監修, 聖隷三方原病院・コア栄養管理チーム：SEIREI栄養ケア・マネジメントマニュアル. 医歯薬出版, 東京, 2003：13.
3) 肥満症診断基準検討委員会：肥満症診断基準2011. 肥満研2011；17（臨時増刊）：i-vii.

図1　「現体重を使わない」場合

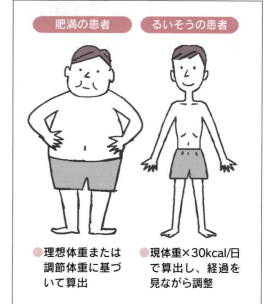

- 肥満の患者：理想体重または調節体重に基づいて算出
- るいそうの患者：現体重×30kcal/日で算出し、経過を見ながら調整

ココがポイント！

栄養必要量を算出するときは、通常であれば現体重、栄養不良や肥満・浮腫等がある場合は理想体重、極度の肥満の場合は調節体重を用います。身体の一部が失われている患者の場合は、補正が必要です。

Q7 ストレス係数がうまく決められません。どうやって決めるんですか?

A 表1のような指標に基づいて決めていきます。

ストレスは「どれだけ栄養が必要か」の指数

　ストレス係数（傷害係数）は、必要エネルギー量を算出するときに必要な係数です。

　ストレス係数は、さまざまな論文に、さまざまな表現方法で示されていますが、代表的なものを表1に示します。このなかから、原則として主要なものを1つ選択します。

　ストレス係数は、主に急性期の病態に沿って考えられています。

　手術や外傷や炎症などによって身体が影響を受けると、異化作用 ▶p.44 Part Ⅱ Q8 が促進され、全身の代謝が亢進します。

　全身の代謝が亢進しているときは、身体機能を維持するためにエネルギー消費量が増加するので、病態に応じたストレス係数を用いて、消費量に見合った投与量へと調整する必要があります。

「ストレス係数」とその根拠

　基礎エネルギー消費量（basal energy expenditure：BEE）と活動係数やストレス係数を掛け算して求める必要エネルギー量は、過剰評価になる場合が多いといわれています。

　活動やストレスの程度を考慮して選択するこの数値は、何らかの検討結果に基づいたものではありません。また、算出時に選択された数値は「だいたい、このくらい」という選択者の主観となることも事実です。

　そもそも「病態に応じた正確な数値が決められない」のが本当のところではないでしょうか。図1に例を示します。

　机上での初期アセスメントと、実際に患者を見てからのアセスメントでは、当然、若干の誤差は生じます。しかし、この微調整が「○○くらい、いや、○△くらいでいいか」という主観的な発想や、数字合わせになっていることも否めません。

　ここで強調したいのは「ストレス係数を正確に決めることが大切なわけではない」ということです。目標として算出した必要エネルギー量を投与した結果（つまり、栄養療法の効果）を定期的にモニタリング・評価して、投与量や組成などを調整していくことこそが、より個々の病態に見合った必要エネルギー量の算出につながるのです。

　したがって、ストレス係数を選択するときは、患者個々の病態や現在の状態をNSTメンバーと協働しながら情報を共有し、チームで検討することが理想です。　　　　　　（伊東七奈子）

ココがポイント！

ストレス係数は、患者にかかる活動状態やストレスの程度を数値化したものですが、客観的に見えるものの主観的な係数であることに注意しましょう。そもそも、ストレスの程度を正確に評価することは難しいため、あくまでも参考指標ととらえます。

表1　傷害因子と傷害係数（ストレス係数）

傷害因子	傷害係数（ストレス係数）
飢餓状態	0.6～0.9
術後（合併症なし）	1.0
小手術	1.2
中等度手術	1.2～1.4
大手術	1.3～1.5
長管骨骨折	1.1～1.3
多発外傷	1.4
腹膜炎・敗血症	1.2～1.4
重症感染症	1.5～1.6
熱傷	1.2～2.0
60％熱傷	2.0
発熱（1℃ごと）	+0.1

岩佐正人：エネルギー代謝とエネルギー必要量．日本静脈経腸栄養学会編：静脈経腸栄養ハンドブック．南江堂，東京，2011：146-152．より引用

文献

1) 岩佐正人：エネルギー代謝とエネルギー必要量．日本静脈経腸栄養学会編：静脈経腸栄養ハンドブック．南江堂，東京，2011：146-152．

図1　ストレス係数の評価の例

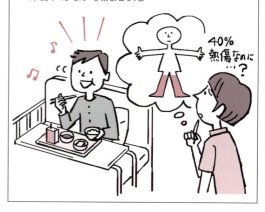

事例1　体表面積20％の熱傷患者　体重65kg、身長174cmの必要エネルギー量を算出する場合

- 体表面積20％の熱傷なので、ストレス係数は1.5を選択。必要エネルギー量は約2,500kcalと計算
- しかし、回診で訪室したところ、その患者は、元気に座位で食事をしていた
- 熱傷の急性期が過ぎ、体液が大量に奪われる状態ではなくなっていたこと、創傷治癒の段階にあることなど、熱傷としてのストレス係数の意味合いはない状況だった

Harris-Benedict式は、小児や高齢者にも使う？

高齢者には使いますが、算出時にマイナスの補正が必要です。小児には使いません。

高齢者の必要エネルギー量算出のヒント

成人の基礎エネルギー消費量の算出に広く用いられているHarris-Benedict式は、欧米人の体格を根拠としています。そのため、日本人の場合、年齢や性別によって過大評価となる可能性があることが指摘されています[1]。

Harris-Benedict式の適用年齢は、原著では21～70歳とされていますから、そのままだと、現在の入院患者の大半を占める高齢者には適用できなくなってしまいます。しかし、この公式が発表されたのが100年前であること、日本の高齢者の体格や健康度が100年前とはまったく変わっていることなどから、今は高齢者にも用いられています。ただし、高齢者のエネルギー代謝は衰えているので、過剰なエネルギー投与にならないよう、算出値の補正が必要です。

特に、高齢者の場合には、基礎エネルギー消費量は加齢に伴って低下することを念頭に置く必要があります。

さらに、高齢者の場合、投与エネルギー量算出時にも注意が必要です。ストレス係数は、主に急性期を考慮したものなので、急性期を脱してストレス係数が不要となった高齢者では、活動（リハビリテーション）状況が必要エネルギー量を大きく左右します。性別や年齢階級によって程度は異なりますが、除脂肪量[*1]が小さく、栄養状態が低下している患者の活動係数は、過大評価とならないように注意が必要です。

小児の必要エネルギー量算出のヒント

小児（特に新生児や乳児）の必要エネルギー量は、成人と大きく異なります。なぜなら、小児は、成長と発達を必要としているからです。

小児の必要エネルギー量を表1に示します。

小児は、体重の割に体表面積が大きく、ただでさえ基礎エネルギー消費量が多いです。加えて、成長に必要なエネルギーも必要となるため、体重あたりの必要エネルギー量は成人に比べて多い（乳児期では成人の4倍とされる）のです。そのため、小児の必要エネルギー量をHarris-Benedict式で算出するのは難しく、体重あたりで算出するのが基本です。

同時に、成長曲線（身長と体重によって判断する）で、成長・発育が年齢に見合っているかを判定することが、栄養療法の根幹ともなる非常に大切な事柄です。

日本静脈経腸栄養学会の『静脈経腸栄養ガイドライン』でも、「エネルギー必要量は年齢、

[*1] 除脂肪量（lean body mass：LBM）：全体重のうち体脂肪を除いた筋肉や骨、内臓などの総称のことです。
[*2] 推奨レベルAⅡ：RCTではない比較試験、コホート研究による実証があり、強く推奨される内容です。

表1 小児の必要エネルギー量

年齢（歳）	食事および経腸栄養（kcal/kg/日）	静脈栄養（kcal/kg/日）
新生児	90〜120	60〜80
乳児	90〜120	70〜90
1〜3	75〜90	60〜80
4〜6	75〜90	50〜80
学童期	60〜75	50〜70

利光久美子，幣憲一郎：投与エネルギー，栄養素，水，電解質の決定．日本病態栄養学会編，認定NSTガイドブック，メディカルレビュー社，大阪，2002．18-23．より引用

図1 必要エネルギー量の考え方

小児	成人	高齢者
必要エネルギー量 ＝ 基礎エネルギー消費量 ＋ 成長・発達に必要なエネルギー量	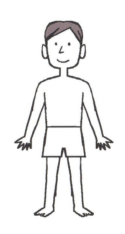	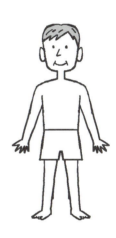
● 体重あたりで計算 ● 標準成長曲線との比較必ず行うこと	● Harris-Benedict式で基礎エネルギー消費量を求めて、ストレス係数で補正	

体重に合わせて推定し、個々の患児の病態、投与経路に応じて調整する（推奨レベルAⅡ*2）」3)と明記されています。

（伊東七奈子）

 Column

51歳以上の必要エネルギー量は、男性では600kcal/日、女性では300kcal/日、若年者より減るとされています（加齢による変化）1)。プロポーション維持のためには、知っておきたい数値ですね。

文献
1) Blanc S, Schoeller DA, Bauer D, et al. Energy requirements in the eighth decade of life. *Am J Clin Nutr* 2004; 79 (2): 303-310.

ココがポイント！

高齢者はエネルギー代謝が衰えているため、Harris-Benedict式で算出するときは、マイナスの補正が必要です。小児は成長と発達のためのエネルギーが必要で、年齢が小さいほど体重あたりの必要エネルギー量は多くなるため、Harris-Benedict式は使えません（図1）。

文献
1) 岩佐正人：エネルギー代謝とエネルギー必要量．日本静脈経腸栄養学会編，静脈経腸栄養ハンドブック，南江堂，東京，2011：146-150．
2) 利光久美子，幣憲一郎：投与エネルギー，栄養素，水，電解質の決定．日本病態栄養学会編，認定NSTガイドブック，メディカルレビュー社，大阪，2002：18-23．
3) 日本静脈経腸栄養学会編：静脈経腸栄養ガイドライン第3版．照林社，東京，2013：180-189．

Q9 腹水や浮腫がある患者の体重評価は、どうしたらいいの?

A 「どれくらいの水分増加か」を体組成計などで評価し、体重予測をします。

「体重増加＝栄養状態がよい」とは限らない

浮腫（むくみ）は、血管外の細胞外液が増えて皮下組織が増大した状態のことです。水分出納バランスが乱れ、水分の排出量より摂取量が多くなると出現することが多いです。

特に、ナトリウムの過剰摂取や排泄不良は、浮腫の大きな原因となります。

「浮腫が著明＝体内に水分がたまっている」状態であるため、胸水や腹水にも注意が必要です。

浮腫や胸水がある患者の必要エネルギー量は、理想体重（標準体重）を使用して算出します。

しかし、そもそも体重は、どう評価すべきなのでしょうか？

腹水や浮腫によって増えた体重は信頼できる？

体重が増加した場合、何が増えたのか（脂肪？ 脂肪以外の「身」の部分？ それとも体水分量？）によって、栄養学的評価は大きく変わります。そのため、体重を構成する成分の比率を評価することが重要です（図1）。

最近では、体組成計（図2）を使用した評価も注目されていますが、フィジカルアセスメントによる浮腫の原因・状態予測も有用です（表1）。

浮腫・腹水による「おおよその水分増加量」を評価できたら、現体重がどれくらいかを推測します。

つまり、浮腫や腹水など、体重を構成する成分が変化しやすい場合は、体重による評価より、フィジカルアセスメントなどを活用しながら変化をモニタリングしていくことが、私たち

図1　体重を構成する成分

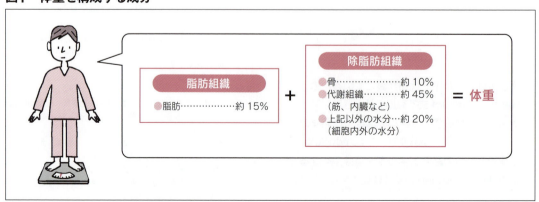

表1　浮腫のアセスメント

体のどこに浮腫があるのか	●全身性浮腫は左右対称（顔面・上下肢など）、局所性浮腫は左右非対称に生じる ●座位では足首や足背部 ●下腿全面、寝たきりでは仙骨部に生じやすい（重力により低い部位に生じる）
どの程度の浮腫なのか	●浮腫のある部位の周囲（例えば腹囲や足首など）を測定し、変化を観察する
浮腫の鑑別 （pit recovery time）	●2〜3本の指で、浮腫をきたしている部分を1〜2cmへこませ、どの程度の時間で元に戻るかを測定する ●40秒以上かかる場合…「slow edema（スローエデマ）」といい、血管内過剰容量を伴う浮腫（心不全など）を疑う ●40秒未満の場合…「fast edema（ファストエデマ）」といい、血管内低容量を伴う浮腫（低アルブミン血症など）を疑う

ナースにとっては大切なのです。

（伊東七奈子）

ココがポイント！

浮腫や腹水など、体水分量の増加が生じている場合には、その「増加した水分量」を評価する必要があります。体組成計があれば、客観的に推測することができます。

図2　体組成計（例）

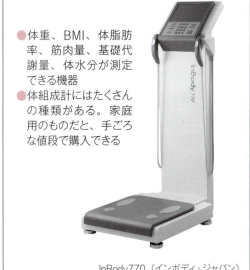

●体重、BMI、体脂肪率、筋肉量、基礎代謝量、体水分が測定できる機器
●体組成計にはたくさんの種類がある。家庭用のものだと、手ごろな値段で購入できる

InBody770（インボディ・ジャパン）

水分投与量の計算式、小児も成人も高齢者も同じ？

A 同じ計算式は使えません。年齢により、栄養学的な特徴が異なるためです。

体液量は、年齢によって違う

ヒトの体重は、約40％が骨や脂肪などの固形成分で、残りの60％が水分です。例えば体重が50kgの人の体内には約30Lの水分が存在することになります。

体重における体液の比率は、年齢とともに減少します。新生児は細胞外液が多いことから約80％と最も高く、4歳くらいで成人とほぼ同等の60％、高齢者では細胞内液が減少するため約50％になるといわれています（図1）。それぞれの構成成分を理解しましょう。

水分投与量の計算式

水分の必要量が排泄される量と同量だとすれば、排泄される水分は、尿と便と不感蒸泄を足した合計量になります（図2）。すると、水分の投与量は理論的には次のようになります。

尿量＋便の水分量＋不感蒸泄量
＝水分投与量＋代謝水

しかし、これを毎回計算するのは非現実的なので、一般には、次の3つの計算式を使います。

水分投与量(mL)
① 体重(kg)× 30 ～ 40(mL/日)
② 1(mL)×投与エネルギー量(kcal/日)
③ 1,500(mL)×体表面積(m^2)

これらの式で計算した場合、①ではやや少なめの値に、③では多めの値が算出されます。もっとも、これら2つの式は、計算自体に手間がかかるため、投与エネルギー量が適切に算出されていれば、②が最も使いやすい式といえます。

ただし、尿には「過剰な体内水分を排泄する」役割と「摂取栄養素の代謝に由来する老廃物（溶質）を排泄する」役割があります。腎機能に障害を与えることなく溶質（尿素、ナトリウムイオン、カリウムイオンなど）を排泄するためには、約1L/日の水が必要といわれています。

高齢者と小児の水分投与には要注意！ その理由は…

高齢者は、のどの渇きを自覚しにくいため、成人より水分摂取量が少なくなります。また、トイレを気にして自ら水分制限をすることもあります。加えて、利尿作用のある薬剤を使用していたり、心臓のポンプ機能が低下していることなどから、すぐに脱水や溢水になりやすいのが特徴です。

乳児は、細胞外液の約1/3が毎日入れ替わっており、喫食量の減少や下痢などで排泄量が増加すると、短時間で脱水に陥ります。そのため、適切なアセスメントのもと、計算式にとらわれず、慎重に水分投与量を設定することが重要です。

図1　年齢による体液量の違い

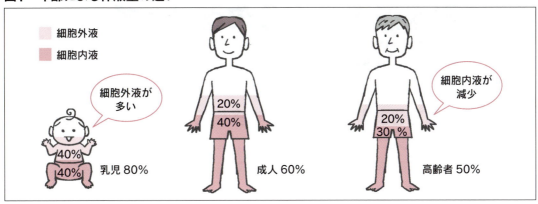

図2　体内での水分の動き

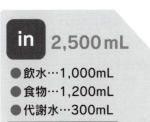
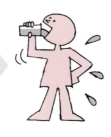

ベッドサイドで観察している看護師は、患者の日々の状況を詳細にモニタリングできます。小さな変化に気づき、患者個々に合った水分投与量の設定につなげましょう。

一般的な必要水分量のめやすを表1に示します。
（伊東七奈子）

表1　必要水分量の推定（前橋赤十字病院の場合）

年齢	水分量（mL/kg/日）
1歳（平均体重9kg）	120〜135
2歳（平均体重12kg）	115〜125
4歳（平均体重16kg）	100〜110
6歳（平均体重20kg）	90〜120
25〜55歳	35
56〜65歳	30
>66歳	25

ココがポイント！

体内の水分量は、小児＞成人＞高齢者の順に少なくなります。高齢者は加齢による機能低下や利尿薬などの影響で脱水・溢水を起こしやすいこと、小児は下痢などで容易に脱水に陥ることを念頭に置いて、水分投与量を計算しなければなりません。

栄養アセスメント●19

脱水患者の水分欠乏量って、計算できますか？

A 計算できます。ただ、ズレも多いので、大まかな予測値ととらえましょう。

水分欠乏量は、体重や検査値から算出

水分欠乏量の計算方法には、以下の2つがあります。
① 体重変化から推定する方法
② 検査値（ヘマトクリット値、血清総タンパク濃度、血清ナトリウム濃度）から算出する方法

しかし、各方法で計算してみると、計算結果に大きな違いが生じてしまいます（表1）。これは、計算式の多くが「純粋な水分あるいはナトリウムの欠乏」を想定しているためです。

実際の臨床では、健常時の体重や検査値が不明なことが多く、計算式を有効に使えない場合も少なくありません。そのため、算出した欠乏量は、大まかな予測値と理解しましょう。

「安全係数」を忘れないで！

実際に投与する水分欠乏量は、計算式によって求めた量に「1/3あるいは1/2を掛けた数」を投与します。これは安全係数というもので、欠乏量は2～3日かけて補充することが安全とされているためです。

なぜなら、欠乏量を1日で投与しようとすると、循環器系に負荷がかかるだけでなく、輸液によってそれまでの体液の平衡状態が急速に崩れてしまい、患者が危険な状態となるためです。

求めた欠乏量はあくまで推定量にすぎないことを、忘れないでください。

ちなみに、輸液（電解質輸液）の投与量は、推定した水分欠乏量に基づき、一般的に以下の式[1]を用いて求めます。

輸液量
 ＝維持輸液量＋欠乏量×
 （1/3または1/2）＋予測排泄量*1

維持輸液量
 ＝尿量＋不感蒸泄*2（900mL）－
 代謝水*3（300mL）
 ＝尿量＋600mL

（伊東七奈子）

ココがポイント！

水分欠乏量の計算は、体重・ヘマトクリット・血清総タンパク・血清ナトリウム濃度の変化をもとに計算します。ただ、臨床で見られる脱水のほとんどは「純粋な水分かナトリウムの欠乏」ではないため、あくまで推定値であることを念頭に置きましょう。

文献
1) 東京都薬剤師会編：新薬剤師のための輸液・栄養療法．薬事日報社，東京，2012：6-9．

表1　水分欠乏量の求め方

健常時、体重52kg、Ht45%、TP7g/dL、Na140mEq/L（体重の60%が水分）の患者が、脱水になり、体重50kg、Ht50%、TP10g/dL、Na160mEq/Lとなった場合

「体重」から推定する方法		水分欠乏量（L） ＝健常時体重（kg）−現体重（kg） なので… 52（kg）−50（kg）＝水分欠乏量**2L**
「検査値」から算出する方法	「ヘマトクリット値（Ht）」を用いる場合	水分欠乏量（L） ＝［1−健常時のHt（%）／現在のHt（%）］×体重（kg）×0.6 なので… ［1−45（%）÷50（%）］×50（kg）×0.6 ＝（1−0.9）×50×0.6＝水分欠乏量**3L**
	「血清総タンパク濃度（TP）」を用いる場合	水分欠乏量（L） ＝［1−健常時のTP（g/dL）／現在のTP（g/dL）］×体重（kg）×0.6 なので… ［1−7（g/dL）÷10（g/dL）］×50（kg）×0.6 ＝（1−0.7）×50×0.6＝水分欠乏量**9L**
	「血清ナトリウム濃度（Na）」を用いる場合	水分欠乏量（L） ＝［1−健常時のNa（mEq/L）／現在のNa（mEq/L）］×体重（kg）×0.6 なので… ［1−140（mEq/L）÷160（mEq/L）］×50（kg）×0.6 ＝（1−0.88）×50×0.6＝水分欠乏量**3.6L**

こんなに違う！

＊1　予測排泄量：発汗、下痢、嘔吐、消化液などの喪失量を指します。
＊2　不感蒸泄：呼吸（呼気）や皮膚からの汗などを指します。
＊3　代謝水：体内の代謝（食物の酸化）により生じる水分のことです。

Q12 上腕周囲長（AC）や、上腕三頭筋部皮下脂肪厚（TSF）。標準値はいくら？ 比較の方法は？

A 標準値は年齢・性別によって違います。栄養評価の際は「日本人の新身体計測基準値（JARD2001）」と比較して何％少ないかを見ます。

「上腕周囲長」「上腕三頭筋部皮下脂肪厚」からわかること

体脂肪の多くは皮下脂肪として貯蔵されているため、皮下脂肪厚≒体脂肪と評価できます。

そのため、上腕周囲長（arm circumference：AC）と上腕三頭筋部皮下脂肪厚（triceps skinfold thickness：TSF）を測ることで、ベッドサイドで簡単に筋肉量や体脂肪量を推察することができます。これらが体のどの部分を評価しているのかを図1にまとめます。

基準値は「JARD2001」に示されている

JARD2001（Japanese anthropometric reference data）という日本人の新身体計測基準値があります。

これは、日本栄養アセスメント研究会身体計測基準検討委員会が、2001年、日本人を対象にして各種計測を行い、その基準値を発表したものです。

測定した上腕周囲長や上腕三頭筋部皮下脂肪厚の値が、大きいのか小さいのかは、このJARD2001の基準値と比較して評価していきます。90％以上は正常、80〜90％は軽度の栄養障害、60〜80％は中等度の栄養障害、60％以下は高度の栄養障害ととらえます（表1）。

なお、ACの値は、サルコペニア（筋減弱症）の診断基準としても用いられています。

（中村典子）

ココがポイント！

上腕周囲長（AC）は体脂肪量と筋肉量（筋タンパク量）、上腕三頭筋部皮下脂肪厚（TSF）は体脂肪の消耗状態や肥満度の評価に用いられる指標です。栄養状態の判断には、単発で評価するだけでなく、期間評価を行うことが大切です。

文献

1) 山東勤弥：身体構成成分．岡田正，馬場忠雄，山城雄一郎編，新臨床栄養学，医学書院，東京，2007：202-211．
2) 日本栄養アセスメント研究会身体計測基準値検討委員会：日本人の新身体計測基準値（JARD2001）．栄評価2002；19（supple）：50-51．

図1　ACとTSFが示すこと

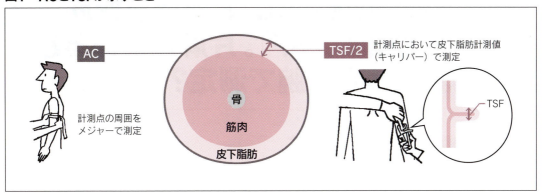

表1　JARD2001による基準値

男性	AC:上腕周囲長（cm）	TSF:上腕三頭筋部皮下脂肪厚（mm）
	平均値（mean）	平均値（mean）
30歳以下	27.52	12.11
31～40歳	28.42	13.03
41～50歳	27.90	11.96
51～60歳	27.00	10.69
61歳以上	26.56	10.52
計	27.23	11.36

女性	AC:上腕周囲長（cm）	TSF:上腕三頭筋部皮下脂肪厚（mm）
	平均値（mean）	平均値（mean）
30歳以下	24.67	14.98
31～40歳	25.19	15.79
41～50歳	26.18	16.51
51～60歳	25.76	15.88
61歳以上	25.33	16.76
計	25.28	16.07

日本栄養アセスメント研究会身体計測基準値検討委員会：日本人の新身体計測基準値（JARD2001）．栄評価2002；19（supple）：50-51．より一部改変のうえ転載

Q13 上腕周囲長(AC)と上腕三頭筋部皮下脂肪厚(TSF)。片麻痺があるときは、どっちの腕で測定?

A 健側の腕で測定します。麻痺側では、正しい値が得られないからです。

麻痺側? それとも、非麻痺側?

上腕周囲長(arm circumference:AC)と上腕三頭筋部皮下脂肪厚(triceps skinfold thickness:TSF)は、「利き手でないほう」や「麻痺のないほう」で測定します。

利き腕は、そうでない側に比べて、筋肉が発達しています。

一方、麻痺側の腕は、日ごろ使っていないため、そもそも筋肉量を正しく評価することができません。また、形態的変化(筋の萎縮、緊張、強縮や痙性など)も出現しているため、皮膚の張りが強く、つまみにくいという事情もあります。

注意するのは麻痺だけじゃない!

透析を行っている患者の場合、シャント側の腕で測定してはいけません。シャントの血流障害などにより、浮腫をきたしていることがあるためです。

また、乳がん術後の患者の場合は、リンパ浮腫の影響もありますから、患側での測定は避けましょう。

(中村典子)

ココがポイント!

麻痺側の腕では、正しい値が得られません。なぜなら、日ごろ使っていないので、筋肉量を評価することができないからです。ちなみに、透析患者の場合は「シャント肢の反対側」、乳がん術後患者の場合は「患側でないほう」の腕で測定しましょう。

文献
1) 近藤照彦, 渡辺宏幸, 斉藤智子 他:脳血管障害片麻痺患者の皮下脂肪厚値におけるキャリパー法と超音波法の差異および皮下脂肪厚分布パターンについて. 運動生理 1993;8(4):187-194.
2) 小山諭:身体計測方法. 日本静脈経腸栄養学会編, 静脈経腸栄養ハンドブック, 南江堂, 東京, 2013:112-120.

血清タンパク栄養評価は、血清アルブミン値だけじゃいけないの？

 血清アルブミン値だけでは、「いま」の栄養状態を正しく評価できません。

血清中のタンパク量（濃度）は、低栄養状態を反映します。しかし、低栄養状態であっても、血清総タンパク（total protein：TP）が低下しない場合もあります。

TPはアルブミン（albumin：Alb）とグロブリンに分けられます。そのうちグロブリンは、さまざまな病態（感染症、肝機能障害、悪性腫瘍、腎機能障害、自己免疫性疾患など）で変動してしまいます。そのため、多くの場合、TPのみで栄養状態を解釈するのは困難です[1]。

血清タンパク栄養評価で、TPだけでなく、Alb、RTP（rapid turnover protein：半減期が短いタンパク質）を確認するのは、そのためです（表1）。

血清アルブミンだけで栄養状態を語れない理由

Albは血清中に最も多く含有されているタンパク質で、TPのうち50〜70％を占めます。Albは、肝硬変・ネフローゼ症候群・急性感染症では低く、脱水やアルブミン製剤使用時には高くなります。

血清Albの低下は、絶対的な栄養障害を示します。3.0〜3.5g/dLは軽度、2.5〜3.0g/dLは中等度、2.5g/dL未満は高度の栄養障害と診断され、その信頼性は高いです[2]。

ただし、Albは血管外プールが多く、半減期（合成されてから消費される期間）は約21日と長いです。そのため、今日の採血結果のアルブミン値は、今日の栄養状態を示しているわけで

表1　RTPとアルブミン

栄養アセスメントタンパク	RTP			アルブミン
	トランスサイレチン（プレアルブミン）	レチノール結合タンパク	トランスフェリン	
略号	TTR（PA）	RBP	Tf	Alb
役割	サイロキシンの運送 RBPと結合しRBPの腎からの漏出を防ぐ	レチノール（ビタミンA）の輸送	鉄の輸送	浸透圧の維持 物質の運搬 酸化還元緩衝機能
半減期	2日	0.5日	7日	21日
分子量	55,000	21,000	76,500	67,000
基準値	男：23〜42mg/dL 女：22〜34mg/dL	男：3.6〜7.2mg/dL 女：2.2〜5.3mg/dL	男：190〜300mg/dL 女：200〜340mg/dL	3.9〜4.9g/dL

中井りつ子, 大川貴正, 東口髙志：蛋白代謝：Rapid Turnover Protein（RTP）. 臨検2004；48（9）：983-987. より引用

はありません。

また、血清Albは、栄養状態以外のさまざまな要素に影響されるため、その値が栄養状態を反映していない可能性があることにも、注意が必要です[1]。

RTPの信頼性は高い

RTPは、Albより血管外プールが少なく、半減期が短いため、短期間の栄養評価、つまり、現在のタンパク合成のめやすとして役立つ鋭敏な指標です。

RTPには、トランスフェリン（transferrin：Tf）、プレアルブミン（prealbumin：PA）、レチノール結合タンパク（retinol binding protein：RBP）の3つがあります。

1. トランスフェリン（Tf）

Tfは、肝臓でつくられ、鉄の運搬にかかわるタンパクです。鉄欠乏性貧血・妊娠中〜後期・タンパク同化ホルモン摂取では高値、タンパク欠乏性栄養障害・肝細胞障害・ネフローゼ症候群・急性炎症性疾患では低値となります[1]。

ただし、Tfは血清鉄に影響されるため、貧血などでは高値となることに注意が必要です。

2. プレアルブミン（PA）

PAはトランスサイレチン（transthyretin：TTR）とも呼ばれるタンパクで、肝臓で合成され、サイロキシン（甲状腺ホルモンの1つ）の運搬に関与します。

PAは、腎不全・甲状腺機能亢進症・妊娠後期・高カロリー輸液施行時では高値、タンパク欠乏性栄養障害・肝細胞障害・ネフローゼ症候群、タンパク漏出性胃腸炎、FAP（familial amyloid polyneuropathy：家族性アミロイドポリニューロパチー）Ⅰ型とⅡ型・急性炎症性疾患では低値となります[1]。

PAは、トリプトファン（必須アミノ酸の1つ）を多く含むため、栄養状態の把握に有用ですが、肝機能や甲状腺機能の影響を受けることに注意が必要です。

3. レチノール結合タンパク（RBP）

RBPは、肝臓でつくられ、レチノール（ビタミンA）との結合・運搬にかかわるタンパクです。慢性腎不全や過栄養性脂肪肝では高値、ビタミンA欠乏症・タンパク欠乏性栄養障害・甲状腺機能亢進症・肝細胞障害・感染・外傷では低値となります[1]。

RBPを栄養評価に用いる場合、肝機能などの影響も受けることに注意が必要です[1]。

（末継拓郎）

ココがポイント！

RTPは「rapid＝速い」「turnover＝代謝回転（半分が新しいものに入れ替わる）」「protein＝タンパク質」という名前からわかるように、代謝が早いタンパクです。アルブミンと併せて確認することで、栄養評価の精度が高まります。

文献

1) 小山諭：ODAと生化学的指標. 日本静脈経腸栄養学会編, 静脈経腸栄養ハンドブック. 南江堂, 東京, 2011：121-124.
2) 日本病態栄養学会編：病態栄養専門師のための病態栄養ガイドブック. メディカルレビュー社, 東京, 2008：66.
3) 中井りつ子, 大川貴正, 東口髙志：蛋白代謝：Rapid Turnover Protein（RTP）. 臨検2004；48（9）：983-987.

Q15 「腸が使えるなら経腸栄養」というけれど、腸が使えないのは、どんなとき?

A 炎症性腸疾患の急性期、消化管瘻の発症期、イレウス、重症膵炎の急性期、消化管機能不全などです。

経腸栄養を「してはいけない状態」以外は腸を使う

　消化管が機能しており、かつ、安全に使用できるのならば、生理的な投与経路である経腸栄養法が第一選択です。

　しかし、消化管が安全に使用できない(機能していない)場合や、あるいは使用しないほうが望ましい場合には、経腸栄養は行えません。

　経腸栄養にも、静脈栄養にも「絶対適応」があります。言い換えれば「静脈栄養の絶対適応の状態は、腸が使えないとき」ということになります。覚えておきましょう[1]。

　経腸栄養と静脈栄養の選択についてを表1 ▶p.28 に示します。

　　　　　　　　＊

　ちなみに、経腸栄養が下痢を誘発するようであれば、下痢がある程度安定してから施行するのが望ましいです。また、重篤な食事摂取後の痛み、短腸症候群(残存小腸30cm以上)、難治性嘔吐がある場合には、病状の安定を待つか、少量・低速で慎重投与する必要があります[1]。

（末継拓郎）

ココがポイント!

栄養投与経路の決定は、栄養療法の基本です。正しい経路の決定が、患者の治療をスムースに進めるカギともいえます。

文献
1) 足立香代子:足立香代子の実践栄養管理パーフェクトマスター. 学研メディカル秀潤社, 東京, 2010:216.
2) 田中芳明:NST栄養管理パーフェクトガイド 上. 医薬薬出版, 東京, 2007:42.

Column

　長期間絶食が続くと、小腸絨毛上皮の萎縮が生じます。その結果、細菌や細菌が産生するエンドトキシンが腸管壁を透過する現象(バクテリアル トランスロケーション bacterial translocation ▶p.158 PartⅤQ1)が起こる可能性が高くなります[1]。

　また、消化ホルモンの合成が障害されて、分泌量が低下し消化機能が低下したり、胆汁の分泌が抑制され、肝内胆汁うっ滞が起こり、高度の黄疸を招いたり、肝不全に陥ることがあります[2]。

文献
1) 日本病態栄養学会編:認定NSTガイドブック. メディカルレビュー社, 大阪, 2004:33.
2) 東口高志:NSTの運営と栄養療法. 医学芸術社, 東京, 2006:67.

表1　投与経路選択

経腸栄養	●脳卒中あるいは昏睡 ●がん ●敗血症 ●頭・頸部損傷 ●手術 ●静脈栄養法からの移行 ●代謝必要量を満たすだけの適量の栄養素を摂取できない（または摂取しようとしない）患者の栄養摂取を補助する場合 ●重篤な食物摂取後の痛み ●短腸症候群（残存小腸が最低でも30cm必要）
静脈栄養	●活動性の消化管出血 ●難治性嘔吐・下痢 ●短腸症候群急性期 　→・術後約1か月は、重度の下痢で大量の水分・電解質が失われるため、静脈栄養が必要 　　・残存小腸が短いと栄養吸収障害が生じるが、術後数か月より機能回復し消化吸収が落ち着いてくる 　　・しかし、残存小腸が60cm以下だと静脈栄養から離脱できない ●炎症性腸疾患急性期 　→・急性期は下痢・炎症が強く、腸管の安静が必要なので、静脈栄養が必要 　　・成分栄養剤による経腸栄養が適する ●消化管瘻発症期 　→・腸管を安静に保ち、腸瘻の自然閉鎖をめざす保存的療法として静脈栄養が適応 　　・腸瘻から多量の腸液が流出するため、体液バランス調整には静脈栄養が適する ●イレウス 　→・腸管が機能していないため、静脈栄養が適する ●重症膵炎急性期 　→・経腸栄養による膵外分泌を抑制し、膵臓の安静を図るため、静脈栄養が適応 　　・腹痛が持続し、血中膵酵素・炎症所見が高値の間は静脈栄養を継続 ●消化管機能不全による栄養障害時 ●汎発性腹膜炎

Part II

栄養の基礎

炭水化物と糖質って、同じもの？

A 同じものではありません。
炭水化物は、糖質と食物繊維の総称です。

食物繊維も炭水化物

炭水化物は食物繊維と糖質からなります。「食物繊維って炭水化物なの？」と思った方も多いのではないでしょうか。

食物繊維は「体が吸収できない炭水化物」のことです。吸収されないので、もちろんカロリーは0（ゼロ）です。

炭水化物は、体内で消化されると、消化酵素で消化される「糖質」と、消化されない「食物繊維」に分解されます。消化・吸収され、エネルギー源として利用されるのが糖質です。

糖質には、種類がある

1. 糖質の吸収には時間がかかる

糖質の最小単位は単糖です。糖質は、単糖が2つくっついた「二糖類」と、単糖がたくさんくっついた「多糖類」に、大きく分けられます（図1）。

糖質は、単糖になるまで分解されないと吸収されません。つまり、多糖類は体に吸収されるまで、時間がかかるのです。

2. 摂りすぎた糖質は中性脂肪になる

糖質は、唾液・膵液・腸液など消化酵素の作用によって、単糖であるブドウ糖（グルコース）やガラクトースに分解されて、体内に吸収されます。

グルコースは、肝臓でグリコーゲンとなって肝臓にためられます。

しかし、肝臓にためきれなかった過剰なグルコースは、中性脂肪となって皮下脂肪などに蓄積されます。

糖分を摂りすぎると肥満になるのは、そのためです。

糖質は細胞のエネルギー源

糖質の最も重要な役割は「全身の細胞が活動するためのエネルギー供給」です。しかし、糖質は、その他にも「エネルギーの貯蔵」「血糖値の維持」などの役割をもちます。

消化・吸収されたグルコースは、体全体に配分され、インスリンのはたらきによって細胞内に取り込まれ、エネルギーとして利用されます。脳・神経組織・赤血球・腎尿細管・精巣などは、グルコースのみをエネルギーとしているため、最低でも1日100gの糖質が必要です。

糖質不足が続くと、脂肪を分解してエネルギーとして使います。そのため、ケトン体（脂肪の不完全燃焼によって生じる酸）が増え、ケトン血症（ケトーシス）や体タンパク質の分解と合成障害を引き起こします ▶p.176 Part V Q11 。

（柏本佳奈子）

ココがポイント！

炭水化物のうち、消化・吸収によってエネルギー源となるのが糖質、消化・吸収できずに腸まで運ばれるのが食物繊維です。

図1 糖質の分類

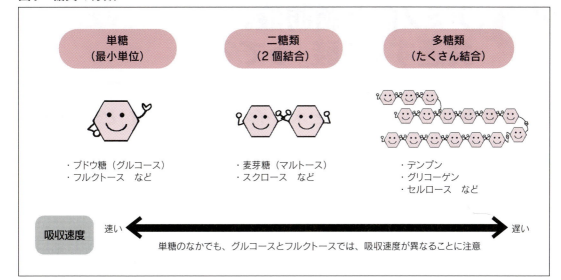

文献

1) 田中茂穂：間接熱量測定による1日のエネルギー消費量の評価. 体力科学2006；55（5）：527-532.
2) 宇佐美眞, 三好真琴, 濱田康弘：糖質代謝. 日本静脈経腸栄養学会編, 静脈経腸栄養ハンドブック, 南江堂, 東京, 2011：39-40.
3) Harris JA, Benedict FG. A biometric study of human basal metabolism. *Proc Natl Acad Sci USA* 1918; 4 (12)：370-373.
4) 川﨑英二編：臨床栄養にすぐ活かせるイラスト生化学入門. メディカ出版, 大阪, 2013：9-19.

Q2 アミノ酸と脂肪酸。共通する「酸」って?

A 酸は、「水に溶かすと水素イオンを出す物質」と理解しましょう。

■「酸」って何だろう?

化学では、酸は「水素イオン（H⁺）を与える物質」のことを指します。

アミノ酸も脂肪酸も、酸性を示す多くの物質がもつ「-COOH（カルボキシル基）」があります。

ちなみに「基」とは、それ自体がひとまとまりになっている原子団のことをいいます。

■アミノ酸の構造は、決して難しくない!

人体は、約10万種類のタンパク質からつくられていますが、これは、わずか20数種類のアミノ酸でできています。

アミノ酸の構造式は、元素記号が並んでいて、ナースには馴染みにくいものです。しかし、基本を覚えれば、それほど難しくはありません。

アミノ酸（Amino Acids）は、その名前のとおり、アルカリ性（Amino）と酸性（Acid）の性質をもつ有機化合物です。それでは、アミノ酸の構造式を読み解いていきましょう。

1. 構造式は「かたまり」を意識して読む

どの種類のアミノ酸にも必ずあるのが「-NH₂」「-COOH」と「C」「H」です。「-NH₂」はアルカリ性に解離するアミノ基、「-COOH」は酸性に解離するカルボキシル基です。アミノ酸の構造式の中央に必ずある「C」は、炭素の元素記号です。

つまり、アミノ酸は、炭素化合物に、アミノ基「-NH₂」と、カルボキシル基「-COOH」が結合した分子だといえます。

ちなみに、「炭素化合物」とは、炭素を成分として含む化合物のことをいいます。

アミノ酸の炭素原子には、水素原子「H」と、側鎖「R」が結合しています（図1）。側鎖にはいくつも種類があり、これがアミノ酸の種類を分けます。バリン、ロイシン、イソロイシンの構造式を見てください。側鎖（R）の部分だけが違いますね。

これが、アミノ酸の構造です。わかってしまえば、それほど難しくないと思いませんか?

2. タンパク質は、アミノ酸がたくさん結びついてできている

アミノ酸がいくつか結合したものをペプチド、ペプチドがたくさん結合したものをポリペプチドといいます。一般的にタンパク質は、ポリペプチドが三次元的に複雑に結びついた構造となっています。

食事などから摂取したタンパク質は、胃液や膵液でペプチドに分解されたあと、さらに腸液でアミノ酸に分解されます。その後、アミノ酸やジペプチド（アミノ酸が2つ結合したもの）あるいはトリペプチド（アミノ酸が3つ結合したもの）の形で吸収されます。

ちなみに、タンパク質は、組織構成タンパク（核酸、骨格筋、内臓、血漿タンパク質、皮膚）

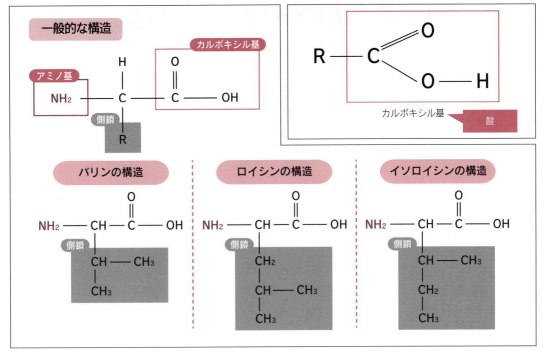

図1 アミノ酸の一般構造　　図2 脂肪酸の一般構造

や機能性タンパク（ホルモン、酵素）として体内に存在します。骨格筋には分岐鎖アミノ酸（branched-chain amino acid：BCAA）が、血漿にはアルブミンが多く含まれています。

ン脂質、コレステロールなどからなります。リン脂質とコレステロールは細胞膜を形成します。コレステロールは胆汁酸や副腎皮質ホルモン、性ホルモンの素材となります。　（柏本佳奈子）

脂肪酸の構造も、決して難しくない ▶p.56 PartⅡQ12

脂肪酸は、エネルギーを産生する役割をはたします。

脂肪酸の構造は、電子を与えて安定化させるアルキル基（R：炭水化物）と、酸性を示すカルボキシル基（-COOH）で表されます（図2）。

脂肪酸は、炭素の数によって「短鎖脂肪酸」「中鎖脂肪酸」「長鎖脂肪酸」に分かれます▶p.62 PartⅡQ15。

脂肪酸は、炭素と炭素の間にある二重結合の数によっても分類されます。二重結合を1個以上持っているものが不飽和脂肪酸、二重結合のないものが飽和脂肪酸です▶p.58 PartⅡQ13。

脂肪酸は、トリグリセリド（中性脂肪）、リ

ココがポイント！

アミノ酸と脂肪酸の共通点は「カルボキシル基をもつこと」「酸であること」です。ちなみに、酸と混ざると中性になる（中和する）物質のことを塩基（アルカリ）といいます。

文献

1) 田中茂穂：間接熱量測定による1日のエネルギー消費量の評価. 体力科学2006；55（5）：527-532.
2) 宇佐美眞，三好真琴，濱田康弘：タンパク代謝，脂質代謝. 日本静脈経腸栄養学会編，静脈経腸栄養ハンドブック，南江堂，東京，2011：46-61.
3) Harris JA, Benedict FG. A biometric study of human basal metabolism. Proc Natl Acad Sci USA 1918; 4（12）: 370-373.
4) 川﨑英二編：臨床栄養にすぐ活かせるイラスト生化学入門. メディカ出版，大阪，2013：9-19.

Q3 糖はエネルギーの源。では、タンパク質や脂質は、何の源？

A タンパク質は、体そのものをつくります。
脂質は、エネルギーの源です。

タンパク質は、さまざまな役割をはたす

タンパク質は、身体を構成する主成分です。

コラーゲンやプロテオグルカンなど肉体をつくる「構造タンパク」、ヘモグロビンやアルブミンなど酸素や栄養素を運ぶ「輸送タンパク」、酵素やホルモンの材料となる「機能性タンパク」など、そのはたらきは、実にさまざまです。

摂取したタンパク質は、分解されてアミノ酸となり、肝臓で再び体タンパクに合成されます。例えば、体重70kgの男性の体タンパクは10～11kgで、そのうち250～300g（約3％）のタンパク質が毎日入れ替わっています。体タンパクの合成には、十分な量のエネルギー源（糖質や脂質）が必要です。つまり、タンパク質とエネルギーを適正な比率で摂取しないと、身体を維持できないのです。

タンパク質が不足すると、タンパク栄養障害になって腹水や浮腫が出現し、やがては栄養失調で死に至ることもあります。

脂質は重要なエネルギー源

脂質は体に蓄えられ、必要に応じて分解されてエネルギーになります。

脂質は1g＝9kcalと高エネルギーですから、過剰に摂取すると肥満になります。しかし、必須脂肪酸（体内で合成できない脂肪酸）が欠乏すると、成長発育障害、鱗片状の皮膚炎や、創の治りが遅くなるなど、さまざまな障害が出現します。

なお、Q1 ▶p.30 Part Ⅱ Q1 で「糖質は細胞のエネルギー源」と述べました。糖質は、代謝の過程でビタミンB_1を必要とするので、糖質の量を増やした場合は、ビタミンB_1欠乏に注意する必要があります ▶p.38 Part Ⅱ Q5 。

（柏本佳奈子）

ココがポイント！

タンパク質は体内の多くのものを構成する成分、脂質はエネルギーとして利用される成分、糖質は炭水化物のうちエネルギーとして利用される成分です。三大栄養素と呼ばれるゆえんです。

文献
1) 田中茂穂：間接熱量測定による1日のエネルギー消費量の評価. 体力科学2006；55（5）：527-532.
2) 宇佐美眞, 三好文琴, 濱田康弘：タンパク代謝, 脂質代謝. 日本静脈経腸栄養学会編, 静脈経腸栄養ハンドブック, 南江堂, 東京. 2011：46-61.
3) Harris JA, Benedict FG. A biometric study of human basal metabolism. *Proc Natl Acad Sci USA* 1918；4（12）：370-373.
4) 川﨑英二編：臨床栄養にすぐ活かせるイラスト生化学入門. メディカ出版. 大阪, 2013：9-19.

糖が体の中でつくられるって、ほんと?

A 本当です。しかし、糖が体内でつくられているのは、よい状態ではありません。

　私たちが生きていくためには、エネルギーの源であるグルコース（ブドウ糖）が欠かせません。なぜならグルコースは、脳や赤血球などの栄養源となっていて、生命を営むうえで重要な役割をはたす栄養素だからです。

　通常は、食事やおやつを食べることでグルコースを摂取していますが、食べているとき以外は"絶食"している状態です。それなのに、なぜ、次の食事まで低血糖を起こすことなく生活できるのでしょう？

　これは、グルコースから変換された「グリコーゲン」が、体の中に蓄えられているからです。糖質制限ダイエットでも低血糖にならないのは、このしくみが利用されているからです。

　では、いったい、どの程度のグリコーゲンが貯蔵されているのでしょうか？

糖がつくられる（糖新生）のは、「生体が危機」のとき

　糖が体の中でつくられることを「糖新生」といいます。

　グリコーゲンは、主に、肝臓と筋肉に蓄えられています（表1）。そのうち、筋肉に蓄えられているグリコーゲンは、筋組織を維持するために利用されます。

　人の生命を支えるうえで重要な「血糖値を維持」するために利用されるのは、肝臓に貯蔵された、わずか72〜100g（300〜400kcal）のグリ

表1　グリコーゲンの体内貯蔵量

	貯蔵量	貯蔵熱量
肝臓	72g	約300kcal
筋肉	245g	約1,000kcal

宇佐美眞・濱田康弘：絶食と侵襲に対する代謝反応．日本静脈経腸栄養学会編．静脈経腸栄養ハンドブック．南江堂，東京，2011：85-91．を参考に作成

コーゲンしかありません。そのため、まったくエネルギー源が供給されないと、12〜18時間程度（長くても1日）で、ほとんどのグリコーゲンは消失[1,2]してしまいます。

　肝臓のグリコーゲンが枯渇すると、血糖値を維持できません。軽度の低血糖で現れる症状は気分不快、手足のしびれ、冷汗などですが、著しい低血糖では一過性の片麻痺や意識障害[3]をきたすこともあります。

　このような生命の危機的状況に陥るリスクを回避するために、生体反応としてさまざまなホルモンがはたらき、骨格筋などの筋タンパクや、皮下脂肪を分解して、糖に生まれ変わらせるのです。この重要なはたらきを「糖新生」と呼びます。

1. 糖新生は肝臓と腎臓で行われる

　糖新生は、主に肝臓（一部は腎臓）で起こります。

　糖新生の基礎になるのは、「アミノ酸」「乳酸」「グリセロール」の3つです（図1 ▶p.36）。糖新生はさまざまな状況で起こりますが、代表的な

図1　糖新生のしくみ

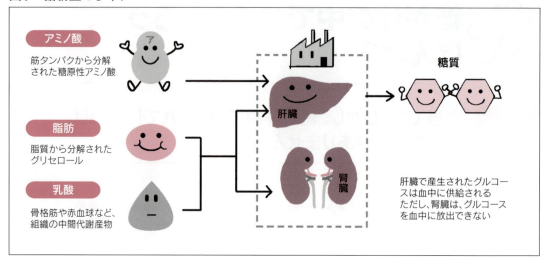

要因は、以下の3つです。
①食欲不振や通過障害、嚥下障害による喫食量の低下
②不十分な栄養療法（輸液・経腸栄養管理）
③消耗性疾患などによる侵襲

長期の飢餓では糖新生が追いつかない

飢餓の持続時間や侵襲の程度によって、糖新生のエネルギー源は変わります。

飢餓状態になると、半日～1日は肝臓に貯蔵されたグリコーゲンを分解してグルコースをまかないます。肝臓に貯蔵されたグリコーゲンがなくなると、次に、体内のタンパク質や脂肪を分解してグルコースを生み出します。

では、体の中で糖がつくり出され続ければ、人は生きていけるのでしょうか？

答えは"No"です。長期的にエネルギーが足りない状況が続くと、糖新生が追いつかず、最終的に脳や心筋が、ケトン体（脂肪の不完全燃焼によって生じる酸）をエネルギー源として利用するようになります（図2）▶p.176 Part V Q11。

飢餓に耐えられるのは、約半年

健康な成人32名に対して通常のエネルギー必要量の2/3量の食事を提供した研究では、全体重の23％、脂肪量の71％が減少したものの、24週間で体重減少が一時的に止まり、代謝率も40％に減少した[4]と報告されています。

このことから、正常な体組成の成人であれば、ある程度の期間は骨格筋や脂肪を分解して糖新生を行うことで飢餓に耐えることができるといえますが、回復のためには相当な努力を要します。

さらに、病気やケガなどの侵襲が加わった場合は、飢餓への適応は生じず、タンパクの分解が亢進してしまいます。その結果、全身の筋タンパクが減少して、傷の治りが悪くなったり、免疫が低下したりします。

＊

看護の対象となる方々は、少なからず病気をお持ちです。侵襲が加わる前の食事摂取状況や体重変化を意図的に情報収集して、患者の予備力を査定することは、重要な看護だといえるでしょう。

（森みさ子）

図2　エネルギー不足の場合

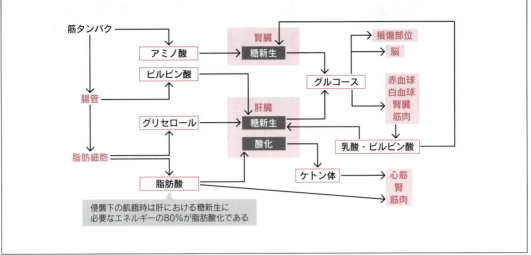

宇佐美眞，濱田康弘：絶食と侵襲に対する代謝反応．日本静脈経腸栄養学会編，静脈経腸栄養ハンドブック，南江堂，東京，2011：90．より引用

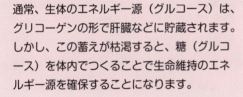

ココがポイント！

通常、生体のエネルギー源（グルコース）は、グリコーゲンの形で肝臓などに貯蔵されます。しかし、この蓄えが枯渇すると、糖（グルコース）を体内でつくることで生命維持のエネルギー源を確保することになります。

文献

1) 飯島正平：三大栄養素、それぞれの役割 糖質、タンパク質、脂質の代謝．東口髙志編，JJNスペシャル 実践！臨床栄養，医学書院，東京，2010：56-65．
2) 宇佐美眞，濱田康弘：絶食と侵襲に対する代謝反応．日本静脈経腸栄養学会編，静脈経腸栄養ハンドブック，南江堂，東京，2011：85-91．
3) 野村勝彦，渡辺健一，藤井辰義 他：MRI拡散強調画像にて内包後脚に可逆性の異常高信号を示した低血糖脳症の2例．脳卒中2011；33（4）：444-450．
4) Keys A, Brozek J, Henshel A. et al. The biology of human starvation. Minneapolis, U.S.A: University of Minnesota Press; 1950.

Column

　お菓子のグリコという社名は、エネルギー源として、なくてはならないグリコーゲンをキャラメルに入れたことから命名[1]されたそうです。
　「1粒300m」というキャッチフレーズにも、根拠があります。
　身長165cm、体重55kgの人が160m/分で走るとき、1分間に使うエネルギーは8.21kcalです。このキャラメル1粒は16kcalですから、「16（kcal）÷8.21（kcal）＝1.95」となり、キャラメル1粒で1.95分走れる、と計算できます。この人の走る速度は160m/分なので、1.95分で走れる距離は「160(m/分)×1.95（分）＝312」、すなわち約300mとなるのです。
　根拠を知ると、面白いですね。

文献
1) 江崎グリコ公式ホームページ：http://www.glico.com/jp/customer/qa/2681 ［2016年1月18日アクセス］

Q5 人間の体の中で、エネルギーは、どうやってつくられるの？

A 食物が消化管で消化・吸収されてグルコースとなり、その後、代謝されてピルビン酸となった後、エネルギー（ATP）となります。

　人が生きるためには、全身の組織や神経活動の源となるエネルギーが必要です。そのエネルギーは、通常、食事として口から体の中に取り入れられますが、口から食べた形のままでは、エネルギーとして利用することはできません。

　栄養代謝を一言でいうと、生命維持すなわち生命活動を行うエネルギーや物質を産生することで、食べたものを消化・吸収して、最終的には二酸化炭素と水と尿素にまで分解すること[1]）といえます（図1）。

　ここでは「消化」「吸収」「代謝」というプロセスを復習しながら、エネルギーを作るプロセスをみていきましょう。

それは、食物の「消化」と「吸収」から始まる

　まず、食物の通る道、すなわち消化管について説明します。

　消化管は、口から始まって肛門までつながっている1本の管です。各部分によって、はたらきや分泌物の種類が異なり、それぞれが互いに連携し合って分解・消化・吸収するしくみ[2]）となっています。

1. 消化には2タイプがある

　食物は、分子の集合体ですから、そのままの形だと、腸管の細胞膜を通り抜けることができ

図1　栄養代謝の概念

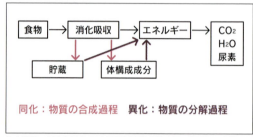

竹山光廣：同化と異化.日本静脈経腸栄養学会編，静脈経腸栄養ハンドブック．南江堂，東京，2011：36．より引用

ません。口から十二指腸までの道のりのなかで、咀嚼され、弛緩・収縮によって撹拌され、さまざまな消化液や酵素の力を借りて細かな分子に分解されます。このプロセスが「消化」です[3]）。

　消化には、管腔内消化と膜消化の2タイプがあります（図2）。小腸には、微絨毛と呼ばれる絨毯のようなごく小さな突起があります。この微絨毛に、「管腔内消化」によってある程度まで分解された分子が触れると、粘膜内でもっと小さな分子まで分解する「膜消化」が行われ、それとほぼ同時に「吸収」されて体中に運ばれます。

エネルギーをつくり出す主な基質はグルコース

　生体を維持するためのエネルギー産生にかか

図2　管腔内消化と膜消化

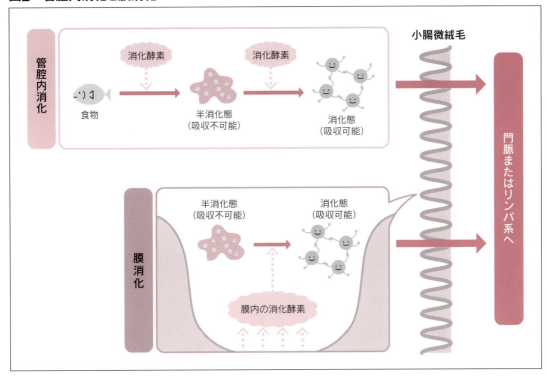

わるのは糖質です。

　糖質は、1gから4kcalのエネルギーをつくります。その糖質の主な基質は、グルコース（ブドウ糖）です。グルコースは、糖質として食事から取り込まれ、消化・吸収のプロセスを経てグルコースとなり、肝臓に到達します。

　肝臓には、グルコースの血中濃度を調整する機能があります。肝臓は、グルコースを、①グリコーゲンに転換する、②余剰なグルコースは脂肪に転換する、といういずれかの方法で体内に貯めています。

　血中のグルコース濃度が下がると、肝臓は、ためておいたグリコーゲンを分解してグルコースをつくります。

　では、その「グルコースからエネルギーをつくるプロセス」を解説していきます。

　ナースの苦手な生化学の解説です。

解糖系とTCA回路：わかりやすく解説すると…（図3 ▶p.40）

　「解糖系」という言葉を聞いたことがありますね。この解糖系なくしてエネルギー産生は語れません。

　また「クエン酸回路」というのも、高校で学んだと思います。クエン酸回路は「TCA回路」ともいいます。栄養学でよく使われているのは、TCA回路のほうでしょう。TCA＝tricarboxylic acid cycle なので「トリカルボン酸回路」ともいいます。

　この「TCA回路」（クエン酸回路、トリカルボン酸回路）も、解糖系と同じくエネルギー産生に不可欠なものです。

1. 解糖系

　グルコースは、代謝されて最終的に「ピルビン酸」になります。このプロセスが「解糖」で、

栄養の基礎 ● 39

図3 解糖系とTCA回路

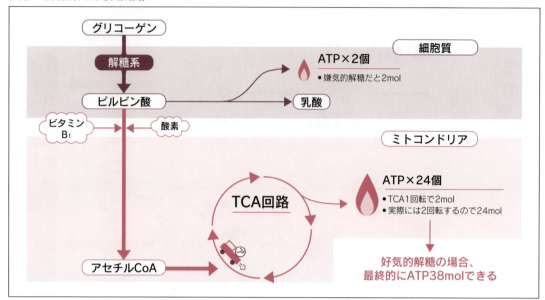

生体内のあらゆる細胞で行われる、もっとも原始的な反応です。

ここで、また馴染みのない「ピルビン酸」という単語が出てきましたね。この用語は大切なので、覚えておきましょう。ピルビン酸は、生体内の代謝過程で生成される有機酸の一種です。有機酸とは、カルボキシル基（-COOH）を持つ有機化合物です ▶p.32 partⅡQ2。そのため、ピルビン「酸」なのです。

2. エネルギー産生までの道のり

グルコースは、「解糖系」を経て「ピルビン酸」になったあと、さらに分解が続き、最終的に「ATP」（アデノシン3リン酸）というエネルギーのもとに変わります。

それでは、ここで、ピルビン酸からATPに変わるプロセスを説明します。

グルコースは、細胞内でピルビン酸にまで分解されると、酸素が足りていれば、ミトコンドリア[*1]内に取り込まれて「アセチルCoA」という高エネルギー化合物に変換されます。酸素があるから、ピルビン酸（$CH_3COCOOH$）のCO_2が引き抜かれ（脱炭酸）、アセチルCoAになるわけです。

その後、アセチルCoAは、ミトコンドリア内のTCA回路内で、順次酸化を受けて、二酸化炭素と水に分解され、ATPに変換されます。

TCA回路の反応1回転で得られるATPは12個ですが、次のステップで電子伝達系に進み、最終的には1molのグルコースから38molのATPが産生されます。

これがエネルギー産生のしくみです。

3. 解糖には2種類ある

さて、先ほど、"酸素が足りていれば"と説明しました。この条件下で行われる解糖を「好気性解糖」といいます。酸素があるから「好気」です。

では、酸素が不足していると、ピルビン酸はどうなるでしょう？ アセチルCoAになれないので、TCA回路に入らずに還元され、乳酸になります。酸素がないのですから「嫌気性解糖」

[*1] ミトコンドリア：細胞内構造物の1つです。

です。

　もう1つ、嫌気性解糖が起こる要因に、ビタミンB_1不足があります。ビタミンB_1は、ピルビン酸がアセチルCoAに変換される際に必要な補酵素として働きます。そのため、ビタミンB_1が不足していると、ピルビン酸はアセチルCoAにはなれず、TCA回路にも入れません。酸素が足りない状況での「嫌気的解糖」と同じく、ピルビン酸は乳酸になります。ビタミンB_1不足で乳酸が蓄積されるのは、そのためです。

乳酸がたまるのは、よくない

　乳酸は、その名のとおり酸性の物質です。乳酸が体内に大量に蓄積されると、乳酸アシドーシスやウェルニッケ脳症など、重篤な合併症をきたす恐れがあります[4,5]。

　乳酸アシドーシスが進行すると、悪心、嘔吐、腹痛、下痢、筋肉痛、過呼吸などの症状が現れます。血清乳酸値を確認し、乳酸アシドーシスと診断されれば、ただちにビタミンB_1製剤を補充しますが、それでも改善しないこともあるため、予防が非常に重要[6]です。

＊

　栄養状態が改善するように…と思って高カロリー輸液やブドウ糖液輸液を投与しても、ビタミンB_1が補給されていなければ、大量の糖質を解糖することはできません。

　多くの場合、栄養療法を最終的に実施するのはナースです。ビタミンB_1が足りているか、自分が砦になった気持ちで輸液管理するようにしましょう。

（森みさ子）

ココがポイント！

食事から摂取されたブドウ糖は、体内で「解糖」されて「ピルビン酸」になり、さらにそこから分解されて、最終的に「ATP」（アデノシン3リン酸）というエネルギーの元に変わります。

文献
1) 竹山光廣：同化と異化．日本静脈経腸栄養学会編，静脈経腸栄養ハンドブック，南江堂，東京，2011：36．
2) 標葉隆三郎：臨床栄養に必要な「代謝」の知識．東口髙志編，JJNスペシャル 実践！臨床栄養，医学書院，東京，2010：56-65．
3) 丸山道生：消化吸収機能と栄養素の行方．東口髙志編，JJNスペシャル 実践！臨床栄養，医学書院，東京，2010：34．
4) 市川壮一郎，福澤茂，小澤俊 他：脚気心により多臓器不全を発症した1例．心臓2003；35（12）：833-837．
5) 森田善仁，讃岐美智義，世良昭彦 他：心停止をきたした脚気心の1症例．日集中医誌2003；10（2）：111-116．
6) 日本救急医療財団ホームページ：JRC（日本版）ガイドライン2010（確定版）．http://www.qqzaidan.jp/jrc2010_kakutei.html［2016年1月18日アクセス］
7) 宮田剛：解剖．日本静脈経腸栄養学会編，静脈経腸栄養ハンドブック，南江堂，東京，2011：2-21．
8) 宇佐美眞，三好真琴：糖質代謝．日本静脈経腸栄養学会編，静脈経腸栄養ハンドブック，南江堂，東京，2011：39-44．

窒素平衡。窒素の何のバランス？

A 摂取量と排出量のバランスです。健常成人の場合、ほぼ等しい（平衡）状態にあります。

窒素バランスがほぼ等しい状態が「窒素平衡」

窒素バランス（Nバランス）は、窒素（nitrogen）の総摂取量（アミノ酸の摂取量）と、糞便・尿・汗への総排泄量との差を意味します。健常成人の場合、窒素バランスは、平衡状態、つまり、ほぼ等しい状態にあります（図1）。

窒素の摂取量が排出量より多いときを「正の窒素バランス」、摂取量より排出量のほうが多いときを「負の窒素バランス」といいます。

外科手術後や進行がん、消耗性疾患など、エネルギーが不足している場合は、体タンパクがエネルギー源として分解されるので、排泄される窒素量が多くなり、窒素出納は負に傾きます。すなわち、窒素バランスは、栄養状態を示す指標となるのです。

窒素バランスの求め方

窒素バランスの算出方法の1つとして、以下の計算式があります。

> 窒素バランス
> ＝投与アミノ酸量（g/日）／6.25 －
> ［尿中尿素窒素量（g/日）× 1.25］

この式にある「6.25」は、窒素係数と呼ばれるものです。タンパク質中の窒素量は、平均16

図1　窒素平衡

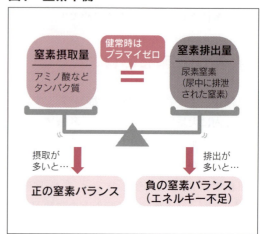

％（15〜18％）なので、窒素1gは100/16 = 6.25gのタンパク質に相当することから、定められた数字です。

同じく式中の「1.25」は、便や汗など、尿以外の窒素喪失量としての係数です。

また、尿中尿素窒素量は一日蓄尿での検査が必要です。

（中島仁美）

ココがポイント！

健康であれば、窒素の摂取量と排出量はほぼ等しい状態にあります。窒素バランスが負に傾いていたら、栄養不足があると考えて対応しなければなりません。

Q7 「NPC/N比」って、なぜ重要なの？

A タンパク質を、適正・有効に使用するための指標となるからです。

NPC/N比は「投与するエネルギーのバランス」をみる指標

　NPC（Non-Protein Calorie：非タンパクエネルギー）は、タンパク質以外、すなわち「糖質と脂質のエネルギー」のことです。Nは、タンパク質がエネルギーになるときに生成される窒素のことです。

　エネルギーになる3大栄養素のうち、体内でタンパク質として機能できるものは「タンパク質」だけです。そのため、アミノ酸がタンパク合成に効率よく利用されるためには炭水化物や脂質（非タンパク性エネルギー）を上手に使い、アミノ酸がエネルギーとして無駄に消費されないようにしなければなりません。そのバランスがNPC/N比です。

　つまり、NPC/N比は、タンパク質を効率的に利用するために「窒素1gに対してどれくらいのエネルギーが最もよいか」の数値です。

　NPC/N比の計算方法を以下に示します。

$$NPC/N = \frac{(総エネルギー量)-(タンパク質によるエネルギー量)}{(タンパク質重量) \times 0.16}$$

　NPC/N比は、一般的な入院患者であれば窒素1gに対して約150〜200、侵襲時には約120、腎不全時には約300〜500をめやすとします。

　なお、小児のタンパク質必要量は、年齢によって異なります。

NPC/N比の特徴

　NPC/N比は、アミノ酸（タンパク質）を、エネルギーとしてではなく、「体タンパク質の合成（同化）に利用する栄養素」としてとらえています。

　また、アミノ酸を投与する場合、糖質あるいは脂質を同時に投与してエネルギーを補う必要があることも、この値をみるとわかります。

　投与するアミノ酸が一定の場合には、ある程度までエネルギー投与量が多いほどタンパク質の合成量が多くなります。

　一方、投与エネルギーが一定の場合には、ある程度までアミノ酸量が多いほどタンパク質の合成量が多くなります[1]。

（中島仁美）

ココがポイント！

タンパク質をタンパク質として使用するためには、炭水化物や脂質が必要です。病態に応じて、バランスよく三大栄養素を摂取することが重要だ、ということがわかるでしょう。

文献
1) 島田慈彦, 大浜修, 東海林徹 他編：実践 静脈栄養と経腸栄養 基礎編. エルゼビア・ジャパン, 東京, 2003：34-41.
2) 日本静脈経腸栄養学会編：静脈経腸栄養ガイドライン第3版. 照林社, 東京, 2013：145-160.
3) 雨海照祥, 脇田真季, 松岡美緒：適正タンパク量の指標 NPC/N比を用いた栄養ケア. ナーシング2008；28（10）：43-46.
4) 田中芳明：NST栄養管理パーフェクトガイド（上）. 医歯薬出版, 東京, 2007：48-52.

Q8 タンパク異化亢進の「異化」って何?

A 「異化＝分解」「同化＝合成」です。

異化と同化はワンセット

　異化という言葉は、別の言葉で分解といいます。また、異化の反意語は同化といい、同化を別の言葉で合成といいます。

　例えば、1つの塊があるとします。その塊をほぐしてあげると、ばらばらに分解されます。分解されたものを寄せ集めてまとめると、再び塊になります（図1）。

　この塊が食物です。食物は、咀嚼・嚥下を経て消化・吸収されます。この過程が分解です。

　さらに、分解された食物は、自分のからだの塊へとつくり替えられます。この過程が合成です。

栄養素は、消化されてはじめて役割を演じられる

1. 栄養素の消化とそれぞれの役割

　糖質・脂質・タンパク質は、摂取されたあと、それぞれ別々のルートで消化されます。

　消化とは、個体を細かい分子に分解し、体が吸収しやすい形にすることです。つまり、消化も分解の過程であり、異化と同様の意味合いとなります。

　消化された糖質・脂質・タンパク質は、それぞれが担う役割を、体の中で演じます。糖質ならばエネルギー源として、脂質は細胞膜の構成成分やエネルギーの蓄えとして、タンパク質は筋肉や臓器、ホルモンなどの体の構成成分として活用されます ▶p.34 part Ⅱ Q3。

図1　異化と同化

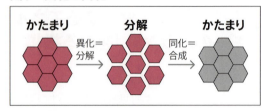

2. 栄養素の共通した役割

　糖質・脂質・タンパク質は、それぞれ別々の役割を演じていると述べました。

　その一方で、糖質・脂質・タンパク質は、アセチルCoAに変換され、TCA回路に入ることで、共通した役割を演じることができます ▶p.38 part Ⅱ Q5。その主な役割は、TCA回路を経由し、①エネルギーを産生すること、②二酸化炭素を排泄することの2つです。

　TCA回路では、異化と同化が同時に行われています（図2）。

異化と同化のバランスは、代謝によって保たれている

　体は、通常、食べた食物を消化・吸収して自分の体につくり替える作業（異化と同化）をバランスよく行っています。

　このバランスが、何らかの原因で崩れることがあります。

　例えば、食事を全く摂取しない場合はどうでしょう? 食べることができずに異化だけが進んでしまい、同化が行われないため、やせていきます。この逆を考えてみましょう。食べる量が多すぎ、異化よりも同化が多ければ、肥満と

図2　TCA回路における異化と同化

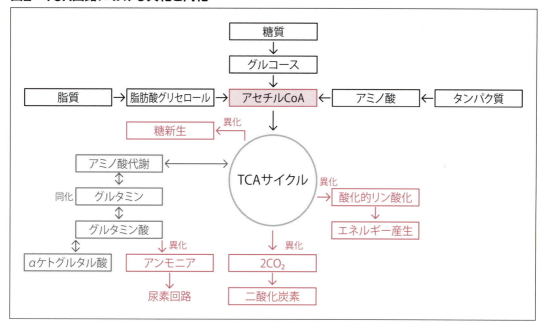

なります。

このように、異化と同化がバランスよく行われれば均衡が保たれます。この、異化と同化の均衡を左右するのが代謝です。

代謝は、年齢とともに低下します。代謝が亢進している若年者は、多くの食事を摂取しても、異化が活発で同化が過剰にならないため、バランスがとれています。しかし、代謝が低下した中高年者が多くの食事を摂取すると、異化がそれほど起こらないため同化が過剰となり、肥満へと進むのです。

病気になると、異化が亢進する（図3 ▶p.46）

1. 病気によって代謝が亢進すると…？

病気にはさまざまな原因が存在し、その状況により重症度は異なります。それでも、ある共通した代謝変動をたどります。

例えば、肺炎について考えてみましょう。肺炎は、肺に炎症が起こった状態です。

体のなかで炎症が起こると、交感神経系のはたらきが高まります。すると、心拍数や呼吸数が上昇し、代謝は亢進します。

それだけでなく、内分泌系も、炎症に応じたホルモンを分泌します。代表的なホルモンとして、カテコールアミン、グルカゴンやステロイドホルモンなどが挙げられます。カテコールアミンは、心拍数や血圧を上昇させるホルモンです。グルカゴンやステロイドホルモンは、血糖値を上昇させ、交感神経系のはたらきを高めます。

さらに「炎症が生じた」という情報を伝達する役割を担う炎症性サイトカインという物質が分泌されます ▶p.82 part II Q24。この炎症性サイトカインも、代謝亢進の原因になります。

つまり、病気という体への侵襲が加わると、体はそれに対抗（反応）しようとして代謝を亢進させるメカニズムをもっている、ということです。

2. 病気によって異化が亢進すると…？

若年者の場合、代謝が亢進して異化が進むようであれば、食事摂取量を上げれば合成とのバ

図3 病気による異化の亢進

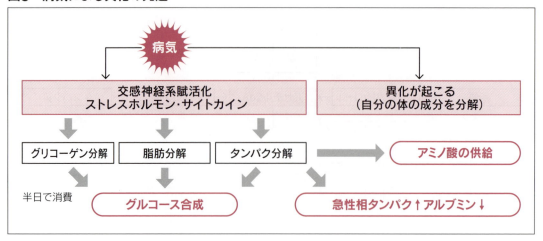

ランスを保つことができます。

しかし、病気による代謝の亢進は、病気が治らなければ続きます。代謝亢進状態は、異化が亢進した状態です。

繰り返しになりますが、病気などの侵襲が体に加わると交感神経系の賦活化やストレスホルモンの分泌亢進、炎症性サイトカイン産生などが起こります。これらの影響でグリコーゲンの分解（異化）が進み、貯蔵されているエネルギー量は半日〜1日で枯渇してしまいます。そこで、その後、脂肪やタンパク質を分解（異化）し、グルコースとして合成してエネルギーを得ようとするのです（糖新生 ▶p.35 part Ⅱ Q4）。

タンパク質は、異化というルートを経て糖新生という形でエネルギーを生み出すほか、急性相タンパクとして消費されていきます。急性相タンパクの代表が、C反応性タンパク（C-reactive protein：CRP）です。

病気によって問題になるのは、「内因性エネルギーの供給」

1. 病気ではタンパク異化亢進が重要

アミノ酸は、体にとってさまざまな役割をもっています。各種臓器や体を支える腱や筋肉の素材となるだけでなく、血管や神経などもアミノ酸の集まりでできています。ホルモンや免疫グロブリン、血漿成分などもアミノ酸からつくられています。

病気による異化亢進は、体内のタンパク質を分解します。つまり、病気の長期化や、大きな侵襲となった場合、タンパク異化も同時に亢進し、直接的または間接的に臓器や筋肉、血管や神経系、免疫系にダメージを及ぼすこととなります。

2. タンパク異化亢進は、なぜ起こる？

そもそも、病気のときに、異化はなぜ起こるのでしょうか？

異化は、自分自身の体を燃やしてエネルギーを得ようとする反応です。この反応を「内因性エネルギーの供給」といいます。

健康なときは、食事を摂取したら消化液が分泌され、消化管が蠕動運動し、吸収するというルートをたどります。このように、外因性のエネルギーを得るには、時間と労力が必要です。

しかし、病気のときには、消化管の機能は低下します。加えて、病気と闘うために体力を使おうとも考えます。そんなとき、手っ取り早くエネルギーを得られるルートとして確立した生体反応が、侵襲時の異化反応であり、内因性エネルギーの供給システムであろう、と筆者は考

えています。

3. タンパク異化亢進を防ぐには

病気になると異化が亢進し、特にタンパク質の異化は生体へさまざまなダメージを与えることを説明しました。では、タンパク異化亢進を防ぐ手立てはあるのでしょうか？ その答えは、最も単純で、最も難しいことかもしれません。

タンパク異化亢進を防ぐには、病気を治すこと以外、解決方法はありません。病気による侵襲が交感神経系の活動を高め、ストレスホルモンや炎症性サイトカインの産生を高めています。

つまり、侵襲が治まらなければ、異化を亢進させる原因は解決しないのです。

急性期の栄養管理は、合併症予防のカギ

最後に、急性期の栄養管理の意義について触れておきます。

炎症の極期にある超急性期でも、早期経腸栄養の重要性が認識されつつあります。早期経腸栄養の意義は、腸管関連リンパ組織（gut-associated lymphatic tissue：GALT）の機能低下を予防することです。GALTは、マクロファージやリンパ球、T細胞やB細胞など、免疫系にかかわる重要な細胞の産生や存在場所です▶p.158 part Ⅴ Q1。

侵襲が起きると、重要臓器の血流や運動は低下します。ここに、さらに異化亢進や絶食状態が加われば、感染性合併症を起こしやすくなります。この感染性合併症を予防できる可能性が最も高いのが、栄養管理なのです。

また、急性期を乗り越え、異化から同化へと転じた時期にスムーズな栄養吸収ができるよう、消化管のコンディションを整えることが、急性期の栄養管理の意義なのです。（清水孝宏）

ココがポイント！

通常は、タンパク分解（異化）とタンパク合成（同化）がバランスよく行われています。タンパク異化亢進とは、病気によって代謝が亢進したために、異化だけが進んだ状況、つまり、体内のタンパク質が分解されていることを指します。

文献

1) 寺島秀夫：侵襲下の内因性エネルギー供給を考慮した理論的エネルギー投与法の提言．インテンシヴィスト 2011；3（3）：423-433．
2) 日本静脈経腸栄養学会編：静脈経腸栄養ハンドブック．南江堂，東京，2011．
3) Doig GS, Heighes PT, Simpson F, et al. Early enteral nutrition reduces mortality in trauma patients requiring intensive care: A meta-analysis of randomised controlled trials. injury, 2011; 42（1）: 50-56.
4) 清水孝宏編：エキスパートが本気で教える重症患者の栄養管理．急性・重症患者ケア2013；2（2）．

分岐鎖アミノ酸と芳香族アミノ酸。栄養管理において、この違いの何が大切なのですか？

A 分岐鎖アミノ酸は骨格筋や脂肪組織で、芳香族アミノ酸は主に肝臓で代謝されることを知って、肝機能障害のときに注意して使うことが大切です。

アミノ酸は、複数ある（表1）

アミノ酸は、体内で合成できるものと、合成できないものに分けられます。

体内で合成できないものが必須アミノ酸（essential amino acids：EAA）、体内で合成できるものが非必須アミノ酸（non- essential amino acids：NEAA）です。「非必須」といっても、必要ないアミノ酸という意味ではなく、あくまで生体内で合成できるものという意味です。

私たちのからだは20種類のアミノ酸でできており、そのうち必須アミノ酸は9種類、非必須アミノ酸は11種類です（表1）。

分岐鎖アミノ酸と芳香族アミノ酸は分子構造が違う

1. 分岐鎖アミノ酸は分岐した形

9種類の必須アミノ酸のうち、バリン、ロイシン、イソロイシンの3つが分岐鎖アミノ酸（branched- amino acids：BCAA）です。これら3つで必須アミノ酸の約40％を占めています。

「分岐鎖」と呼ばれるのは、構造式の炭素骨格が、直鎖ではなく分岐しているためです（図1）。

表1　アミノ酸の種類（★は必須アミノ酸）

親水性アミノ酸	塩基性	リジン★、アルギニン、ヒスチジン★
	酸性	アスパラギン酸、グルタミン酸
	中性	セリン、スレオニン★、アスパラギン、グリタミン
疎水性アミノ酸	脂肪族	アラニン、グリシン
	分岐鎖	バリン★、ロイシン★、イソロイシン★
	芳香族	フェニルアラニン★、チロシン、トリプトファン★
	含硫	メチオニン★、システイン
特殊アミノ酸	イミノ酸	プロリン

2. 芳香族アミノ酸は環の形

芳香族アミノ酸（aromatic amino acids：AAA）は、環になった分子構造をもつアミノ酸のことで、フェニルアラニン、チロシン、トリプトファンの3つです。

栄養管理で重要になるのは、代謝異常による肝性脳症

栄養管理を行ううえで注目したいのは、BCAAとAAAの「代謝」です。

48 ● Part Ⅱ

図1　アミノ酸の構造のちがい

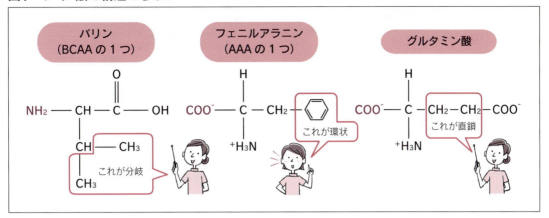

　BCAAは骨格筋や脂肪で代謝されます。肝臓では代謝されないため、肝機能の影響をあまり受けません。

　一方、AAAは主に肝臓で代謝されるため、肝機能の影響を強く受けます。つまり、肝機能障害時には、AAAの代謝が追いつかず、血中にあふれ出ることになります。

　疾患や病態などによってエネルギー消費が増大すると、タンパク質を分解してエネルギーを産生しようとするはたらきが生じます ▶p.44 PartⅡQ8。

　しかし、肝機能障害があると、主に筋骨格系・脂肪などのBCAAをエネルギー源として消費してしまいます。その結果、肝臓で処理しきれなかったAAAが、血液中に増加してしまうのです。

1. 芳香族アミノ酸が血中に増えると…

　私たちの脳組織には、血液中の有害な物質が脳内に侵入するのを防ぐ「血液脳関門」というバリア機構があります。

　通常、血液脳関門では、BCAAとAAAがバランスよく通過しています。しかし、AAAが血液中に増加すると、BCAAとAAAが競合し、血液脳関門を通過するAAAが増加します。脳内に入ったAAAは、神経伝達物質として重要なドーパミンやノルアドレナリンと似た構造の神経伝達物質として代謝され、意識障害を引き起こすといわれています。

　つまり、肝機能障害によるタンパク質代謝異常が、肝性脳症の発症の原因と考えられているのです。

2. 肝性脳症は、栄養管理で防げる？

　肝性脳症を防ぐ（あるいは悪化させない）ための栄養管理として、血液中のBCAAを増やす、すなわち、肝臓以外で代謝されるBCAAを投与することが重要になります。

＊

　昨今、BCAAの使用についての研究は多方面で進んでいます。

　急性期におけるアミノ酸投与が有効であるとのエビデンスも増えており、侵襲期にはTEO基準[*1]に基づいたアミノ酸製剤投与が適することなどが示されています。

　慢性期におけるサルコペニアの予防や治療にも、BCAA製剤は成果を上げています。

　また、肝疾患だけでなく腎不全に対する効果や、悪液質の進行を抑制する効果なども期待されています。

[*1] TEO基準：1976年アミノ酸輸液検討会が組織され静脈栄養用のアミノ酸輸液組成の研究が行われました。そのときの協力会社であるT：田辺製薬株式会社、E：エーザイ株式会社、O：株式会社大塚製薬工場の3社の頭文字をとってTEO基準と呼ばれています。

それだけでなく、健常者におけるダイエットや筋力トレーニングにも、BCAA製剤が利用されています ▶p.51 Part Ⅱ Q10 。

いわば、BCAAは、いま注目のアミノ酸であるといえるでしょう。　　　　　　（朝倉之基）

ココがポイント！

栄養管理で用いられる指標に、フィッシャー比があります ▶p.54 Part Ⅱ Q11 。これは、分岐鎖アミノ酸と芳香族アミノ酸の割合で、肝機能の状態を示す大切な指標です。芳香族アミノ酸は主に肝臓で代謝されるので、肝障害があると代謝されないまま血液中に流出し、肝性脳症を引き起こします。

文献

1) 日本静脈経腸栄養学会編：静脈経腸栄養ハンドブック．南江堂，東京，2012：46-53，121-124．
2) 日本静脈経腸栄養学会編：静脈経腸栄養ガイドライン第3版．照林社，東京，2013：248-257．
3) 東口髙志監修：JJNスペシャル 実践！臨床栄養．医学書院，東京，2010．
4) 土田親次：肝機能低下患者の栄養療法．東口髙志監修，倉田なおみ編，NST栄養療法トレーニングブック，じほう，東京，2014：42-52．
5) 谷口靖樹：分岐鎖アミノ酸の効果的な使い方はありますか？．薬事2013；55（3）：90-92．
6) 東海林徹：栄養療法に必要な生化学．薬事2012；54（4）：67-73．
7) 西井大輔：栄養療法と疾患．Nutrition Care 2014；7（5）：22-24．
8) 足立香代子：足立香代子の実践栄養管理パーフェクトマスター．学研メディカル秀潤社，東京，2010：43，144-145，200-201．
9) 下村吉治：分岐鎖アミノ酸（BCAA）の生理機能．ネスレ栄養科学会議，東京，2009．
10) 日本消化器学会編：肝硬変診療ガイドライン．南江堂，東京，2010：160-175．
11) 日本病態栄養学会編：がん病態栄養専門管理栄養士のためのがん栄養療法ガイドブック．メディカルレビュー社，大阪，2015：198-203．

Q10 なぜ、スポーツ選手はBCAAを飲むの?

A 筋肉のエネルギー源であり、筋肉の損傷を修復するはたらきもあり、疲労の原因である乳酸の発生を防ぎ、運動中の集中力を維持できるからです。

スポーツ選手がBCAA入りのドリンクやサプリメントを摂取することは、いまや珍しいことではありません。

しかし、そんなBCAAには、どのような効果があるのでしょう?

BCAAは必須アミノ酸

BCAAは「Branched Chain Amino Acid」の頭文字で、分子構造から分岐鎖アミノ酸と呼ばれるバリン、ロイシン、イソロイシンの3つを指します ▶p.48 PartⅡ Q9 。

アミノ酸は、タンパク質の構成成分です。体内に存在するアミノ酸は20種類で、体内で合成できる非必須(可欠)アミノ酸と体内で合成できない必須(不可欠)アミノ酸に分類できます。

必須アミノ酸は9種類で、そのうち3つがBCAAです ▶p.60 PartⅡ Q14 。

体の各組織のタンパク質は、常に新しくつくり替えられているので、食品からタンパク質を確保し、アミノ酸を補給しなければなりません。

必須アミノ酸が欠けていると、体タンパク質の合成に支障をきたすので、アミノ酸バランスのよい食品を摂取する必要があります[1]。

BCAAはエネルギー補給と疲労軽減に役立つ

1. 筋肉中のタンパク質の分解を防ぐ

筋肉を構成するタンパク質を「筋タンパク」といいますが、BCAAは筋タンパクに含まれる必須アミノ酸の約35%を占めるとされています。運動前に摂取するとエネルギーをつくり、持久力を維持してくれます。

激しい運動や長時間の運動を続けると、エネルギー源となっていた脂肪や糖質が燃焼してなくなり、スタミナが切れてしまいます。すると体内では、筋タンパクを分解してBCAAをエネルギー源にしようとするため、筋肉そのものがダメージを受けます。つまり、運動直前にBCAAを摂取しておくと、血中や筋肉中のBCAAが増えるので、筋タンパクを分解する前に血中のBCAAが利用された結果、筋肉の分解が抑制されるのです。

BCAAのうち、ロイシンは、筋タンパクの合成を促進して分解を抑制すると報告されており[1]、特に運動でダメージを受けた筋肉の回復にはたらきます。また、バリンとイソロイシンは、運動時に筋肉中のグリコーゲンが不足したとき、すみやかにエネルギー源になるため「持久力アップ」に効果があります。

つまりBCAAは「体づくりのタンパク質」としてよりも、糖質や脂肪と同様に「運動のエネ

図1　運動時の中枢性疲労

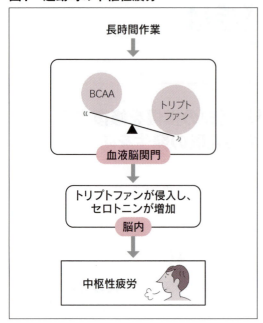

図2　BCAAが乳酸を出さない理由

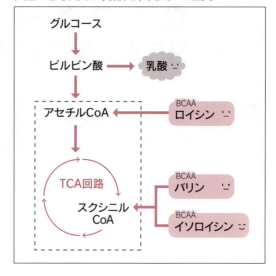

ルギー源」として利用されているのです。

2.「中枢性疲労」を軽減する（図1）

どんなに目的意識が高くても、長時間作業を続けていると、必ず集中力が切れる時間が出てきます。いわゆる脳の疲れ（中枢性疲労）です。これは、脳内でアミノ酸の一種であるトリプトファンから生成される「セロトニン」が増加することが一因と考えられています。

つまり、血中から脳内へのトリプトファン輸送が促進されて、脳内のトリプトファン濃度が高くなると、セロトニンが生成されてしまい、「息抜きしろ」という信号が送られてしまうのです。

通常は、血液脳関門でBCAAとトリプトファンが競合するため、脳内にトリプトファンが侵入することはありません ▶p.48 Part Ⅱ Q9。しかし、運動によってBCAA濃度が低下すると、脳内にトリプトファンが侵入し、セロトニンが増えるのです[1]。

つまり、血中のBCAA濃度を一定に保っておけば、集中力ややる気を持続させられる、とい

うことです。

3. 乳酸（図2）

激しい運動や慣れない運動をすると、筋肉痛や疲労が生じます。これは、筋肉に乳酸が蓄積されているための症状です。筋肉に乳酸が蓄積されていくと組織が酸性に傾き、筋肉のはたらきが抑制されてしまうのです。

BCAAは乳酸を産生しないので、BCAAを摂取しておくと疲労を防ぐことができます。これを、生化学で説明してみましょう。理解のヒントは「BCAAがエネルギーをつくるとき、どこからTCA回路に入るか」です。

例えば、ロイシンは、TCA回路に入るとき、ピルビン酸を生成することなくアセチルCoAまで代謝されます ▶p.38 part Ⅱ Q5。ピルビン酸を生成しないため、乳酸もできないわけです。

バリンやイソロイシンも、TCA回路の一員である「スクシニルCoA」という物質に分解されてTCA回路に入るため、代謝の過程ではピルビン酸を生成しません。

このあたりの単語は覚えにくいかもしれませんが、結論からいうと「BCAAを摂取しておけば、乳酸の発生が抑えられて血中での乳酸濃度は上昇しにくく、疲労感を軽減することができ

る」ということになります。

運動中にBCAAを補給し、運動が終わった直後やその日の睡眠前にもBCAAを補給すれば、翌日の疲労がより軽減されます。

BCAAを摂るタイミング

スポーツ選手に対する栄養マネジメントの目的は、トレーニング期に「練習の効果を高めるため十分な栄養素摂取を確保すること」、そして、競技の前後に「最大限の能力を発揮するとともに、競技後のすみやかな回復を促進するために水分・栄養素の摂取を管理すること」の2点です。

スポーツ選手にもたらすBCAAの効果としては、①筋力の強化、②スタミナの維持、③素早い疲労回復の3点が挙げられます。つまり、BCAAは、選手が競技能力の向上をめざして筋肉を増強させ、たくましく強い体をつくるために重要な栄養素です。

BCAAは、摂取後30～60分で血中濃度が最大になります。血中から筋肉や脳へ移行し、十分なはたらきができるまでの時間を考えて、運動前45分くらいが適当だといえます。

長時間、運動する場合は、途中でBCAAを摂取することも必要です。前述のように、運動直後や就寝前にも摂取することで、疲労の軽減が図れるといえるでしょう。

（川口恵）

ココがポイント！

激しい運動時にはたくさんのエネルギーが必要ですから、糖・脂質だけでは足りず、BCAAがエネルギー源として使用されます。運動前後にBCAAを摂取することが有効と考えられているのは、そのためです。

文献
1) 加藤秀夫，中坊幸弘，中村亜紀編：栄養科学シリーズNEXT スポーツ・運動栄養学第3版．講談社，東京，2015：50-56, 149.
2) 栢下淳，若林秀隆編著：リハビリテーションに役立つ栄養学の基礎．医歯薬出版，東京，2013：19-20, 49.

フィッシャー比って、どんなときに、どのように使うもの？

A 主に、肝障害患者の栄養管理を行うときに使います。

フィッシャー比はアミノ酸の比率

フィッシャー比は、分岐鎖アミノ酸（branched-chain amino asids：BCAA）と芳香族アミノ酸（aromatic amino acids：AAA）の比率のことです。肝疾患治療中の栄養管理において重要な比率で、Fischer氏らによって肝性脳症に対する臨床応用の研究がされました。

まずは言葉の整理をしておきましょう（表1）。

1. 肝疾患ではフィッシャー比が下がる

肝疾患患者は、病態の進行に伴い肝機能障害をきたします。肝臓は、生体のエネルギー代謝をはじめとするさまざまな機能を担っているため、その機能を維持できなくなると、代謝異常として低アルブミン血症や肝性脳症などが出現します。

特に、肝硬変などの肝不全では、エネルギー需要が高まる「タンパク栄養障害」が起こる一方で、タンパク質の制限が必要な「高アンモニア血症」を呈するという、相反する病態が存在し、栄養管理は非常に困難になります。

肝機能障害時は、フィッシャー比で表される「BCAAとAAAの割合」が重要になります。フィッシャー比の基準値は3.5±0.5で、この値が高いときはBCAAの上昇を、低いときはAAAの上昇を示します。

アミノ酸のなかでも、筋骨格系で代謝されるBCAAは肝機能障害の影響を受けにくく、逆

表1 フィッシャー比の理解に役立つ用語

BCAA	●分岐鎖アミノ酸
AAA	●芳香族アミノ酸
モル	●原子1個の質量は小さいので、アボガドロ係数（$6.02×10^{23}$）を用いて1単位として扱う ●原子1モルをグラム単位で表すと原子量となる
フィッシャー比	●BCAAとAAAのモル比率で、栄養投与の比率を表す。通常の食事は、ほぼ3.0で一定になっている ●生化学検査としては、BCAA／チロシン：モル比率（BTR）で測定する。肝性脳症では低値になるが、高値での臨床的意義は、あまりない

に、肝臓で代謝されるAAAは肝機能障害時に蓄積されやすいといわれます ▶p.48 part Ⅱ Q9 。

したがって、肝機能障害時には、血中のBCAA低下とAAA上昇が認められます。「フィッシャー比＝BCAA／AAA」ですから、AAA（分母）が増える、つまり、フィッシャー比が低下する、ということです。

2. その他フィッシャー比が下がるのは…

フィッシャー比は、がんと外科治療にも関連があるといわれています。特に、胃がんや肺がん患者の血中アミノ酸は、BCAAが低下してフィッシャー比が低下することが知られています。

また、腎不全患者の血中アミノ酸濃度は、必須アミノ酸が著しく低下し、非必須アミノ酸が上昇するという報告もあります。

BCAA製剤はフィッシャー比が高い

　肝臓には、尿素を生成する尿素サイクルがあります。そのため、肝機能障害があると尿素サイクルの機能不全が生じ、アンモニアの解毒処理能力も低下します。

　高アンモニア血症の際は、通常、タンパク質制限を検討します。しかし、栄養障害を伴う肝性脳症の患者に対してタンパク質制限を行うと、低アルブミン血症が進行するリスクがあります。そのため、漫然とタンパク質制限を行わず、治療効果を検討しつつ、慎重にタンパク質投与量を決定しなければなりません。

　そこで、肝機能障害時には、肝機能の影響を受けにくいBCAAが必要になりますが、ただ投与すればいい、というものではありません。BCAA製剤は、フィッシャー比が高く設定されていますから、有効に利用できる、ということです（表2）。

　BCAA製剤は、筋タンパクの合成促進・崩壊抑制の効果を有するため、タンパク栄養障害の改善が期待できます。さらに、末梢骨格筋におけるアンモニアの処理も促進するので、肝性脳症の栄養療法に適しているといわれています。

　ちなみに、経口からBCAA製剤を投与した場合、栄養状態の改善だけでなく、無イベント生存率やQOLの改善にも寄与するといわれます。

（朝倉之基）

Column
　食事と同様、一般的な栄養剤のフィッシャー比は、ほぼ3.0になっています。ちなみに、ライフロン®のフィッシャー比は2.9です。

表2　BCAA製剤とフィッシャー比

投与経路	製品名	フィッシャー比
静脈注射	アミノレバン®	37.05
	モリヘパミン®	54.13
経口	アミノレバン®EN配合散	38
	ヘパンED®配合内容剤	40
	ヘパス®	40
	リーバクト®配合顆粒	（BCAAのみ配合）

ココがポイント！

フィッシャー比は、BCAA（分岐鎖アミノ酸）÷AAA（芳香族アミノ酸）で算出します。肝障害時など、AAAが増加している＝フィッシャー比が低い場合には、フィッシャー比の高いBCAA製剤が投与されます。

文献
1) 日本静脈経腸栄養学会編：静脈経腸栄養ハンドブック．南江堂，東京，2012：46-53, 121-124.
2) 日本静脈経腸栄養学会編：静脈経腸栄養ガイドライン第3版．照林社，東京，2013：248-257.
3) 東口髙志監修：JJNスペシャル 実践！臨床栄養．医学書院，東京，2010.
4) 井上善文：栄養管理テクニック1 静脈栄養．照林社，東京，2015：83-89, 148-149.
5) 谷口靖樹：分岐鎖アミノ酸の効果的な使い方はありますか？．薬事2013；55（3）：90-92.
6) 東海林徹：栄養療法に必要な生化学．薬事2012；54（4）：67-73.
7) 西井大輔：栄養療法と疾患．Nutrition Care 2014；7（5）：22-24.
8) 中村美知子，緒方順子，吉植庄平：骨髄腫，悪性リンパ腫，腎不全患者の血漿中の分岐鎖アミノ酸／芳香族アミノ酸比（Fischer比）．日栄・食糧会誌1992；45（1）：78-81.
9) 佐々木茂，高木秀安：BCAA顆粒剤投与におけるLES（late evening snack）としてのアミノレバンEN®の効果．Fronti Gastroenterol 2013；18（2）：86-89.
10) 足立香代子：足立香代子の実践栄養管理パーフェクトマスター．学研メディカル秀潤社，東京，2014：43, 144-145, 200-201.
11) 日本消化器学会：肝硬変診療ガイドライン．南江堂，東京，2010：160-175.
12) 日本病態栄養学会編：がん病態栄養専門管理栄養士のためのがん栄養療法ガイドブック．メディカルレビュー社，大阪，2015：198-203.
13) 荒金英樹，若林秀隆編著：悪液質とサルコペニア リハビリテーション栄養アプローチ．医歯薬出版，東京，2014.
14) 菱田明，佐々木敏編：日本人の食事摂取基準2015年版．第一出版，東京，2014：88-109.

Q12 脂肪、脂質、脂肪酸、この違いがわかりません…。

A 「脂肪」は中性脂肪、「脂質」は中性脂肪だけでなく水に溶けない物質の総称、「脂肪酸」は脂質をつくっている成分です。

脂肪酸でできている水に解けない物質が「脂質」

「脂肪」は、動植物に含まれる栄養素の1つで、①中性脂肪、②脂肪酸、③コレステロール、④リン脂質の4つに分類されます。ただ、食物として摂取する脂肪の大部分は中性脂肪なので、一般には中性脂肪のことを脂肪と呼んでいます。

「脂質」は、水に溶けない有機化合物（炭素を含む化合物）の総称です。中性脂肪やステロイド、ろう、脂溶性ビタミンなどを含めた広い意味で使われています。一般的には、脂肪より脂質のほうが広義といえます。

「脂肪酸」は「脂質」をつくっている成分のことです。

1. 臨床では「脂肪＝中性脂肪＝トリグリセリド」ととらえる

中性脂肪の9割以上はトリグリセリドなので、中性脂肪とトリグリセリドは同義語として使われています。

トリグリセリドは、結合によって脂肪酸の「酸」が失われて中性になるため、「中性脂肪」と呼ばれるわけです。血液生化学検査では、"ティージー"や"トリグリ"と呼ばれるTGが、トリグリセリドのことを指しています。

トリグリセリドは、グリセリンに3つの脂肪

図1　トリグリセリドのなりたち

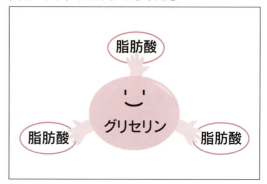

酸が結合したものです（図1）。グリセリンに1つの脂肪酸が結合したものをモノグリセリド、2つの脂肪酸が結合したものをジグリセリド、3つの脂肪酸が結合したものをトリグリセリドと呼びます。

ちなみに、「モノ＝1」「ジ＝2」「トリ＝3」の意味です。

2. 脂質は「複合体」にならないと血中に存在できない

ところで、「水に溶けないはずの脂質は、血液中にどのように存在しているのだろう…」と疑問に思いませんか？

脂質は、血漿のなかでは、「アポタンパク」と呼ばれる水と脂の両方になじむタンパクと複合体を作り、球状の「リポタンパク」という形で存在しています（図2）。

図2　リポタンパクの構造

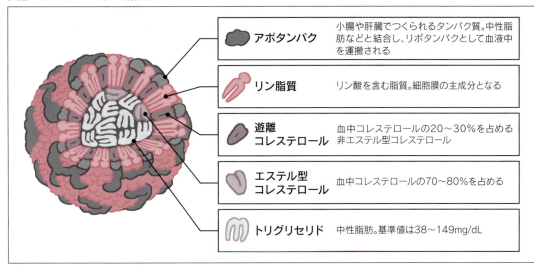

	アポタンパク	小腸や肝臓でつくられるタンパク質。中性脂肪などと結合し、リポタンパクとして血液中を運搬される
	リン脂質	リン酸を含む脂質。細胞膜の主成分となる
	遊離コレステロール	血中コレステロールの20〜30％を占める非エステル型コレステロール
	エステル型コレステロール	血中コレステロールの70〜80％を占める
	トリグリセリド	中性脂肪。基準値は38〜149mg/dL

脂質の特徴は「燃費がいい」こと

1. 高カロリーで腹もちがいい

　脂質1gからはカロリー9kcalが得られるため、効率よくカロリーを補給できます（糖質やタンパク質の場合、1gから4kcal）。

　必要脂質摂取量は、総カロリーの20〜40％を基準とし、病態に応じて増減します。

　脂質が胃内に停滞する時間は、糖質・タンパク質に比べて長いため、長時間空腹を感じさせません。

2. 燃焼時に二酸化炭素が発生しにくい

　脂質の呼吸商 ▶p.88 Part Ⅱ Q26 は0.7、炭水化物の呼吸商は1.0です。

　つまり、脂質は、炭水化物に比べて、燃焼時に発生する二酸化炭素の量が少ない[1]ということです。

　そのため、二酸化炭素がたまりやすい慢性呼吸不全の患者に対しては、脂質含有量の多い経腸栄養剤を用いる場合があります。

脂質の多い経腸栄養剤を使用するときの注意点

　脂質含有量の多い経腸栄養剤は、脂質をほとんど含まない経腸栄養剤と比べ、胃内停滞時間が長いです。つまり、逆流のリスクがあることを考慮して看護にあたりましょう。

　腹痛や腹部膨満感の訴えの有無、便秘の有無、胃内残留量などを総合的にアセスメントし、薬剤の影響、栄養剤の選択・投与方法など、管理栄養士や薬剤師とともにチームでカンファレンスすることも大切です。
　　　　　　　　　　　　　　　（川畑亜加里）

ココがポイント！

「脂肪酸」などから構成される「脂肪（≒中性脂肪）」は、「脂質」に含まれます。脂質は、エネルギー源となるだけでなく、細胞膜や神経組織などの構成成分でもあります。脂質の特徴は、効率よくエネルギーが得られること、胃内停滞時間が長いことです。

文献
1) 佐々木雅也：経腸栄養剤の種類と特徴. 静脈経腸栄養2012；27（2）：6.
2) 日本静脈経腸栄養学会編：静脈経腸栄養ガイドライン第3版. 照林社, 東京, 2013：115.

不飽和脂肪酸と飽和脂肪酸。「飽和」って何？

A すべての炭素が単結合していることを「飽和」といいます。不飽和脂肪酸には、二重結合があります。

▍「飽和」はすべてが単結合

　脂肪酸は、炭素の結びつき方によって飽和脂肪酸と不飽和脂肪酸に分けられます。

　脂肪酸の骨格は炭素ですが、炭素と炭素の結びつきに「二重結合」と呼ばれる構造があるかどうかで、「飽和」と「不飽和」に分けられます。二重結合をもつのが不飽和脂肪酸、もたないのが飽和脂肪酸です。

　二重結合をもたないことが「飽和」？　そうではありません。

　飽和脂肪酸は、すべての炭素が1つずつ手を出し合って結合（単結合）しています（図1）。つまり、すべての炭素が単結合であり、水素で飽和されているから「飽和」というのです。

　二重結合の数が多いほど、融点（固体が液体になる温度）は低いので、常温でも液体です。

　飽和脂肪酸は融点が高いため、人間の体温では溶けきれません。つまり、飽和脂肪酸の過剰摂取は、いわゆる「ドロドロ血液」の原因になり、中性脂肪やコレステロール値を上げてしまいます。

　一方、不飽和脂肪酸はたくさん摂取しても体内で固まらないので、体によいといわれています。

　不飽和脂肪酸を多く含むのは、オリーブオイル、ゴマ油などの植物油です。一方、飽和脂肪酸が多く含まれるのは、バターに代表される動物性油です。

▍不飽和脂肪酸にも種類がある

　不飽和脂肪酸は、二重結合の「数」と「位置」によってさらに細かく分けられます。

　二重結合が1個のものが一価不飽和脂肪酸、2個以上のものが多価不飽和脂肪酸です。

　多価不飽和脂肪酸の場合は、カルボキシル基（−COOH）の反対側から数えて「何番目に二重結合があるか」によって、さらに細かく分類されます。

　二重結合が9番目にあるものがn-9系、6番目にあるものがn-6系、3番目にあるものがn-3系です。

▍大事なのは「摂取のバランス」

　上記に示した脂肪酸を、バランスよく摂取することが大切です。

　望ましい摂取比率を、以下に示します。

- ●飽和脂肪酸：一価不飽和脂肪酸：多価不飽和脂肪酸＝3：4：3
- ●n-6系脂肪酸：n-3系脂肪酸＝4：1

（川畑亜加里）

図1　脂肪酸の構造

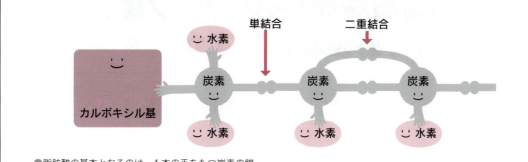

- 脂肪酸の基本となるのは、4本の手をもつ炭素の鎖
- 単結合では2本の手を使って並び、残りの2本が水素とつながっている
- 一方、隣の炭素と2本ずつ手をつなぐのが「二重結合」である

Ⅱ　栄養の基礎

ココがポイント！

飽和脂肪酸は融点が高いため、人間の体温では溶けきれません。つまり、飽和脂肪酸の過剰摂取はドロドロ血液の原因になり、中性脂肪やコレステロール値を上げてしまいます。一方、不飽和脂肪酸は摂取しても体内で固まらないので、体によいといわれます。

Column

n-6系脂肪酸（リノール酸、アラキドン酸など）は、血管拡張作用をもつといわれます。

ちなみに、n-3系であるドコサヘキサエン酸（DHA）やエイコサペンタエン酸（EPA）は魚油に多く含まれており、抗動脈硬化・抗血栓作用を有するといわれています[1]。

文献
1) 東口髙志：JJNスペシャル 実践！臨床栄養. 医学書院, 東京, 2010：66.

必須脂肪酸や必須アミノ酸。なぜ、必須なんですか？

A 体内で合成できないため、「摂取が必須」ということです。

「必須」の成分を必ず摂取しないといけない理由

人間が体内でつくれない脂肪酸を必須脂肪酸といいます。必須アミノ酸も同様で、人間の体内でつくれないアミノ酸のことをいいます。

体内で合成できないこれらの成分が不足すると、欠乏症が起こります。

1. 必須アミノ酸は9種類

人間の体は、主に20種類のアミノ酸からできています。

そのうち、バリン、ロイシン、イソロイシン、リジン、スレオニン、メチオニン、フェニルアラニン、トリプトファン、ヒスチジンの9種類は、体内で合成されないため、食物から補う必要がある必須アミノ酸です。

2. 必須脂肪酸は2種類

私たちの体内では、カルボキシル基末端から数えて9番目より後ろの炭素間で、二重結合を形成することができません。つまり、9番目より後ろに二重結合をもつ脂肪酸が必須脂肪酸となります。

12番目に二重結合があるリノール酸と、12番目と15番目に二重結合があるα-リノレン酸が、必須脂肪酸です（図1）。

静脈・経腸栄養剤のみで必須脂肪酸が投与されていない期間が継続する場合、比較的短期間で必須脂肪酸欠乏症に陥り、鱗屑状皮膚炎（図2）、脱毛、血小板減少、小児では発達遅延を起こすことがあります。

必須脂肪酸は、経口摂取、経腸栄養剤のみではなく、経静脈的にも補給できます ▶p.152 PartⅣ Q10。

「皮膚乾燥」は必須脂肪酸欠乏のサイン

脱水による乾燥だとアセスメントして、補水し、保湿クリームを塗布したのに、皮膚の状態が改善されない…。そんな経験をしたことはありませんか？

鱗屑状皮膚炎は、脱水の症状である「乾燥した皮膚」に似ています。したがって、鱗屑状皮膚炎を疑った際は、栄養療法の内容を確認するだけでなく、口腔粘膜・腋窩部の乾燥がないか、また、水分出納（in-outバランス）は適正かを確認し、必須脂肪酸欠乏なのか、脱水なのかを鑑別する必要があります。

経腸栄養剤には脂肪含有量がきわめて少ないものもあるため、提供されている静脈栄養輸液、経腸栄養剤の組成を十分に理解することが大切です。

（川畑亜加里）

図1 二重結合の位置

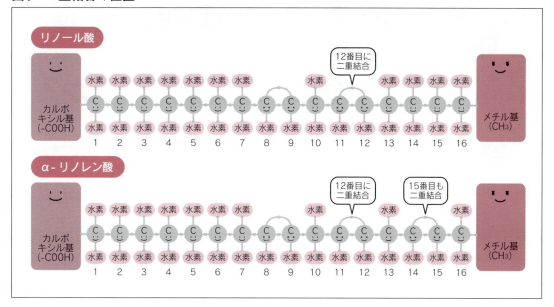

図2 鱗屑状皮膚炎

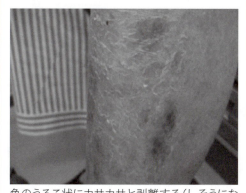

魚のうろこ状にカサカサと剥離する(しそうになる)のが特徴

ココがポイント！

必須アミノ酸も必須脂肪酸も、不足すると欠乏症状が起こります。経腸栄養剤・静脈栄養剤使用時に注意したいのは、必須脂肪酸欠乏です。栄養剤のなかには、脂肪含有量の少ないものもあるため注意深い観察が必要です。

文献
1) 大村健二編：栄養塾 症例で学ぶクリニカルパール．医学書院，東京，2010：21．

Q15 短鎖脂肪酸、中鎖脂肪酸、長鎖脂肪酸。栄養管理上、この違いの何が大切なのですか？

A それぞれ消化・吸収・代謝が異なることを知っておくことが大切です。

「鎖の長さ」で構造が違う

短鎖脂肪酸、中鎖脂肪酸、長鎖脂肪酸、これら3つに共通しているのは「鎖」ですね。何の鎖だと思いますか？

答えは「炭素」です。つまり、脂肪酸は、結びつく炭素の数（＝「鎖」の長さ）によって、長鎖・中鎖・短鎖に分類されます（図1）。炭素6個以下が短鎖脂肪酸、8〜12個が中鎖脂肪酸、14個以上が長鎖脂肪酸です。

前項 ▶p.56 PartⅡQ12 でも説明しましたが、脂肪酸は、中性脂肪（トリグリセリド）の構成要素です。

長鎖脂肪酸で構成される中性脂肪を長鎖脂肪酸トリグリセリド（long chain triglyceride：LCT）、中鎖脂肪酸で構成される中性脂肪を中鎖脂肪酸トリグリセリド（medium chain triglyceride：MCT）といいます。栄養管理でポイントとなるのは「MCTとLCTの消化・吸収・代謝の違い」です。

なお、短鎖脂肪酸は、栄養として投与するものではなく、腸内微生物が水溶性食物繊維を発酵・分解することでつくられるものです。短鎖脂肪酸は、大腸粘膜上皮細胞の主要なエネルギー源で、大腸粘膜を増殖させる作用を持ちます
▶p.124 PartⅢQ22　▶p.152 PartⅣQ10　▶p.162 PartⅤQ3 。

図1　単鎖・中鎖・長鎖の違い

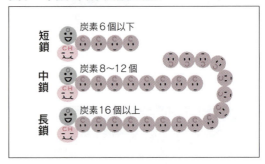

鎖の長さで「水への溶けやすさ」が違う（図2）

脂質は水に溶けないため、消化・吸収の過程で「水に溶けやすい形」に変化させる必要があります。

しかし、炭素の鎖が長いLCTは、なかなか分解できず、水に溶けにくく消化しにくい形にとどまります。

一方、炭素の鎖が短いMCTは、分解されて水に溶ける形になりやすいため、消化・吸収しやすいです。

つまり、MCTは、LCTより消化・吸収が速いといえます。

1. 吸収が早いのは、LCTよりMCT

MCTとLCT、どちらも腸管から吸収されますが、LCTは不溶性なので、水に溶けるよう

図2　MCTとLCTの消化・吸収の違い

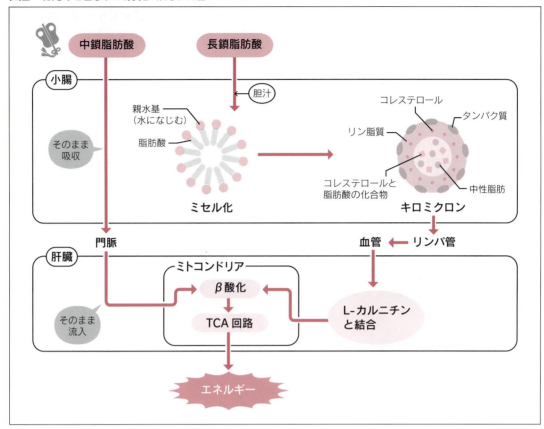

に形を変えなければなりません。その形になることを「ミセル化」といいます。ミセル化には胆汁酸が必要です。

　ミセル化されたところで、やっと小腸上皮から吸収されますが、まだ不十分です。腸管粘膜上皮細胞内で、再び中性脂肪（トリグリセリド）に再合成され、さらにタンパク質などと一緒になって「キロミクロン」という物質に形を変えます。キロミクロンは、粒子が大きいので、血管ではなくリンパ管に入り、胸管を経て鎖骨下静脈より血管内に流入し、やっと肝臓へ運ばれます。

　これに対して、MCTは、水溶性なのでミセル化する必要がありません。そのまま小腸の微絨毛膜から上皮細胞に吸収され、門脈経由で肝臓に運ばれます。

2. 代謝が早いのも、LCTよりMCT

　脂肪酸は肝細胞内のミトコンドリア ▶p.38 part Ⅱ Q5 に入り、β酸化という過程を経てアセチルCoAとなり、TCA回路に入ってエネルギー産生にかかわります。

　ここでまた、なじみのない「β酸化」という単語が出てきましたね。β酸化とは、簡単にいうと、脂肪酸を分解するプロセスの1つです。

　さて、この「エネルギー産生」においても、LCTとMCTのたどるプロセスは違います。

　脂肪酸がβ酸化のためにミトコンドリアに取り込まれるとき、LCTではL-カルニチン（運搬役であるビタミン様物質）が必要です。しかし、MCTは、L-カルニチンの助けなしにミトコンドリア内に入ってすみやかに代謝されます。

LCTとMCT どう使い分ける？

　栄養管理では、短鎖脂肪酸、中鎖脂肪酸、長鎖脂肪酸の吸収と代謝がどのように行われるか、特徴を知って使い分けることが必要です。

　例えば、長鎖脂肪酸は吸収される過程で胆汁酸が必要ですが、中鎖脂肪酸では必要ありません。そのため、胆汁分泌が悪い患者には、MCT含有率の高い栄養剤を選択します。

　また、肝細胞内のTCA回路でエネルギーを産生する際、長鎖脂肪酸ではL-カルニチンが必要ですが、中鎖脂肪酸はL-カルニチンがなくても代謝されます。そのため、肝硬変や長期透析などによりカルニチン欠乏症をきたしている患者にも、中鎖脂肪酸を含有する栄養剤を選択します。

　使用している栄養剤に配合された脂肪酸を把握し、LCT配合の栄養剤使用時は、特に排便の性状、腹痛などの消化器症状をモニタリングして、必要時には医師へ報告し、栄養剤の種類についてカンファレンスする必要があります。

（川畑亜加里）

ココがポイント！

短鎖脂肪酸は腸内微生物によってつくられます。中鎖脂肪酸は少ないステップで水に溶けて消化しやすい形に変化しますが、長鎖脂肪酸は水に溶けにくく消化しにくい形です。「鎖が長いほど分解されにくい」とイメージするとわかりやすいかもしれません。

Q16 苦手な酸塩基平衡。酸って何？ 塩基って何？

A H⁺を出すものが「酸」、H⁺を受け取るものが「塩基」です。

まず、酸と塩基の定義です。一言でいえば、酸はH⁺（プロトン：水素イオン）を出すもの、塩基はH⁺を受け取るものです。

これは、コペンハーゲン大学のブレンステッド先生とケンブリッジ大学のローリー先生の名前を冠して「ブレンステッド・ローリーの酸塩基理論」といいます。

酸と塩基のバランスが崩れると、機能障害が起こる

酸塩基平衡の恒常性維持は、もっぱら酸の除去によって行われています。しかし、そもそも、なぜバランスをとる必要があるのでしょうか？

1. 全身の細胞は、pH7.35～7.45でないとはたらかない

人の血液はCO₂とHCO₃⁻（重炭酸）でバランスをとりながら、pH7.4を中性として±0.5範囲に保とうとします（図1）。これは、pH7.35～7.45と、きわめて狭い範囲でないと、全身の細胞がうまくはたらくために必要な酵素などが機能しないからです。

酸は酸性（acidity）、塩基はアルカリ性（alkalinity）です。そのため、この平衡状態を酸性側にしようとする変化をアシドーシス、塩基性側にしようとする変化をアルカローシスといいます。

また、血清pHが実際に7.4未満に低下した状態をアシデミア、7.4より上昇した状態をアルカレミアといいます。

2.「酸の除去」の方法は2とおり

酸塩基平衡の調節因子には、呼吸性（CO₂）代償と、代謝性（HCO₃⁻）代償の2つがあります。

この2つの代償のしかたには、大きな違いがあります。それは「代償に要する時間」です。

1)「呼吸性の異常」の場合

"呼吸性"を考えるときは「酸＝CO₂」と覚えましょう。重炭酸イオン（HCO₃⁻）は、腎臓

図1 酸塩基平衡

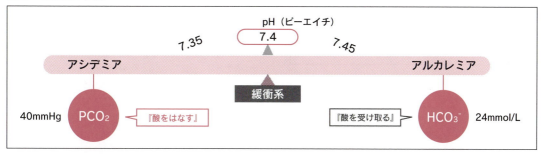

で産生されます。つまり、酸塩基平衡を規定しているのは、肺と腎臓です。呼吸性の異常が発生したときは、代謝性の代償、すなわち、腎における重炭酸イオンの排泄調節による代償が起こります。

例えば、呼吸不全で高二酸化炭素血症が発生して、酸であるCO_2が増加すると、腎では酸を中和する重炭酸イオンの再吸収が増え、CO_2を減少させるようはたらきます。

この腎の代償は、すぐに起こるのですが、腎機能が正常でも、十分な代償機能が発揮されるまでにおよそ数日間を要します。

2)「代謝性の異常」の場合

代謝性の異常が発生すると、呼吸性の代償でpHを調節しようとします。

例えば、みなさんに酸を点滴すると、血液のpHが酸性に傾き、代謝性アシドーシスが発生します。すると、酸性に傾いた血液のpHを正常化させようとして、酸を排泄します。それが、呼気による肺からのCO_2排泄です。つまり、代謝性アシドーシスを代償しようとして、すぐに(秒・分単位で)1回換気量が増え、呼吸回数も増え、CO_2を減少させるようはたらきます。

酸塩基平衡の異常を判断するポイント

では、ここで練習問題です。以下の2つは、どのような酸塩基平衡異常と考えますか？

問題① pH 7.21、$PaCO_2$ 32mmHg、HCO_3^- 21mEq/Lは？
問題② pH 7.61、$PaCO_2$ 22mmHg、HCO_3^- 25mEq/Lは？

酸塩基平衡異常を判断するとき、まずはpHを見て、アシデミアかアルカレミアかを見きわめます。7.35>はアシデミア、7.45<はアルカレミアです。次に、$PaCO_2$とHCO_3^-を見て、代謝性のものか呼吸性のものか判断します。

問題① は、pH 7.21で、アシデミアです。$PaCO_2$ 32mmHgは低値(基準値35〜45mmHg)、HCO_3^- 21mEq/Lは低値(基準値22〜26mEq/L)です。つまり、代謝性アシドーシスが生じ、それを代償しようとして呼吸性のアルカローシスが生じた状態です。

問題② は、pH7.61で、アルカレミアです。HCO_3^-は正常ですが、CO_2が低値であり、呼吸性のアルカローシスが生じた状態です。

(添野民江)

ココがポイント！

体液の酸と塩基のバランスは、常に一定に保たれています。このバランスを酸性側に傾ける変化がアシドーシス、塩基性側に傾ける変化がアルカローシスです。このバランスが崩れると、それを補おうとする変化(代償)が生じます。

文献
1) 諏訪邦夫監修, 尾崎孝平著:呼吸尾﨑塾 血液ガス・酸塩基平衡教室, メディカ出版, 大阪, 2009:126-232.
2) 杉浦伸一・竹山廣光:酸・塩基平衡. 日本静脈経腸栄養学会編, 静脈経腸栄養ハンドブック, 南江堂, 東京, 2011:80-84.
3) 家城正和:血液ガス分析で扱う基本パラメータと計算式, 看技 2013;59 (13):13-53.
4) 北岡建樹;酸塩基平衡障害の種類は. よくわかる輸液療法のすべて改訂第2版, 永井書店, 大阪, 2010:208.
5) 飯野靖彦:一目でわかる水電解質第3版. メディカル・サイエンス・インターナショナル, 東京, 2013.

Q17 体液のpHは、何によって決まるの？

A pHは、酸の強さを表す単位です。「酸の強さ＝H^+（水素イオン）濃度」です。つまり、pHはH^+濃度によって決まります。

▌pHの決め手はCO_2とHCO_3^-

ここでは水素イオンと、CO_2・HCO_3^-の関係を説明します。

▶p.65 Part Ⅱ Q16 で「酸塩基平衡を規定するのは腎臓と肺」と述べました。

まず、腎臓から見ていきましょう。pHの調節は、腎尿細管の上皮細胞内で、次のように行われます。

腎臓では…
$H_2O + CO_2 \rightarrow H_2CO_3 \rightarrow HCO_3^- + H^+$

- 水と二酸化炭素が反応して、重炭酸（H_2CO_3）ができる
- 重炭酸は安定が悪いので、重炭酸イオン（HCO_3^-）と水素イオン（H^+）に分離される

次に、呼吸を見ていきましょう。呼吸でのpH調節には、重炭酸イオン（HCO_3^-）が使用されます。

呼吸では…
$HCO_3^- + H^+ \rightarrow H_2CO_3 \rightarrow H_2O + CO_2$

- 重炭酸イオンは、血管内で水素イオンと反応して重炭酸になる
- 重炭酸は、水と二酸化炭素に分かれる。二酸化炭素は呼吸によって体外に排出される

つまり、呼吸によって水素イオンを排出するということです。

このように、体液のpHは、肺から排出されるCO_2と、腎臓で再吸収されるHCO_3^-のバランスで決まります ▶p.38 Part Ⅱ Q5 。そして、生体の血液の酸塩基平衡は、緩衝作用によって、常に一定のpHになるように保たれています。

正常な場合、血漿のpHは 7.4（7.35～7.45）です。繰り返しになりますが、この平衡（つり合い）状態を酸性側にしようとする変化を「アシドーシス」、塩基性側にしようとする変化を「アルカローシス」といいます（表1）。

表1　単純性の酸塩基平衡異常の分類

型		血液ガス		
		pH	PCO_2	HCO_3
正常値		7.35～7.45	35～45mmHg	24±2Mmol/L
代謝性	アシドーシス	下降	代償性変化により下降★	下降
	アルカローシス	上昇	代償性変化により上昇	上昇
呼吸性	アシドーシス	下降	上昇	代償性変化により上昇
	アルカローシス	上昇	上昇	代償性変化により下降

また、血清pH7.36以下をアシデミア、pH7.44以上をアルカレミアといいます。

アシドーシスが起こっていても、必ずアシデミアになるとは限りませんので、注意してください。

pH異常は4種類

酸塩基平衡の異常を表1 ▶p.67 にまとめます。

ちなみに、臨床では、高度アシデミア（pH7.0以下）になると、昏睡状態に陥り、心停止の状態に陥ります。

逆に、高度アルカレミア（pH7.7以上）になると、けいれんなどの症状を引き起こしますので、十分な観察が必要です。

1.「呼吸性」の異常

呼吸性の異常は、肺のガス交換によって行われるCO_2とO_2の交換バランスが崩れることで生じます。

呼吸性アシドーシスは、呼吸不全や肺気腫などの病態が考えられます。一方、呼吸性アルカローシスは、過換気などの病態が考えられます。

2.「代謝性」の異常

代謝性の異常は、腎不全や糖尿病、栄養障害、下痢や嘔吐などによって体内の酸塩基平衡が崩れることで生じます ▶p.69 Part Ⅱ Q18 。

代謝性アシドーシスは、腎不全の他に、下痢などによる腸液の喪失、ケトアシドーシスなどの病態が考えられます。

一方、代謝性アルカローシスは、反復性の嘔吐による胃液（塩酸を含む）の喪失、原発性アルドステロン症などの病態が考えられます。

pHの読み方は「ピーエイチ」

余談ですが、みなさんは、普段「pH」を何と読んでいますか？

世界大戦の影響から、日本の医学教育はドイツ語と日本語で行われたため、臨床ではドイツ語読みの「ペーハー」が使われていることが多いと思います。しかし、昭和に入り、日本工業規格（JIS規格）が決定される際は「ピーエイチ」が採用されています。

近年、学校でも「ピーエイチ」で教えるようになりましたので、お気を付けください。

ちなみに、pHには、単位はありません。

（添野民江）

ココがポイント！

pHつまり酸塩基平衡の異常は、体液中の水素イオン濃度によって変わります。体液の水素イオンは、肺のCO_2と腎臓で再吸収されるHCO_3^-で決まるため、アシドーシスやアルカローシスの原因が「呼吸性」「代謝性」に分かれるのです。

文献

1) 諏訪邦夫監修, 尾﨑孝平著：呼吸尾﨑塾 血液ガス・酸塩基平衡教室. メディカ出版, 大阪, 2009：126-232.
2) 杉浦伸一, 竹山廣光：酸・塩基平衡. 日本静脈経腸栄養学会編, 静脈経腸栄養ハンドブック. 南江堂, 東京, 2011：80-804.
3) 家城正和：血液ガス分析で扱う基本パラメータと計算式. 看技 2013；59（13）：13-53.
4) 北岡建樹：よくわかる輸液療法のすべて改訂第2版. 永井書店, 大阪, 2010：208.
5) 飯野靖彦：一目でわかる水電解質第3版. メディカル・サイエンス・インターナショナル, 東京, 2013.

Column

表1 ▶p.67 の中で、PCO_2の代償性変化をきたしているもののなかに、クスマウル大呼吸があります（★のところ）。

クスマウル大呼吸は、重症糖尿病や尿毒症のケトアシドーシスなどの際に見られる、努力性の深く大きい呼吸が特徴です。

下痢はアシドーシスに、
嘔吐はアルカローシスに。
同じ体液喪失なのに、なぜ違う？

 下痢で失われる腸液と、嘔吐で失われる胃液では、成分が
異なるためです。

同じ体液喪失なのに、アシドーシスとアルカローシスに分かれるということは、喪失する体液の「何が違うのか」が関係しているような気がしますね。

pHが変化するのは、電解質のバランスが崩れたとき

体内には、数多くの電解質（イオン化している物質）があります。イオン化すると、そこには陽イオン（H^+やK^+など）と陰イオン（HCO_3^-やCl^-など）が発生します。

この、陽イオンと陰イオンのどちらかに過不足が生じたとき、酸塩基平衡が動いて、両者の差を是正するはたらきが起こります。

つまり、この電解質にアンバランスが生じると、酸塩基平衡も変化する、ということです。

胃液と腸液の成分は異なる

なぜ、下痢だとアシドーシスに、嘔吐だとアルカローシスとなるのでしょう？

まず、体内分泌液の組成（表1）について見ていきましょう。

1. 下痢の場合

下痢便には、HCO_3^-が多く含まれています。なぜなら下痢便には、胃液だけでなく、小腸液（HCO_3^- 35mEq/L）、胆汁（HCO_3^- 40mEq/L）、膵液（HCO_3^- 90mEq/L）が多く含まれているためです。

そのため、下痢では、当然のことながらHCO_3^-が失われますので、重症の場合はpHが低下し、代謝性のアシドーシスとなることがあります。

表1　分泌液の電解質組成

体内分泌液	分泌量（L/日）	Na^+（mEq/L）	K^+（mEq/L）	H^+（mEq/L）	Cl^-（mEq/L）	HCO_3^-（mEq/L）
唾液	1.5	30	20	-	31	15
胃液	2.5	50	10	90	110	0
胆汁	0.5	140	5	-	105	40
膵液	0.7	140	5	-	60	90
小腸液	1.5	120	5	-	110	35
下痢便	1.0〜1.5	130	10	-	95	20
汗	0〜3.0	50	5	-	50	0

飯野靖彦：一目でわかる水電解質第3版．メディカル・サイエンス・インターナショナル，東京，2013：82. より引用

図1　嘔吐時のpH変化

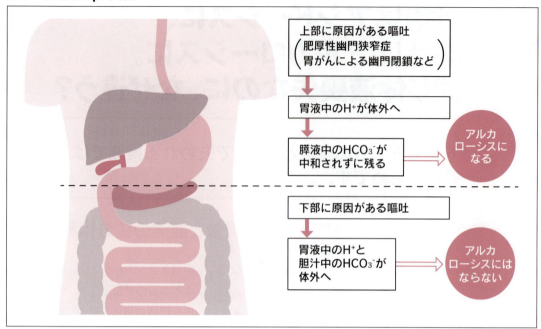

　このようなときには、アルカリ化剤を含む細胞外液（酢酸リンゲルなど）の補充が必要となります。

2. 嘔吐の場合

　では、嘔吐では、なぜアルカローシスになるのでしょう？

　通常、胃の壁細胞は、H^+とHCO_3^-をつくります。H^+は小腸に向かい、膵液中に多く含まれるHCO_3^-によって中和され、pHのバランスをとっています。

　しかし、嘔吐時には、H^+が小腸に行かずに体外に排出されてしまうため、HCO_3^-が増加してしまい、アルカローシスとなります。

　ただ、これは、あくまでも肥厚性幽門狭窄症や胃がんによる幽門閉鎖による嘔吐など、「純粋に胃液が喪失した場合」です。

　腸閉塞など、下部消化管の狭窄によって胆汁を嘔吐した場合には、H^+を含む胃液以外に胆汁に多く含まれるHCO_3^-も体外に排出されますので、アルカローシスにはなりません。

　上記からわかるように、嘔吐時の酸塩基平衡は、病態によって変化していきます（図1）。だからこそ、吐物の性状や血液ガスデータの把握が重要となるのです。

（添野民江）

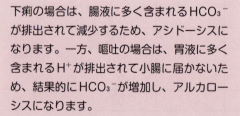

ココがポイント！

下痢の場合は、腸液に多く含まれるHCO_3^-が排出されて減少するため、アシドーシスになります。一方、嘔吐の場合は、胃液に多く含まれるH^+が排出されて小腸に届かないため、結果的にHCO_3^-が増加し、アルカローシスになります。

文献

1) 諏訪邦夫監修，尾﨑孝平著：呼吸尾﨑塾 血液ガス・酸塩基平衡教室．メディカ出版，大阪，2009：126-232.
2) 杉浦伸一，竹山廣光：酸・塩基平衡．日本静脈経腸栄養学会編，静脈経腸栄養ハンドブック．南江堂，東京，2011：80-84.
3) 家城正和：血液ガス分析で扱う基本パラメータと計算式．看技 2013：59（13）：13-53.
4) 北岡建樹：よくわかる輸液療法のすべて改訂第2版．永井書店，東京，2010：208.
5) 飯野靖彦：一目でわかる水電解質第3版．メディカルサイエンス・インターナショナル，東京，2013：82.

アニオンギャップって、何のギャップ？

A 陽イオンと陰イオンのギャップです。

アニオンとは、陰イオンのことです。陽イオンのことは、カチオンといいます。

つまり、アニオンギャップ（anion gap：AG）とは、「陽イオンと陰イオンの差」のことをいいます。

AGの計算に必要なのは、陽イオンであるNa^+（ナトリウムイオン）と、陰イオンであるCl^-（クロールイオン）とHCO_3^-（重炭酸イオン）です。

AGは、基本的には、代謝性アシドーシスのときに計算します。

代謝性アシドーシスには、「AGが増加する場合」と「AGが正常な場合」があり、臨床上、その値を知ることは大変重要です。つまり、AGは、代謝性アシドーシスの原因を鑑別する指標となるのです。

AGの基準値は12±2mEq/L

AGは、「体液分画内の陽イオンと陰イオンの数が等しい」という原理に基づいています。

実際には、細胞外液中に最も多いNa^+から、Cl^-とHCO_3^-の値を引いた後に残る酸が12mEq/L程度であるのが正常です（図1）。

AGの求め方と正常値は、以下のとおりです。

> アニオンギャップ（AG）
> ＝ $Na^+ - (Cl^- + HCO_3^-)$
> 基準値　12±2mEq/L

図1　AGの考え方

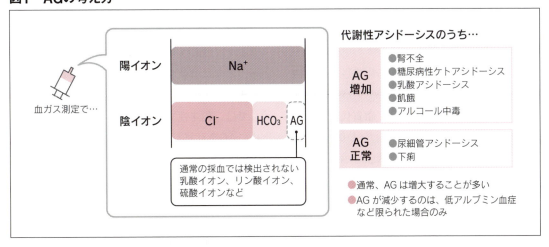

AGの変化から、代謝性アシドーシスの原因がわかる

1. 代謝性アシドーシスで、AGが正常のとき

AGが正常の代謝性アシドーシスは、HCO_3^-が体外に大量に失われた場合、例えば下痢のときにみられます。下痢のときは、HCO_3^-が失われますが、その代償として、失われたHCO_3^-と同じ量のCl^-が増加するため、AGは正常値を示します。

イオンの話は難しいですね。

人間の体は、Cl^-が減少するとHCO_3^-が増加し、Cl^-が増加するとHCO_3^-が減少して、陰イオンの総和が一定になるようになっています。つまり、下痢のときは失われるHCO_3^-をCl^-が補ってくれるのです。下痢のときのAGが正常なのは、そのためです。

2. 代謝性アシドーシスで、AGが増加するとき

では、AGが増加する代謝性アシドーシスは、何が違うのでしょう？

AGが増加するのは、血中に不揮発性酸（固定酸）が増加した代謝性アシドーシスの場合です。

不揮発性酸というのは、腎臓から尿中に排泄される酸性物質の総称です。ちなみに、肺から気体で排出される酸性物質のことは、揮発性酸といいます。

不揮発性酸は、糖質代謝から生成される有機酸（ピルビン酸、乳酸など）、タンパク質代謝から生成されるリン酸と硫酸、脂質代謝から生成されるケトン体のことです。つまり、AGの増加はこれらがたまっている状態を示します。乳酸が増加していれば乳酸アシドーシス、ケトン体が増加していればケトアシドーシスです。ケトアシドーシスは、糖尿病のほか、アルコール性でも起こりえます。リン酸や硫酸の増加

は、腎不全で見られます。

AGの変化、判断のポイント

では、今までのところを、糖尿病性ケトアシドーシスと、尿細管性アシドーシス（高クロール性アシドーシス）を例にとって考えてみましょう。

糖尿病性ケトアシドーシスでは、AGが増大しますから、アシドーシスの原因は有機酸の増加によるものと判断できます。

一方、尿細管性アシドーシスでは、有機酸などに変化は見られず、AGは正常範囲内にとどまります。

したがって、AGが正常であるということは、有機酸の増加は関与せず、クロールイオン（Cl^-）と重炭酸イオン（HCO_3^-）の変化に起因する代謝性アシドーシスであるということを示します。

*

それでは、最後に練習問題です。

実際にAGを計算し、下記の血液ガスデータについて考えてみましょう。

練習問題

- pH＝7.32
- PaO_2＝98mmHg
- Na^+＝134mEq/L
- Cl^-＝94mEq/L
- $PaCO_2$＝30mmHg
- HCO_3^-＝15mEq/L
- K＝5.0mEq/L

まず、pH＝7.32なので、アシデミアだとわかります。$PaCO_2$=30mmHg、HCO_3^-=15mEq/Lと、ともに低値なので、代謝性アシドーシスが考えられます。

では、代謝性アシドーシスの原因を考えるためにAGを計算していきましょう。

「AG ＝ Na^+ － (Cl^- ＋ HCO_3^-)」ですから、この場合のAGは、134 － (94+15) ＝ 25で高値です。つまり、何らかの不揮発性酸が体にたまってアシドーシスになっていると考えます。

どの不揮発性酸がたまっているのかは、病歴

を調べたり、乳酸やケトン体・クレアチニンなどの測定を行ったりして判断していきます。

（添野民江）

文献
1) 諏訪邦夫監修，尾﨑孝平著：呼吸尾﨑塾 血液ガス・酸塩基平衡教室，メディカ出版，大阪，2009：126-232．
2) 杉浦伸一，竹山廣光：酸・塩基平衡．日本静脈経腸栄養学会編，静脈経腸栄養ハンドブック，南江堂，東京，2011：80-804．
3) 家城正和：血液ガス分析で扱う基本パラメータと計算式．看技 2013；59（13）：13-53．
4) 北岡建樹：酸塩基平衡障害の種類は．よくわかる輸液療法のすべて改訂第2版，永井書店，大阪，2010：208．
5) 飯野靖彦：一目でわかる水電解質第3版．メディカル・サイエンス・インターナショナル，東京，2013．

ココがポイント！

アニオンギャップは、代謝性アシドーシスのときに、その原因を調べるために計算します。その結果をアシドーシス改善の治療につなげます。

nursing eye

　多くのナースは、生化学や代謝栄養学を苦手としています。
　その最大の理由は「基礎教育で十分な時間をかけて学んできていない」ことですが、臨床で看護を実践するうえで「これらの知識がなくても、日常の仕事では、あまり困らない」ことも理由の1つです。さらに、仕事をしながら学びたいと思っても、「教えてもらえる環境がない」ことも、理由の1つになるでしょう。
　ところが、栄養管理を適切に行おうとした場合、生化学や代謝栄養学を理解していないと、応用がききません。
　栄養管理はNSTを中心としたチーム医療です。栄養管理におけるチーム医療では、確かに「栄養管理の実践場面」にナースの役割がありますが、NSTナースはそこでとどまってはいけません。なぜなら、栄養管理の実践は、主に、現場のナースの役割だからです。
　NSTナースは、栄養管理実践だけでなく、「この栄養素が、この病態に、なぜ必要か」について、根拠に基づいて現場ナースに教えていく役割ももちます。そうすることで、実践を担う現場のナースが観察すること・注意することが明確になり、現場の医療と看護の質が向上していくのです。
　医師や管理栄養士など、基礎教育でしっかり学んできている他職種に比べ、生化学や代謝栄養学をしっかり学べていないことはハンデともいえますが、それを理由に逃げないようにしましょう。
　「苦手」な生化学や代謝学も、少しわかりはじめると、とても面白いことがわかってきます。そうしたら、症例にあてはめて考えてみましょう。ナースは症例をたくさん見ていますから、症例をもとに関連事項を学んでいく方法が、おそらく最も身につきやすいのではないかと思います。そして、だんだん知識が身についてくると、きっと、栄養管理がもっと楽しくなると思います。がんばろう、ナースのみなさん！

（矢吹浩子）

Q20 サードスペースって、どこにあるスペース?

A 「ここ」と示すことはできません。新たに体液が貯留した部位すべてがサードスペースなのです。

「サードスペース」は、部位ではない

サードスペース（third space）を直訳すると、「第3の区画」という意味になります。

サードという単語は、これまでにないものを表現するときや、従来からあったものと区別するときにしばしば使用されます。「第3セクター」「第3者」「第3のビール」という表現を思い浮かべると、わかりやすいかもしれません。

医療用語におけるサードスペースは、「本来は存在しない、新たに出現した体内の水分の存在場所としての第3の区画」を意味します。

1. サードスペースの概念

サードスペースの概念は、1961年、Shiresらによって報告[1] [2] されたのが最初でした。その後も、多くの研究や臨床的な経験から、侵襲時に体液が移動することが明らかにされています。しかし、最近では、科学的に存在を証明することが困難という説[3] も出てきています。

サードスペースに関する議論は、いまだ決着していませんが、発見以来「サードスペースに出ていった水分を輸液で補う」という考えが確立され、主流となって今日まで続いています。

サードスペースは滲み出た細胞外液

体内の水分は、細胞内または細胞外に存在し

ます。成人では、体重の60%が水分で、40%が細胞内、20%が細胞外にあります ▶p.18 Part I Q10。

サードスペースとは、「細胞内液をファーストスペース」と考え、「細胞外液（血管内・血管外）をセカンドスペース」とすると、「まったく循環に関係しない非機能的な細胞外液の貯留により存在する水分」を意味します[4]（図1）。

1. サードスペースは侵襲時に出現する

サードスペースは、手術や外傷・熱傷・炎症などの侵襲によって発生します。その他、腸閉塞や腹膜炎による腸内・腹腔内への貯留、骨折による組織への出血、重症の膵炎、挫滅症候群、動脈瘤の破裂、静脈閉塞などでも、サードスペースが認められます。

ちなみに、大腿骨の骨折では、約1,500〜2,000mLの出血がサードスペースに喪失されるとされています[5]。

2. サードスペースは輸液量にかかわる

ナースである皆さんは、日常的に、手術後2〜3日目から急激に患者の尿量が増えるという経験をされているのではないでしょうか?

手術などの侵襲を受けると、生体炎症反応やストレスホルモンによって血管の透過性が亢進するため、細胞内や血管内の水分がサードスペースに移行します。つまり、血管から外に水分が滲み出やすくなるのです。これにより、血管内脱水の状態に陥ります。ところが、術後3日目ごろになると、血管透過性が正常化し、サー

図1　サードスペース出現のイメージ図

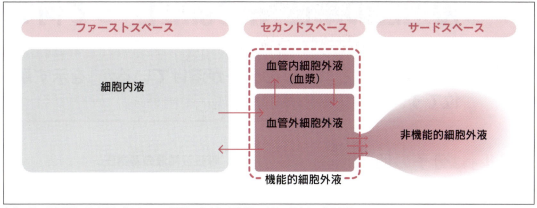

丸山一男：術後輸液．臨床研修プラクティス2008；5（4）：72-78．より一部改変のうえ転載

ドスペースに逃げていた水分が血管内に戻ります。こうなると、血管内の水分量が増え、尿量が増大します。この時期を「リフィリング」あるいは「利尿期」と呼んでいます。

サードスペースに移行する水分量や、サードスペースから血管内に体液が戻るタイミングは、患者の状態や侵襲の大きさによって異なりますが、表1のように推測して輸液を行います。

しかし、がん終末期には、がん悪液質症候群により、輸液を行ってもサードスペースに移行してしまい、腹水や胸水が増加してかえって苦痛を増強するため、過剰な輸液は控えなければなりません[6]。

3. 浮腫、腹水、胸水などは、すべてサードスペースとして扱う

血管から染み出た水分が、細胞間質（腸管、皮下、各臓器）にたまれば「浮腫」、胸腔にたまれば「胸水」、腹腔にたまれば「腹水」、心嚢腔にたまれば「心嚢水」となります。

表1　手術部位とサードスペースへの移行量

脳外科手術	2～5mL/kg/時
顔面、表在性手術	0～5mL/kg/時
開胸手術	5～10mL/kg/時
開腹手術（上腹部）	10～20mL/kg/時
開腹手術（下腹部）	5～15mL/kg/時
耳鼻科、整形外科など	0～10mL/kg/時

牧野剛典，古賀寛教，後藤孝治：サードスペース．ハートナーシング2014；27（3）：26-27．より引用

つまり、サードスペースを場所で規定することは難しく、全身ありとあらゆる部位に形成されると認識しておいてください。　　（柴﨑美紀）

ココがポイント！

侵襲時、血管透過性が亢進して血管外に滲み出た水を、サードスペースへの体液貯留といいます。術後数日で急激に尿量が増えるのは、血管透過性が正常化し、サードスペースから血管内に体液が戻ってくるためです。

文献
1) Shires T, Williams J, Brown F. Acute change in extracellular fluids associated with major surgical procedures *Ann Surg* 1961; 154: 803-810.
2) 鷲澤尚宏：サードスペース．外科と代謝・栄2012；46（2）：63-64．
3) Brandstrup B, Svensen C, Engquist A. Hemorrhage and operation cause a contraction of the extracellular space needing replacement--evidence and implications? A systematic review, *Surgery* 2006; 139 (3): 419-432.
4) 牧野剛典，古賀寛教，後藤孝治：サードスペース．ハートナーシング2014；27（3）：26-27．
5) 飯野靖彦：一目でわかる水電解質第3版．メディカル・サイエンス・インターナショナル，東京，2013：60-61．
6) 日本緩和医療学会：終末期がん患者の輸液療法に関するガイドライン2013年版，金原出版，東京，2013．
7) 丸山一男：術後輸液．臨研プラクティス2008；5（4）：72-78．

浸透圧の単位「mOsm/L」って何？

A 「1Lの液体にどれだけの分子が溶けているか」を示す単位です。

「モル」は分子の個数

浸透圧の単位である「mOsm/L（ミリオスモルパーリットル）」は、「1Lの液体に含まれる固形物（溶質）の分子またはイオンのミリモル数」です。ちなみに「モル」は、分子の個数を示す単位です。

日常で馴染みのない「モル」という言葉に、苦手意識を持ってしまう方も多いかもしれません。しかし、このmOsm/Lは、臨床で輸液や経腸栄養剤の組成を見るときに、大切な単位の1つなのです。

1.「モル」は「ダース」と似ている

簡単に言うと、「モル」と「ダース」はよく似ています。

例えば、鉛筆1ダースは12本ですね。同じように、1モルは$6.02×10^{23}$個の粒子です。

ここで出てきた「$6.02×10^{23}$」のことを、アボガドロ定数といいます。アボガドロ定数は、「質量数12の炭素が12gあったときの、質量数12の炭素原子の数」と定義されており、実際は複雑な実験によって測定されています。このあたりの数は、苦手だとしても、残念ながら暗記するしかありません。

2.「/L」と「/kg H₂O」の違い

浸透圧の単位としては、mOsm/Lだけでなく、mOsm/kg H₂O（ミリオスモルパーキログラムエッチツーオー）も使われます。mOsm/Lは「溶液1Lあたりの固形物（溶質）の分子またはイオンのミリモル数」、mOsm/kg H₂Oは「水1kgあたりの固形物（溶質）の分子またはイオ

表1 等張液輸液の浸透圧

生理食塩水	308（mOsm/L）*
5%ブドウ糖	278（mOsm/L）
血漿	280〜290（mOsm/L）

＊すべて電離している場合

ンのミリモル数」です。

日本流動食協会のHP[1])によると「mOsm/kg H₂OでもmOsm/Lでも科学的には問題ないものの、単位の違いによって数値が違うことを説明せずに、メーカー間の誤った製品説明競争が散見されている問題が生じたことから、平成16年以降、mOsm/Lに単位統一を図っていく方向になった」とあります。栄養の業界では、現在、mOsm/Lが主流として使用されています。

mOsm/kg H₂Oを使う場合は、溶媒（溶質を溶かす液）に注意が必要です。水であれば1L＝1kgなので「mOsm/L＝mOsm/kg H₂O」となるため問題になりませんが、それ以外の液体に溶かす場合は、「その溶媒1Lあたりの水分は何gか」を調べて換算する必要があります。

栄養剤の浸透圧は「下痢の起こりやすさ」にかかわる

1. 輸液製剤は、浸透圧によって分類される

血漿浸透圧の正常値は280〜290mOsm/Lです。

等張液といわれる輸液製剤の浸透圧は、血漿浸透圧に近い数値を示します（表1）。

表2　経腸栄養製剤の浸透圧

分類	成分栄養製剤			消化態栄養製剤
商品名	エレンタール®	エレンタール®P	ヘパン®ED	ツインライン®NF
浸透圧（mOsm/L）	755★	630★	633★	470〜510

分類	半消化態栄養製剤		
商品名	エンシュア®リキッド	エンシュア®H	ラコール®NF
浸透圧（mOsm/L）	330	700	330〜360

★は1kcal/mLの場合

　浸透圧が280mOsm/Lより高い液を高張液、浸透圧が280mOsm/Lより低い液を低張液といいます。

2. 浸透圧＝水を引き込む力

　経腸栄養剤を選択するときにも、浸透圧は大切な指標です。

　浸透圧が高いほど水を引き込む力が強いので、浸透圧が高い経腸栄養剤が腸管に送り込まれると、引き込まれた水分が大腸にとどまり、下痢を引き起こします[3]。そのため、栄養剤の浸透圧が500mOsm/L以上の場合は投与速度を遅くするか、希釈して投与し、栄養剤の浸透圧が300〜400mOsm/Lの場合は投与速度を変えることで調整する必要があります。

　使っている輸液製剤や経腸栄養剤の浸透圧がどれくらいなのか、日ごろから気にしてチェックしてみてください（表2）。　　　（柴﨑美紀）

ココがポイント！

栄養剤の浸透圧は、血漿浸透圧の正常値（280〜290mOsm/L）と比べて高いか低いか、で分類されます。血漿浸透圧より低ければ低張液、血漿浸透圧より高ければ高張液です。

文献
1) 日本流動食協会ホームページ：http://www.ryudoshoku.org/index.html.［2016年1月18日アクセス］.
2) 日本静脈経腸栄養学会編：静脈経腸栄養ハンドブック. 南江堂, 東京, 2011：219-227.
3) 東田俊彦：新・わかる!! 水・電解質. リブロ・サイエンス, 東京, 2008：5-6.

Q22 そもそも、「浸透圧」って何?

A 濃い液体を薄めようとして水が移動するときに生まれる圧力です。

浸透圧は濃度を調整する

1. 細胞膜は半透膜

　浸透圧について述べる前に、まず、半透膜から説明します。半透膜とは、「一定の大きさ以下の分子またはイオンだけを透過させる膜」のことで、原則、水しか通しません。

　なお、細胞膜は半透膜でできています。

2. 浸透圧は「水が移動しようとする力」

　初心にかえって高校化学の教科書を紐解いてみましょう。

　教科書では、浸透圧のことを「濃度が異なる2つの溶液の境界に、溶媒粒子は通すが溶質粒子は通さない性質の膜をおくと、全体の濃度が均一になる方向に、溶媒がこの膜を通って濃度の低いほうから高いほうへと移動する。このように、溶媒が膜を通って移動する現象を浸透という。溶液と溶媒の両液面を等しくするために加える圧力を浸透圧という。このとき、浸透圧は、両液が半透膜を押す力の差に等しい」[1] と説明しています。

　もっと簡単に、食塩水を例にとって説明します（図1）。水は、半透膜を通過して食塩水側に移動しようとします。このときの「水が移動しようとする力」に相当する圧力が浸透圧です。一言でいうと、浸透圧とは、濃いものを薄める方向に動く水の力のことです。

浸透圧は身近なところで使われている

1. 日常生活における浸透圧

　日常生活でも、浸透圧によって説明できる現象があります。

　例えば、漬物は「塩に漬けることで水分を出す」という浸透圧を利用して作られています。

　また、お風呂に長く入っていると手足がふやけることも、水が皮膚の中へ移動しようとする浸透圧によるものです。

2. 臨床における浸透圧

　臨床場面では、熱中症による脱水症状に対する水分補給に、経口補水液[*1]を勧めることが挙げられます。

　純粋に吸収スピードだけを考えるのなら真水が一番早いのですが、真水は吸収されても浸透圧で血管内を薄める方向に水分を移動させる＝尿で水分を捨てる、という働きをしてしまうのです。

　経口補水液で塩分を一緒に取ると、体の内部では濃度は一緒であると認識してあまり尿にしないため、水分が体内にとどまる＝水分が補給されるのです。そのため、脱水時には、水よりも経口補水液のほうが適しています。

（柴﨑美紀）

＊1 経口補水液：食塩とブドウ糖を水に溶かしたものです。最近では「オーエスワン®」などの商品名で市販されるようになりました。

図1 浸透圧

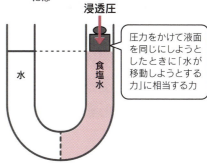

A 半透膜で区切った水槽の、一方に水、もう一方に食塩水を同じ量だけ入れると…

B 水が、半透膜を超えて食塩水に流れ込むため、食塩水側の液面が上がる

C 「食塩水側の液面を上げない＝食塩水の濃度を下げない」ためには…

浸透圧　圧力をかけて液面を同じにしようとしたときに「水が移動しようとする力」に相当する力

- 1つの水槽を半透膜で区切って、片方に水、片方に食塩水を入れたとする
- すると、「両方の浸透圧を同じにしよう」とする働きが生じて、浸透圧の低い「水」が、半透膜を超えて、浸透圧の高い「食塩水」側に流れ込む

- 食塩水側に、水が流れ込まないように圧力をかけて、水と食塩水の液面の高さを同じに保つためには、水が食塩水側に移動しようとする力と同じだけの圧力をかけなければならない。この圧力に相当する力が「浸透圧」である
- 浸透圧は、その容器に含まれている分子またはイオンの数（モル濃度）に比例するので、浸透圧の単位はmOsm/Lとなる ▶p.76 Part Ⅱ Q21

ココがポイント！

浸透圧は、半透膜（水だけを通す膜）で隔てられた濃度の違う液体が、同じ濃度になろうとするときに生じます。例えば、脱水時に真水を飲んでも効果がないのは、吸収された水が浸透圧によって尿から出ていく（血管内を薄める方向に水分が移動する）ためです。

文献
1) 井口洋夫, 木下賽：化学. 実教出版, 東京, 2013：61.
2) 塩事業センターホームページ：http://www.shiojigyo.com/ ［2016年1月18アクセス］.

栄養の基礎

血漿浸透圧、晶質浸透圧、膠質浸透圧。何が違うの?

A 血漿浸透圧と晶質浸透圧は、同じものです。血漿浸透圧と膠質浸透圧では、浸透圧が「はたらく部位」と「かかわる物質」が違います。

　血漿浸透圧と晶質浸透圧は同じものです。ただ、「膠質」浸透圧は、「晶質」浸透圧に対応した呼び方なので、まずは「晶質」と「膠質」について説明しましょう。

　「晶質」は、結晶可能な物質のことで、塩化ナトリウムなどを指します。これに対して「膠質」は、コロイドで、直径の大きな粒子（例えばアルブミン）のことをいいます。アルブミンは結晶をつくることができません。つまり、「膠質」と「晶質」では、物の性質が違うのです。

　血漿の浸透圧は約290mOsmで、その大部分が血漿中に溶解している電解質（主にナトリウムイオン）によって維持されています。そして、0.9%食塩水（生理食塩液）の浸透圧が、ほぼこの数値です。そのため、「晶質浸透圧」は「血漿浸透圧」と同じなのです。

浸透圧には種類がある

　浸透圧には、血漿浸透圧（晶質浸透圧）と膠質浸透圧の2種類があることを説明しました。
　水分は、浸透圧が低いほうから高いほうへ移動します ▶p.78 PartⅡ Q22 。しかし、移動部位によって、関連する浸透圧の種類が異なるのです。
　細胞内⇔細胞外の移動には血漿浸透圧が、血管内⇔血管外の移動には膠質浸透圧がかかわります。ものすごく簡単な図にまとめると、図1のようになります。

血漿浸透圧がはたらくのは「細胞」

1. 血漿浸透圧は、電解質によって維持されている

　血漿浸透圧は、細胞内外の水分の出入りを制御します。血漿浸透圧をつくり出すのは、主に電解質（主にナトリウムイオン）です。
　各臓器の機能が保たれていて、侵襲が加わっていない状態であれば、体内の水分や電解質のバランスは、自分で恒常性を維持しています。血漿浸透圧の正常値は280〜290mOsm/Lで、「2（Na+K）+血糖/18+BUN/2.8」という計算式で定義されています。

2. 輸液製剤の投与時は血漿浸透圧を見る

　輸液のメニューを考える際には血漿浸透圧を気にする必要があります。例えば、末梢静脈から投与される輸液の浸透圧は、静脈炎のリスクを考えて「血漿浸透圧の3倍くらいまで」とされています ▶p.148 PartⅣ Q8 。
　前述 ▶p.76 PartⅡ Q21 のとおり、等張液といわれている輸液の浸透圧は、血漿浸透圧に近い数値を示します。生理食塩液は308mOsm/L、5%ブドウ糖液は278mOsm/Lです。
　浸透圧が280mOsm/Lより高い液を高張液、浸透圧が280mOsm/Lより低い液を低張液とい

図1　血漿浸透圧と膠質浸透圧

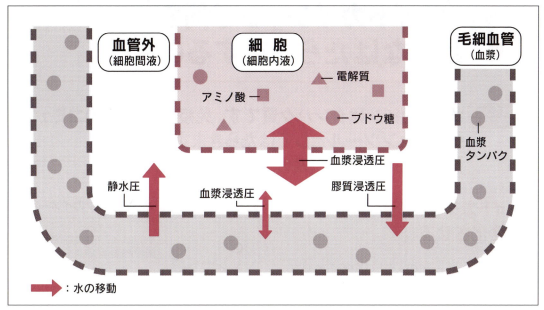

います。

膠質浸透圧が働くのは「血管」

1. 膠質浸透圧は、アルブミンによって維持されている

　膠質浸透圧は、血管内外の水分の出入りを制御します。

　膠質とは、コロイド（タンパク質）のことです。タンパク質には水を引き付ける力があり、毛細血管という半透膜を隔てて、同じ濃度になるように水分が移動します。

　実際の膠質浸透圧を生み出しているタンパク質は血清アルブミンです。血清アルブミン濃度が低下すると浮腫が生じるのは、このためです。

2. 浮腫は膠質浸透圧の低下によって生じる

　膠質浸透圧を説明するために、栄養障害の特徴的なクワシオルコルを挙げてみます。手足がやせ細りながらも、おなかがパンパンに膨らんだアフリカの子どもの写真を見たことがあると思いますが、あの腹水は、食料不足によってタンパク質が欠乏して起こるものです。

　摂取するタンパク質が不足すると、身体は、まさに身を切るように、体内のアルブミンを消費します。アルブミンが減少した結果、膠質浸透圧が低下すると、毛細血管から組織液が漏れ出て、足の浮腫や腹水が出現するのです。

（柴﨑美紀）

ココがポイント！

血漿浸透圧はナトリウムイオンによって維持され、細胞内外の水分出納を制御します。一方、膠質浸透圧はアルブミンによって維持され、血管内外の水分出納を制御します。末梢輸液投与時の静脈炎には血漿浸透圧が、アルブミン欠乏に伴う浮腫には膠質浸透圧がかかわります。

文献
1) 古賀寛教，後藤孝治：晶質液・膠質液．ハートナーシング　2014；27（3）：12-13．
2) 田地陽一編：栄養科学イラストレイテッド演習版 基礎栄養学ノート．羊土社，東京，2012：142-143．
3) 片野由美，内田勝男：図解ワンポイントシリーズ2 生理学 人体の構造と機能改訂版．医学芸術社，東京，2011：259．

「サイトカイン」って何？どんなはたらきをするの？

 サイトカインはタンパク質です。免疫細胞同士のコミュニケーションツールとしてはたらきます。

サイトカインは免疫を活性化させる

サイトカインを一言でいうと「免疫系の細胞間の情報伝達を担うタンパク質の総称」です。サイトカインは、免疫細胞から産生されます。

免疫細胞とは、リンパ球、単球、マクロファージ、血管内皮細胞、線維芽細胞、好中球などです。つまり、骨髄の造血幹細胞が、免疫細胞の生まれ故郷だといえます。

サイトカインの働きは、受容体（レセプター）を持つ別の免疫細胞に結合し、その細胞の増殖や分化、活性化に作用することです。いわゆる免疫細胞同士のコミュニケーションを行います。

サイトカインの名前は、「細胞（cyto）」のつくる「作動物質（kine）」から来ています。

1. サイトカインの特徴

体内には、数百種類のサイトカインがあるといわれています。種類は多いものの、共通した特徴として、多面性（1つのサイトカインが多くの種類の細胞にはたらくこと）と重複性（複数のサイトカインが同じ作用をもつこと）を有することが挙げられます。

サイトカインには、分泌した細胞自身にはたらく作用（オートクライン）と、近隣に存在する細胞にはたらく作用（パラクライン）があります。

サイトカインは、他のサイトカインを誘導し

図1　サイトカインネットワークのイメージ

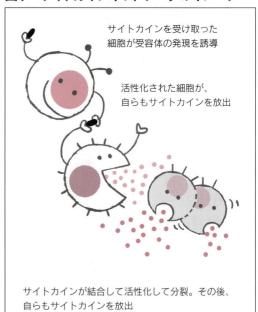

サイトカインを受け取った細胞が受容体の発現を誘導

活性化された細胞が、自らもサイトカインを放出

サイトカインが結合して活性化して分裂。その後、自らもサイトカインを放出

たり、受容体（レセプター）の発現を誘導したりします。つまり、サイトカインが結合した細胞が活性化されて増殖し、自身もまたサイトカインを分泌し…という連鎖が生じるのです。サイトカインを介したこのようなシステムのことを「サイトカインネットワーク」といいます（図1）。

2. サイトカインの種類

細胞の遊走を促進させる（細胞に"こっちに集合！"と声をかける）作用を持つものを「ケモカイン」といいます。また、単球・マクロフ

表1 主なサイトカインの種類

インターロイキン	IL-1、IL-2、IL-3、IL-4、IL-5、IL-6、IL-7、IL-8、IL-9、IL-10、IL-11、IL-12、IL-13、IL-14、IL-15、IL-16、IL-17、IL-18
インターフェロン	IFN-α、IFN-β、IFN-γ
形質転換成長因子	TGF-β
腫瘍壊死因子	TNF-α
リンフォトキシン	TNF-β
白血球遊走阻止因子	LIF
造血因子	GM-CSF、M-CSF、G-CSF、EPO、TPO

ァージ由来のサイトカインは「モノカイン」、リンパ球由来のサイトカインは「リンホカイン」と呼ばれます。

表1に、主なサイトカインの名称をまとめました。この表を見ると、「インターロイキン+番号」という名前のサイトカインが多く存在するのがわかると思います。これは、機能的な分類ではなく、インターロイキン（白血球同士の相互作用を司る物質）という名称に、発見順に番号をつけたものです。

ちなみに、インターロイキン（IL）とは、免疫反応にかかわるリンパ球の増殖や分裂を誘導するタンパク質のことです。

3. サイトカインのはたらき

サイトカインは、炎症性サイトカインと抗炎症性サイトカインに分けることができます。

身体に何らかの侵襲が加わると、生体内で炎症が起こります。炎症性サイトカインは炎症を起こすようにはたらき、抗炎症性サイトカインは炎症を抑えるようにはたらきます。両者が適度なバランスをとって生産・分泌されていれば、炎症反応は終息していきます。

図2 サイトカインのバランス

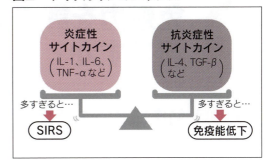

しかし、炎症性サイトカインが過剰に出すぎてしまうと、体内でさらなる炎症が起こり、SIRS（systemic inflammatory response syndrome：全身性炎症反応症候群）による臓器障害が引き起こされます。逆に、抗炎症性サイトカインが過剰に出すぎてしまうと、免疫能が低下し、重症感染症や臓器障害に陥ることもあります（図2）。

炎症性サイトカインでは、TNF-α（腫瘍壊死因子）、IL-1（インターロイキン1）、IL-6（インターロイキン6）などが代表的です。つまり、これらの数値上昇は注意が必要だということです。

大手術など侵襲が大きければ大きいほど、多くのサイトカインが産生されますから「サイトカインは侵襲時の生体反応の主役」といえます。

（松末美樹）

ココがポイント！

免疫細胞の情報伝達を司るのがサイトカインです。サイトカインが免疫細胞を刺激し合って作用を増幅させていくシステムのことをサイトカインネットワークといい、免疫系においてとても大切な役割をはたしています。

文献
1) 市川厚，田中智之編：わかりやすい免疫学．廣川書店，東京，2008：43-44，74-75，80-81，84．
2) 宮島篤編：わかる実験医学シリーズ 基礎から最新トピックスまでのサイトカインがわかる．羊土社，東京，2002：28．

Q25 免疫力を評価する指標は、何ですか？

A 臨床で使いやすいのは「総リンパ球数（TLC）」です。

体を守るシステムは「免疫系」だけではない（図1）

病原体が身体に侵入する際には、免疫能がはたらく前に病原体バスターと出会います。外来の侵入者に対しては、皮膚のバリア機能、消化管の粘液、胃における胃酸といった物理化学的な防御システムが、体内への病原体の侵入を防いでいます。同時に、ヒトの皮膚や消化管などに共生している多数の微生物が、病原微生物の増殖を制限します。このように、皮膚のバリア機能の低下や消化管液の分泌低下などが免疫力に与える影響も忘れてはいけません。

物理化学的な防御システムを突破し、体内に病原体が侵入すると、免疫系という生体防御システムがはたらきます。免疫系は、そのはたらきを直接担う白血球と、免疫応答の場をつくる他の細胞や環境からなるシステムです。

白血球は、免疫系の要（かなめ）

白血球は血液の成分の1つで、異物の進入に対抗してからだを守るはたらきをしています。

菌などの異物が体内に入ると、白血球の数が増え、異物を自らのなかに取り込んで消化し、無害化します。したがって、細菌感染症などにかかっているときは、血液中の白血球数が増えます。一方、骨髄の造血機能の低下などがあると、白血球数は減少します。

一般に「白血球」というときは、5種類の重要な白血球分画（好中球、リンパ球、単球、好

図1　体を守る2つのシステム

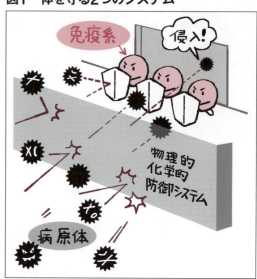

酸球、好塩基球）を総称しています。これらの分画には、それぞれ異なる形態・性質があり、正常な状態のときは、それぞれの占める割合が一定範囲内に保たれていますが、からだに何らかの異常が発生すると、お互いの比率に変化が現れます（表1）。

なお、白血球分画のうち、リンパ球は、免疫低下を示す数値として知られています。

免疫系にはたらくのは、リンパ球と単球（図2）

リンパ球は、B細胞、T細胞に大別されます。

1. T細胞

T細胞は、対象を攻撃するかどうかを決定する「免疫の司令塔」です。免疫の実動部隊であ

表1　白血球の種類とその特徴

白血球種類	特徴	値の変化が示すこと
好中球 （桿状核球2～13％、分葉核球38～58％）	・細菌や破壊された生体成分などの異物に遭遇するとこれを食し、殺菌、消化する	増加　急性細菌性感染症、外傷、熱傷、心筋梗塞、慢性骨髄性白血病、中毒、腎不全、ストレス、副腎皮質ステロイド剤投与 減少　敗血症、ウイルス感染症、急性白血病、再生不良性貧血、無顆粒球症、薬剤の副作用、放射線障害
リンパ球 （26～47％）	・B細胞とT細胞の2種類がある	増加　ウイルス感染症、慢性リンパ性白血病、マクログロブリン血症、腎不全、バセドウ病 減少　急性感染症の初期、悪性リンパ腫、全身性エリテマトーデス
好酸球 （0～7％）	・異物を貪食し、殺菌、消化する	増加　寄生虫病、アレルギー性疾患、皮膚障害 減少　重症感染症、感染初期、再生不良性貧血
好塩基球 （0～1％）	・ヒスタミンやヘパリンを有する	増加　慢性骨髄性白血病、アレルギー性疾患、粘液水腫 減少　特になし
単球 （2～8％）	・大食細胞（マクロファージ）とも呼ばれる	増加　感染症、単球性白血病、無顆粒球症の回復期 減少　特になし

図2　白血球と免疫

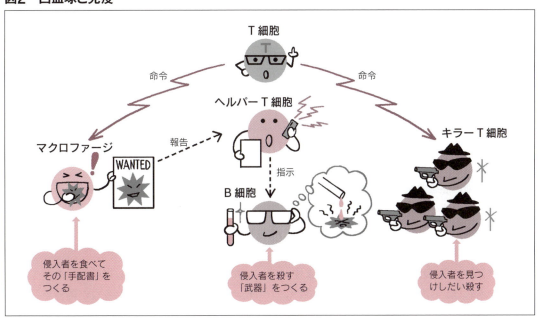

るマクロファージやB細胞、キラーT細胞などに、活動命令を出す役割をもっています。

看護部でいえば、T細胞は看護部長、マクロファージやB細胞やキラーT細胞は、看護部長の指示を受けて活動する師長や安全管理の専従看護師、感染対策の専従看護師のようなものですね。正常であれば、T細胞の百分率は54.3～81.9％です。

このT細胞にはいくつかの種類があります。
① ヘルパーT細胞：たくさんの種類のサイトカインを使い分けることで、他のリンパ球にそれぞれの役割をはたすように指令を出します。
② 細胞障害性T細胞（キラーT細胞、あるいはCTL）：異物となる細胞を殺す役割をもって

います。

2. 単球（マクロファージ）

さて、私たちの体内には、病原体などの侵入者をつかまえ、しかも食べてしまうパックマンのようなツワモノがいます。それが「マクロファージ（単球）」と呼ばれるアメーバのような動きをする細胞で、白血球の一種です。

マクロファージは、T細胞から「侵入者は食べよ」という指令を受けています。そのため、侵入者（細菌など）があると最初にそれを食べ、食べるときに分解した断片から抗原（侵入者の特徴を伝える手配書）をヘルパーT細胞に提示します。これを抗原提示といいます。なんとも、マクロファージは従順な細胞ですね。

3. B細胞

一方、B細胞は細菌やウィルスなどの侵入者を狙い撃ちする名人です。侵入者を捕まえて分解し、侵入者の断片をマクロファージと同じようにヘルパーT細胞に報告します。

B細胞は、ヘルパーT細胞から「この侵入者をやっつける武器（抗体）をつくれ」と命令され、言われたとおり抗体をつくるのです。

まるで、細菌感染の原因菌を特定して上級医に報告し、抗菌薬の処方を指示されている研修医のようですね。

ちなみに、B細胞のBは「Bone（骨）」からきており、リンパ球の20〜30％を占めています。

正常であれば、B細胞の百分率は2.9〜20.1％です。

▌免疫能の指標に使えるもの

免疫能の指標には、総リンパ球数（total lymphocyte count：TLC）、ツベルクリン反応、免疫グロブリン、サイトカインなどがあります。

表2　総リンパ球数の評価基準

問題なし	2,000/μL以上
軽度栄養障害	1200〜2000/μL
中等度栄養障害	800〜1,199/μL
高度栄養障害	800/μL未満

佐々木雅也：ナース・介護スタッフ・管理栄養士のための栄養管理これだけマスター．メディカ出版，大阪，2009：18-19．より引用

1. 総リンパ球数（表2）

臨床で使いやすい最も手軽な免疫能の指標です。

$$TLC（/μL）＝白血球（WBC）×リンパ球分画（\%）÷100$$

総リンパ球数が1,200/μL未満になると、T細胞数が減少します。この状態でも、B細胞はあまり減少しませんが、栄養不良が続くとB細胞数も減少していきます。

2. ツベルクリン反応

ツベルクリン反応（purified protein derivative：PPD）による皮膚遅延型過敏反応も免疫能を反映します。

注射用PPD液0.1mLを前腕屈側皮内に注射し、48時間後の直径が5〜10mmの場合は軽度、直径5mm未満の場合は高度の栄養障害があると推定します。

ただ、わが国ではBCG接種が行われているため、PPDに対しては大多数が陽性を示します。また、免疫抑制剤の使用や悪性疾患、種々の感染症、肝不全、腎不全などでも、非特異的に偽陽性を示すことがあるので注意が必要です。

3. 免疫グロブリン

免疫グロブリンはB細胞から産生されて血液や体液中に存在しており、全身の免疫機能の指標の1つです。IgG、IgA、IgM、IgD、IgEの5つのクラスに分けられます。Igというのは

immunogloblin（免疫グロブリン）のことです。

低栄養状態のときは、IgA を中心に免疫グロブリン値が低下します。IgA は、のどの表面や腸粘膜、気管支粘膜などの表面に存在し、病原菌やウィルスなどの侵入を防ぐはたらきに関与します。血清中の IgA の濃度は 5～300mg/dL です。

免疫系疾患では免疫グロブリン値が低下するので、注意が必要です。

4. サイトカイン

サイトカインは、マクロファージやリンパ球等、免疫系の細胞間の情報伝達を担うタンパク質の総称です ▶p.82 Part Ⅱ Q24。その多くは血中ではごく微量のため測定できませんが、炎症性サイトカインである TNF-α、IL-6 などの測定は可能です。

＊

以上、免疫能を示すものをいくつか挙げました。そうはいっても、やはり、免疫能の指標として簡易で実用的なのは TLC（総リンパ球数）でしょう。

ただ、総リンパ球数を算出するには、白血球分画を出さなければなりません。数だけ見ている医師がいたら、免疫能を調べる目的で分画検査の実施を勧めるとよいでしょう。（松末美樹）

ココがポイント！

残念ながら、免疫力そのものを示す指標はありません。ただ、免疫能の状態を示す指標としては「総リンパ球数」が有用です。免疫の実働部隊はリンパ球であるためです。

文献
1) 市川厚，田中智之編：わかりやすい免疫学．廣川書店，東京，2008：1-25.
2) 栗原毅監修：パッと引けてしっかり使える検査値の読み方ポケット事典 第2版．成美堂出版，東京，2012：60-61，164.
3) 佐々木雅也：ナース・介護スタッフ・管理栄養士のための栄養管理これだけマスター．メディカ出版，大阪，2009：18-19.

Q26 呼吸商の「商」って何ですか？

A 「商」は、割り算で求めた数値です。呼吸商は、栄養素が消費されるとき、酸素から二酸化炭素ができる割合のことです。

呼吸商は代謝の状況を示す

「商」とは、割り算の答えです。ちなみに、掛け算の答えは「積」、足し算の答えは「和」、引き算の答えは「差」です。

呼吸商（Respiratory Quotient：RQ）とは、栄養素が燃焼する際に発生する二酸化炭素の量（排出量）を、消費される酸素の量（消費量）で割ったもののことです。

$$呼吸商 = \frac{単位時間当たりの二酸化炭素排出量}{単位時間当たりの酸素消費量}$$

つまり、栄養素が消費されて熱になるときに、酸素から二酸化炭素ができる割合のことを呼吸商と呼んでいます。

栄養剤選択時は呼吸商を見る

代謝の過程で、脂肪・炭水化物（糖）・タンパク質は、それぞれ一定量の酸素を消費して、一定量の二酸化炭素を産生します。

表1を見ると、炭水化物を燃焼したときよりも、脂肪を燃焼したときのほうが、二酸化炭素の発生が少ないことがわかります。つまり、呼吸商は、炭水化物（糖質）＞タンパク質＞脂質の順に小さくなる、ということです。

例えば、COPD（慢性閉塞性肺疾患）のように換気障害がある疾患では、二酸化炭素を排出する能力が低下していますね。このような患者にタンパク質を投与しすぎると、アミノ酸代謝の過程で発生した二酸化炭素を必要量排出できず、血中の二酸化炭素がますます蓄積してしまいます。

したがって、換気障害がある患者には、二酸化炭素の産生を抑制するために、呼吸商の低い脂質（RQ0.7）が多く、呼吸商の高い糖質・炭水化物（RQ1.0）を少なくした組成の栄養剤が有用です。

（松末美樹）

ココがポイント！

呼吸商は「栄養素を消費するとき、どれくらい酸素を使い、二酸化炭素を出すか」です。つまり、呼吸商が小さいほど、栄養消費に伴う呼吸負荷がかからないのです。呼吸商は炭水化物＞タンパク質＞脂肪の順です。

文献

1) 八木雅夫：栄養治療計画の立案⑤各栄養素の投与量の決定基準. 東口髙志編, 改訂版NST完全ガイド, 照林社, 東京, 2009：42-43.
2) 佐々木雅也：ナース介護スタッフ・管理栄養士のための栄養管理これだけマスター. メディカ出版, 大阪, 2009：76.

表1 エネルギー基質別の呼吸商（RQ）

エネルギー基質	酸素消費量(L/kcal)	二酸化炭素生産量(L/kcal)	呼吸商(RQ)
炭水化物（糖）	0.20	0.20	1.00
タンパク質	0.24	0.19	0.80
脂肪	0.22	0.15	0.70

Part III

経腸栄養

消化態栄養剤、半消化態栄養剤、成分栄養剤。何が違うの？

A タンパク質が「どれだけ細かく分解されているか」が違います。

経腸栄養剤の2つの分類法

経腸栄養剤は、原材料から、天然濃厚流動食と人工濃厚流動食に分けられます。

現在使用されている製剤は、ほとんどが人工濃厚流動食に該当します。

人工濃厚流動食の組成

人工濃厚流動食は、タンパク質がどれくらい分解された状態で入っているかによって、消化態栄養剤、半消化態栄養剤、成分栄養剤に分類されます。

タンパク質が分解されないまま含まれているのが「半消化態栄養剤」です。「消化態栄養剤」は、その名のとおり、ほぼ分解されたタンパク質（アミノ酸、ジペプチド、トリペプチド）が含まれているものです。そして、タンパク質が、最も細かくアミノ酸レベルまで分解されているのが「成分栄養剤」です。

1. アミノ酸はタンパク質の最小分子

ここで、アミノ酸の分解の状態についておさらいしておきましょう▶p.32 partⅡQ2。

アミノ酸は、タンパク質が分解されてできる最も小さい分子です。アミノ酸は「アミノ基（-HN$_2$）」「カルボキシル基（-COOH）」「炭素（C）」「水素（H）」でできています。

1つのアミノ酸のアミノ基と、もう1つのアミノ酸のカルボキシル基が結合したものが「ペプチド」です。

同じようにしてもう1つ結合したものが「トリペプチド」です。

アミノ酸がたくさんつながったものを「ポリペプチド」と呼びます。そして、タンパク質は、ポリペプチドが三次元的に複雑に結びついた大きなものです（図1）。

2. アミノ酸は窒素源

ところで、アミノ基（-NH$_2$）は、窒素（N）を含んでいますね。

窒素は人間の体の必須構成成分です。窒素は、一部のビタミン以外の栄養素には含まれません。そのため、アミノ酸（タンパク質）は、唯一の窒素源となります。

消化態栄養剤・半消化態栄養剤・成分栄養剤、これらの違いは「タンパク質がどれくらい分解された状態で入っているか」だと述べましたが、上記から「窒素源が何か」の違いでもある、といえます。

＊

タンパク質の分解の程度は、「消化管のどこで消化・吸収されるか」に関係してきますので、臨床上とても重要です（図2）。

経腸栄養剤の種類と特徴・適応については表1 ▶p.92 に示します。 　　　　　（浅田友紀）

図1 アミノ酸とペプチドの構造

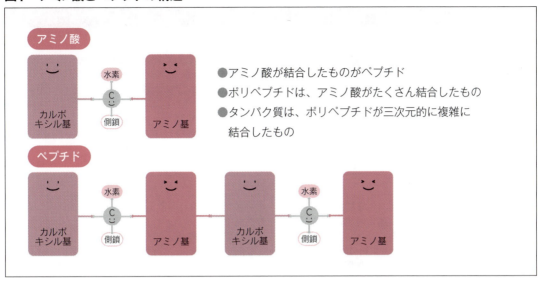

図2 経腸栄養剤が消化される部位

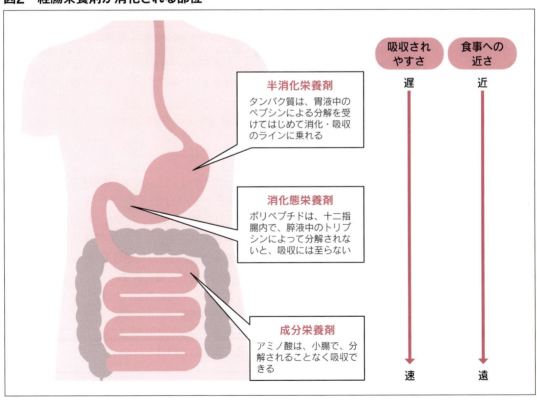

表1　経腸栄養剤の種類とその特徴・適応

配合	特徴	適応	製品の例
成分栄養剤			
●タンパク質の分解の程度：アミノ酸 ●糖質：デキストリン	●消化態栄養剤のなかで特に脂肪の少ないもの（1〜2％） ●必須脂肪酸欠乏症予防のために脂肪乳剤の併用が必須 ●食物繊維を含まない ●カード化（タンパク質変性による凝固）しないので、チューブが閉塞しない	●消化管が広範囲で障害されている疾患（クローン病などの炎症性腸疾患） ●短腸症候群や膵外分泌機能不全など吸収不良症候群	●医薬品：エレンタール®、エレンタール®P、ヘパンED®（肝不全用）
消化態栄養剤			
●タンパク質の分解の程度：アミノ酸、ジペプチドかトリペプチド ●糖質：デキストリン	●ほぼ消化された状態の栄養剤。消化酵素が不要で成分栄養に近い ●脂肪を13〜40％含む（ペプチーノ®は無脂肪） ●カード化（タンパク質変性による凝固）しないので、チューブが閉塞しない	●膵臓や胆嚢機能の低下 ●胃切除 ●消化管術後障害、特殊な病態（肝不全、肝性脳症）などに使用されることがある	●医薬品：ツインライン®NF ●食品：エンテミール®R、ペプチーノ®、ペプタメン®AF
半消化態栄養剤			
●タンパク質の分解の程度：タンパク質 ●糖質：デキストリンなど	●部分的な消化が行われた状態の栄養剤 ●消化酵素のはたらきが必要 ●他剤に比べて脂肪が多い	●脳血管障害や神経疾患 ●上部消化管の通過障害 ※消化・吸収機能に異常がない場合は第一選択となる	●医薬品：エンシュア・®H、エンシュア・リキッド®、ラコール®NF、アミノレバン®EN（肝不全用）

川村順子：経腸栄養剤の選択. 岡田晋吾監修, PEGケアの最新技術, 照林社, 2010：45. より一部改変のうえ転載

ココがポイント！

タンパク質が、そのままの状態で含まれているのが半消化態、ほぼ分解された状態（ジペプチドやトリペプチド）で含まれているのが消化態、完全に分解された状態（アミノ酸）で含まれているのが成分栄養剤です。つまり、最も食事に近いのが半消化態栄養剤です。

Column

「モノ（＝1）」「ジ（＝2）」「トリ（＝3）」というのは、化学化合物によく使われるギリシャ語の接頭辞です。
　ちなみに、「トリ」の後は「テトラ（＝4）」「ペンタ（＝5）」と続きます。
　大きな防波堤にあるテトラポッドには4つの脚があります。
　また、アメリカ国防省のペンタゴンは五角形の形をしています。

文献
1) 日本静脈経腸栄養学会編：静脈経腸栄養ガイドライン第3版, 照林社, 東京, 2013：24-26.
2) 川村順子：経腸栄養剤の選択. 岡田晋吾監修, PEGケアの最新技術. 照林社, 東京, 2010：44-45.

Q2 長期絶食後の患者。最初の栄養剤の選び方は？

A 「これ」というものはありません。グルタミンや食物繊維を先に投与して、腸粘膜の修復を促す方法もあります。

長期絶食後の腸は弱っている

小腸は、糖質（単糖類）やアミノ酸をはじめとする多くの栄養素を吸収するはたらきをもっています。長期間絶食していた患者の場合、小腸絨毛の萎縮などが生じ、消化吸収能が低下した状態になります。

また、腸管免疫低下による細菌叢の変化によって常在細菌が少なくなっています。そのため、経腸栄養剤の投与開始に伴い、下痢や腹痛を生じやすいといえます。

長期絶食後は、モニタリング下で成分栄養剤を少量から開始

「長期絶食（約1週間以上）後の患者へ経管栄養を開始するときはコレ」という特別な栄養剤はありません。

しかし、成分栄養剤の投与開始前に、腸内細菌叢の改善と腸管粘膜の回復を促す目的で、GFO（腸管のエネルギー源であるグルタミン、腸粘膜のエネルギー源となる短鎖脂肪酸を産生するファイバー、オリゴ糖）療法が、下痢対策に有効な場合があります。

その後、通常の栄養剤を投与しますが、投与速度は20～30mL/時という低速から開始して、徐々に（1日10～20mL/時ずつくらい）速度を上げていきます。

開始後数日間は、消化器症状の有無とともに、厳重なバイタルサインのチェックと、可能なら血清リン・マグネシウム・カリウム・グルコース濃度を測定します。

1. モニタリングを行う理由

長期間絶食していた患者の多くは、慢性的な高度栄養不良状態にあります。このような患者に大量の糖質を投与すると、リン、カリウム、マグネシウムが急速に細胞内に移動して、低リン血症、低カリウム血症および低マグネシウム血症を引き起こします（リフィーディング症候群 ▶p.183 Part V Q14）。そのため、それらの症状に注意して観察する必要があります。（浅田友紀）

ココがポイント！

1週間以上の絶食後の腸粘膜は弱っていますから、いきなり栄養剤を投与するのは難しいこともあります。腸管の回復を促すために、少量・低速で栄養剤を投与しはじめましょう。

文献
1) 日本静脈経腸栄養学会編：静脈経腸栄養ガイドライン第3版．照林社，東京，2013：164-165，369-371．
2) 真井睦子，児玉佳之：栄養剤投与時のトラブルを防ぐ．岡田晋吾監修，PEGケアの最新技術．照林社，東京，2010：78．

Q3 術後は、排ガスがあるまで絶飲食が必要?

A 排ガスがなくても、消化・吸収ができれば絶飲食は不要です。

術後の栄養は「早期」に開始

近年、術後の早期回復に向け、クリティカルパスやERAS（enhanced recovery after surgery：術後回復力増強プログラム）プロトコルが積極的に導入されています ▶p.180 Part V Q13。術後の早期経口摂取・経腸栄養の開始に関しても、多くの研究がなされています。

『静脈経腸栄養ガイドライン』では、術後早期、すなわち術後24時間以内に経口摂取・経腸栄養を開始することは、手術侵襲からの回復を促進することから、AⅡ*1という高いレベルで推奨されています。排ガスの有無に関する記述はありません。

術後、麻酔から腸管蠕動が回復するのは、胃幽門部と小腸→右側結腸→左側結腸という順番であり、排ガスがあるのは術後3日目ごろです。つまり、排ガスがあった時点では、小腸も胃も回復しているのです。

全例「術後24時間以内」に栄養投与開始して大丈夫?

『静脈経腸栄養ガイドライン』では、栄養投与の適応と開始時期についても「術後はできるだけ早期から食事あるいは経腸栄養を開始する。ただし、個々の患者の状態や術式を考慮する（AⅠ*2）」「経腸栄養施行中に下痢、腹部膨満などの合併症が発生した場合、安易に経腸栄養を中断することなく原因に応じた対処を行う（AⅢ*3）」とされています。

それぞれの患者の状態や症状をよく観察して、十分なアセスメントをしたうえで、経口摂取を開始する時期を判断します。　（浅田友紀）

ココがポイント!

ガイドラインでは、栄養投与開始のタイミングとして「術後早期（24時間以内）」が推奨されています。排ガスとは関係なく経口摂取を開始することは問題ありません。

文献
1) 日本静脈経腸栄養学会編：静脈経腸栄養ガイドライン第3版. 照林社, 東京, 2013：224-227.
2) 利光久美子, 児島洋：高齢者の術後早期回復のための管理栄養士の関わり. 静脈経腸栄養2014；29（6）：15-21.
3) 篠聡子：高齢者の術後早期回復のための看護師のかかわり―多職種連携による在宅支援のために―. 静脈経腸栄養2014；29（6）：75-79.

---

*1 推奨レベルAⅡ：「無作為化比較対照試験ではない比較試験やコホート研究による実証に基づき、強く推奨されます。
*2 推奨レベルAⅠ：「最低1つのRCTやmeta-analysisによる実証に基づき、強く推奨」されている事象です。
*3 推奨レベルAⅢ：「症例集積研究や専門家の意見に基づき、強く推奨」されている事象です。

Q4 食べなければ「うんち」は出ない？

A 絶食中でも便は出ます。黒くにおいの強い便です。

便の大半は水分（60%）です。その他、便には、食べ物の残渣（およそ5%）、腸管壁細胞の死骸（15〜20%）、細菌類の死骸（10〜15%）が含まれています。

絶食中には飢餓便が出る

絶食していても、生活上の動作や、生物としての恒常性を保つ必要がありますから、体はエネルギーを必要としています。

しかし、絶食すると、エネルギーの基となる糖質や脂肪が血液中に不足するため、代わりにタンパク質をエネルギー源として使用します ▶p.35 Part Ⅱ Q4 。

タンパク質をエネルギー源として使用した場合、体内で完全に消化・吸収されず、その残りカス（老廃物）が腸内に排出されます。その老廃物と、腸壁から剥がされた上層粘膜などが、絶食時に出る「飢餓便」の成分です（表1）。

1. 飢餓便は、においが強い

絶食すると、最初は、消化管が休まり、便のにおいも薄くなります。しかし、その後数日で、においの強い便が出るようになります（個人差や体調にもよりますが、平均100〜250g/日）。

これは、タンパク質を分解したときに出た老廃物が、大腸内の常在細菌によって、においの強い「インドール」「スカトール」「硫化水素」に分解されるためです。インドールは、おならのにおいの原因物質の1つですが、非常に低濃

表1 便の成分

健康時の便
●水分（約75%） ●食物残渣 ●腸内細菌の死骸、腸壁から剥がれた上層粘膜 ●消化液　など

絶食時の便（飢餓便）
●タンパク質分解時に出た老廃物 ●腸壁から剥がれた上層粘膜　など

度の場合は花のような香りです。ちなみに、香水に使われる天然ジャスミン油は約2.5%のインドールを含んでいます。

スカトールも、におい（糞尿臭）の原因物質の1つです。

また、口臭が腸内ガスと同じにおいになることがあります。これは、便秘している腸から吸収されたガスが、血管内を通って肺から放出され、口に至るためです。　　　　　（戸丸悟志）

ココがポイント！

絶食中でも、生命を維持するために体はエネルギーを産生し続けなければなりませんから、当然、それによる老廃物も産生され、便として排出されます。

文献
1) 瀧口隆一：発酵乳摂取が健常成人の便性、糞便内菌叢および腐敗産物の生成に及ぼす影響．腸内細菌学誌 1997；11（1）：19-24．

Q⑤ 経鼻胃管の挿入。「頸部回旋法」って、どうやるの?

A 「挿入しない鼻腔」の側に頸を回して、チューブを挿入します。

頸部を回旋させると、挿入時のトラブルが減る

　頸部回旋法は、上体を挙上し、挿入する鼻孔と反対側に頸部回旋させてチューブを挿入する方法です。

　チューブを挿入する鼻孔と反対側に頸部を回旋させることで、挿入経路が広がって食道入口部の左が下がるため、栄養チューブの挿入が容易になり、交差挿入を防ぐことができます。

挿入手順は6ステップ

　頸部回旋法での栄養チューブ挿入の手順を以下に示します(図1)。

①**挿入準備**:挿入時に使用する物品(栄養チューブ、聴診器、潤滑剤、カテーテルチップシリンジ、手袋、固定テープ、パルスオキシメータ)をトレイに用意します。CO_2検知器、pH試験紙も、あると便利です。

②**体位の調整**:30～45度程度のセミファーラー位をとり、チューブを挿入する鼻孔と反対側に頸部を回旋させます。誤挿入に伴う患者状態悪化を早期に察知するため、パルスオキシメータを装着し、モニタリングを行います。

③**チューブ挿入の長さの測定**:実際に挿入するチューブで、患者の外鼻孔～外耳孔～喉頭隆起～心窩部までの長さを測定します。

④**挿入**:チューブに潤滑剤を十分に塗布し、回旋させた側の反対の鼻孔より挿入します。嚥下を促しながら行うと、挿入しやすいです。挿入後、チューブが抜けないようにテープで仮固定をします。

⑤**チューブの位置確認**:チューブが胃内にあることを確認するためには、吸引液のpH測定やX線写真撮影が有効です。初期確認として、誤挿入されていないかのエア確認(気泡音聴診)も大切です。

⑥**テープ固定**:チューブが胃内挿入されていることが確認できたら、チューブが抜けないように固定します。EDチューブの場合には、テープ固定後、栄養チューブ内のスタイレットを引き抜くことを忘れてはいけません。

(戸丸悟志)

ココがポイント!

頸部回旋法は、チューブを安全にスムーズに挿入できる方法です。とはいえ、100%誤挿入が起こらない、と言い切ることはできませんから、挿入時のモニタリングや、挿入後の確認は、怠らずに必ず実施しましょう。

文献
1) 山元恵子:写真でわかる経鼻栄養チューブの挿入と管理.インターメディカ,東京,2011;40-57.

図1 頸部回旋法のながれ

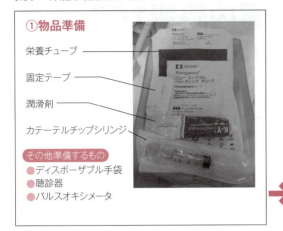
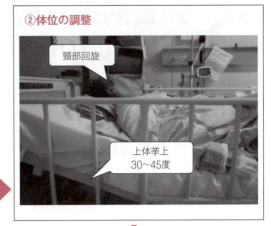

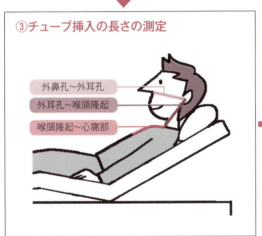
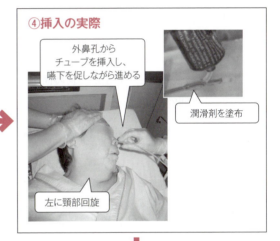

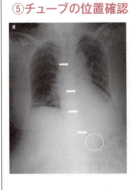
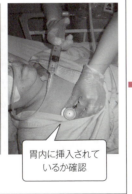
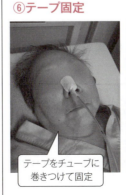
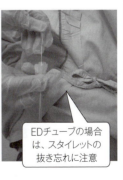

経腸栄養

栄養剤投与前に胃内残留100mLを確認。この吸引物は、どうしたらいいの?

A 単純な胃内残留であれば、捨ててかまいません。

胃内残留は、何らかの異常のサイン

　胃内残留とは、栄養剤を投与する前なのに、胃内に何らかの内容物がたまっているということです。多くは、前回注入した栄養剤が胃内に残っているということを示しています。

　重要なのは「前回の注入終了から何時間が経過したか」「前回の注入量」の2点です。

1.「前回の注入終了時間」は異常発見の手がかり

　食物は、2〜3時間で胃内から排出されるといわれます。しかし、タンパク質の胃内の滞在時間は炭水化物の2倍ですし、脂質は胃の運動を抑制して最も長く滞在します。

　注入終了から3〜4時間たっても胃内残留がある場合、胃蠕動の遅延や腸閉塞などを疑います。

2.「前回の注入量」は異常の原因判別の手がかり

　「400mL注入後の残量が100mLの場合」と「100mL注入後の残量が100mLの場合」では、考え方がまったく違います。

　胃液は、健常人では1回の食事で0.5〜1L分泌されます。その分を差し引いても、前者では、300mL以上は腸へ送られていることから、胃蠕動の遅延が考えられます。この場合は、胃蠕動促進薬の使用で改善が見込まれます。

　しかし、後者は、数時間経過しているのに、ほとんど栄養剤が腸に送られていません。この場合には、通過障害を疑って、注入を中止し、医師に相談する必要があります。

3. 胃内残留の原因は、胃蠕動遅延と腸閉塞だけではない

　胃内残留がある場合に考えられることは、他にもあります。

　例えば、循環動態が不安定だと、胃から十二指腸への運搬機能が障害されるため、胃内残留が起こります。

　また、低速で注入している場合では、栄養剤が胃内でゲル状に固まり、幽門部をふさいでしまうことも起こりえます。

　きちんと分析・報告し、次に何をしなければならないか、しっかり考えて行きましょう。

「吸引物＝胃内残留」ではない

　もう1つ重要なのは「その吸引物は、本当に栄養剤なのか」という点です。

　吸引物として引けるのは、胃内残留だけでなく、消化液などである可能性もあるからです。単純な胃内残留であればそのまま捨ててもよいですが、消化液の場合は捨てることが体液喪失になってしまうため、胃内に戻すこともあります。

図1 吸引物の性状

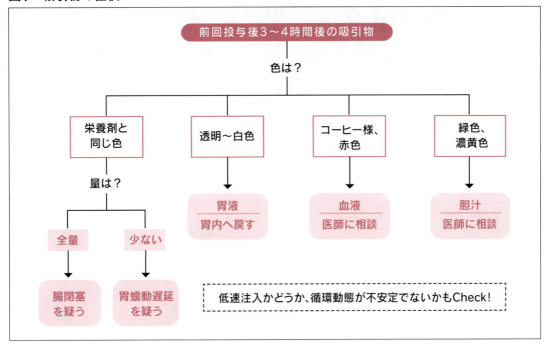

以下に、吸引物の性状による取り扱い方法の違いをまとめます（図1）。

1. 透明または白い液の場合

胃液だと考えられます。この場合、体内の電解質を保つため、胃内へ戻しましょう。

2. コーヒー様または血液が混入している場合

消化管のどこかから出血している可能性があります。この場合、吸引物は捨て、医師に報告しましょう。

医師の許可があれば新しい栄養剤を注入しましょう。

3. 緑色または濃い黄色の場合

胆汁と考えられます。腸の動きが悪いか、通過障害の可能性があります。医師に相談しましょう。

（戸丸悟志）

ココがポイント！

単純な胃内残留（停滞した栄養剤）であれば捨ててかまいませんが、出血（コーヒー様の吸引物など）があったら医師に報告が必要です。消化液（胃液や胆汁）が引けた場合、少量であれば胃内へ戻すこともあります。

文献
1) 岡田晋吾監修：胃ろう（PEG）のケアQ&A. 照林社, 東京, 2005：56-57.
2) 小川滋彦：フローチャートでわかるPEGトラブル解決ガイド. 照林社, 東京, 2008：72-75.
3) 山元恵子：写真でわかる経鼻栄養チューブの挿入と管理. インターメディカ, 東京, 2011：69.

Q7 200mLの経腸栄養剤。この水分量は200mLじゃないの?

A 容量=水分含有量ではありません。
製品パッケージや添付文書を確認しましょう。

水分量は、それぞれ違う

経腸栄養剤の種類によって、水分含有量は異なります。そのため、脱水や便秘を予防するためには、使用している経腸栄養剤の水分含有量を確認することが必要です（図1）。

1. 通常の液体の経腸栄養剤の場合

一般的に使用される経腸栄養剤（1kcal/mLに調整されたもの）は、80～85%の水分を含んでいます。つまり、経腸栄養剤200mLの水分量は160～170mLです。

2. 固形化された経腸栄養剤の場合

最近よく使用される半固形化製剤の水分量は、液体製剤よりも少なくなっており、1kcal/mL製剤では70～80%程度、2kcal/mL製剤では50%程度のものもあります。

3. 高濃度の経腸栄養剤の場合

高濃度の経腸栄養剤の水分量は、1.5kcal/mL製剤では75%、2.0kcal/mL製剤では約70%です。

追加の水分量は病態によって異なる

追加の水分量は、計算式 ▶p.18 Part I Q10 で求めた必要水分量から、栄養剤中の水分量をマイナスすれば求められます。ただし、水分喪失を伴

図1 水分含有量の表記法（例）

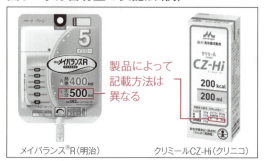

メイバランス®R（明治）　　クリミールCZ-Hi（クリニコ）

製品によって記載方法は異なる

うような発汗や嘔吐、下痢などがある場合は水分の追加が必要になりますので注意しましょう。

経腸栄養剤の種類による水分量の違いを把握し、水分量決定のために体重や体組織、体内水分量、病態を把握する必要があります。(植田道子)

ココがポイント！

経腸栄養剤には栄養成分と水分が入っていますから、容量=水分量とはなりません。液体栄養剤では80～85%、半固形化製剤では70～80%、高濃度製剤では70～75%が水分です。

文献

1) 日本静脈経腸栄養学会編：静脈経腸栄養ハンドブック．南江堂, 東京, 2011.
2) 日本静脈経腸栄養学会編：静脈経腸栄養ガイドライン第3版. 照林社, 東京, 2013.
3) 佐々木雅也編：メディカルスタッフのための栄養療法ハンドブック．南江堂, 東京, 2014.
4) 宮澤靖：現場発！臨床栄養管理．日総研出版, 名古屋, 2010：122-125.
5) 井上善文：栄養管理のエキスパートになる本．照林社, 東京, 2010.
6) 佐々木雅也編：NSTのための経腸栄養実践テクニック．照林社, 東京, 2007.

Q8 NGチューブ（経鼻胃管）からの栄養剤投与。加温しなくてもいいの？

A 常温で大丈夫です。ただ、外気温が低いときは、「体温程度」にあらかじめ加温します。

経腸栄養剤は、常温での投与が基本です。なぜなら、加温すると、細菌の増殖やビタミンの失活が生じるためです。

しかし「絶対に加温してはいけない」わけではありません。例えば、冬場、保管場所によっては冷えすぎる場合もあります。その場合は、常温に戻す必要があります。

加温するなら「体温程度」

1. 加温しても下痢は防げない

経腸栄養剤で最も高頻度に見られるのは、嘔吐、下痢などの消化器合併症です。

加温する理由として最も多いのは、下痢の予防ではないでしょうか。ただ、加温したから完全に下痢が防げる、というわけではありません。

加温が下痢対策になるのは、「冷蔵庫から出してすぐ栄養剤を投与しなければならないとき」です。冷えた栄養剤を投与すると、腸蠕動が亢進して下痢が起こりやすくなるため、体温程度に加温してから投与します。

2. では、下痢は、どう防ぐ？

下痢の予防には、経腸栄養剤の注入速度や投与量の見なおしが必要です ▶p.102 PartⅢQ9。

その他、経腸栄養剤の特徴（食物繊維や乳糖含有の有無）を理解すること、経腸栄養施行時に起こりうる経腸栄養剤・連結チューブ・投与セットの微生物汚染が原因によって生じる感染などを考慮することも必要です。

加えて、投与体位、胃内残留、症状のモニタリングも行いましょう。

また、下痢だけでなく、便秘にも注意が必要です。

（植田道子）

- 栄養剤の投与量や注入速度のほうが下痢を引き起こす要因
- 加温しても胃腸到達時には室温に戻るし、細菌感染リスクは高い

ココがポイント！

経腸栄養剤を加温したからといって、下痢が防げるわけではありません。ただ、冷蔵庫から出してすぐ使うときや、外気温が低いときなど「栄養剤が冷えすぎている」ときは、体温程度に加温してから投与します。

文献
1) 日本静脈経腸栄養学会編：静脈経腸栄養ハンドブック．南江堂，東京，2011．
2) 日本静脈経腸栄養学会編：静脈経腸栄養ガイドライン第3版．照林社，東京，2013．
3) 佐々木雅也編：メディカルスタッフのための栄養療法ハンドブック．南江堂，東京，2014．
4) 佐々木雅也編：NSTのための経腸栄養実践テクニック．照林社，東京，2007．

Q9 経腸栄養剤をEDチューブから投与するときの速度は?

A 空腸へ投与するときは「100mL/時以下」がめやすです。

NGチューブは太いが、EDチューブは細い

NGチューブ（nasogastric tube：経鼻胃管）は、鼻腔から挿入し、胃内に留置するチューブです。経腸栄養の投与だけでなく、消化管の減圧を行う目的で行われます。

EDチューブ（elemental diet tube：成分栄養チューブ）は、鼻腔から胃または腸内（十二指腸・空腸）に留置し、経腸栄養を行うチューブです。NGチューブより細いので、不快感が少ないです。

EDチューブからは「低速・持続」で投与

投与速度は、胃内なら100〜300mL/時、小腸内なら100mL/時以下がめやすです（図1）。そのため、EDチューブを用いて経腸栄養剤を十二指腸以遠へ投与するときは、100mL/時以下をめやすとしましょう。

「ためる」機能をもつ胃内へ投与するときは、ボーラス投与が可能です。間歇的投与でも300mL/時程度まで可能です。

一方、空腸へ投与するときは、持続投与が基本で、投与速度に注意が必要です。なぜなら、十二指腸・空腸投与では、投与した栄養剤がそのまま腸に流入しますから、腹部膨満、下痢が生じる可能性があるためです。

上記から、十二指腸以遠へ経腸栄養剤を投与するときは、低速での持続投与が望ましいとされています。

腸管内圧は大きく変動するので低速注入が難しいことから、経腸栄養ポンプを用いて投与するとよいでしょう。

EDチューブ使用時は閉塞にも注意

EDチューブは径が細く、閉塞する可能性が高いです。

また、低速で注入すると、チューブ内に栄養剤の残渣などが付着し、ただでさえ細いチューブ径をさらに狭くしてしまうことがあります。狭小化が高じると、チューブが閉塞してしまうこともあります。

そのため、持続注入中も、4〜6時間ごとに定期的にチューブを洗浄（フラッシュ）し、閉塞や感染を予防しましょう。　　（植田道子）

図1 ルート別の投与速度

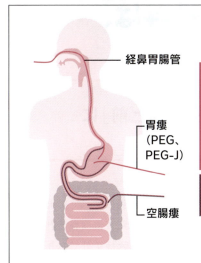

胃	持続投与法	24時間持続投与	100mL/時
	間歇的投与法	1日2〜3回、数時間かけて	100〜300mL/時
	ボーラス投与	1日2〜3回	半固形化した栄養剤は5〜15分／300〜600mL
腸	持続投与法	24時間持続投与	10〜100mL/時
	周期的投与法	一定時間持続投与	10〜100mL/時

栗原美香：経腸栄養ルートと投与方法・速度．佐々木雅也編，メディカルスタッフのための栄養療法ハンドブック，南江堂，東京，2014：65-66．より一部改変のうえ転載

ココがポイント！

EDチューブで小腸に投与する場合は、100mL/時以下の速度で持続投与します。胃内に投与するときと違って、ボーラス投与はできません。

文献
1) 日本静脈経腸栄養学会編：静脈経腸栄養ハンドブック．南江堂，東京，2011．
2) 日本静脈経腸栄養学会編：静脈経腸栄養ガイドライン第3版．照林社，東京，2013．
3) 佐々木雅也編：メディカルスタッフのための栄養療法ハンドブック．南江堂，東京，2014．
4) 井上善文：栄養管理のエキスパートになる本．照林社，東京，2010．
5) 佐々木雅也編：NSTのための経腸栄養実践テクニック．照林社，東京，2007．

経管栄養の補正水分投与は、栄養剤の前？ 後？

A 補正水分は、栄養剤を投与する「30分ほど前」に投与します。

水分は、栄養剤だけではまかなえないの？

前述 のとおり、経腸栄養剤100kcal中に含まれる水分は、100mLではありません。標準タイプ（1 kcal/mL）の水分含有量は約80～85％ですから、濃縮タイプの栄養剤では、さらに水分含有量も少なくなります。

水分含有量の多い栄養剤を用いているときは、薬剤の簡易懸濁法やチューブ内のフラッシュで補正水分量を補える場合もありますが、それ以上になると、経腸栄養剤とは別に投与する必要があります。

なお、1日当たりの水分必要量は、体重、摂取カロリー、体表面積のいずれかに基づいて算出します。代表的な計算方法は、別項 ▶p.18 Part I Q10 を参照してください。

逆流防止には「栄養剤の30分前」が有効

1. 前投与のほうが低リスク

水分の投与方法には、経腸栄養剤より前に水分を投与する方法（前投与）と、経腸栄養剤の投与後に水分を投与する方法（後投与）があります。

宮澤らは「60mLの栄養剤と水をそれぞれ空の胃の中に入れ、十二指腸にすべて排出されるまでにかかる時間を腹部超音波検査で計測したところ、栄養剤は15分、水は7分であり、栄養剤の方が水より2倍の排出までに時間がかかった」と報告しています[1]。

胃内に長時間とどまる経腸栄養剤で充満した胃内に、さらに水分を投与する「後投与」は、胃内容量が多くなり、胃食道逆流のリスクが高まります。

逆に、胃から早く排出される水を先に投与し、胃にスペースを空けてから栄養剤を投与する「前投与」では、栄養剤投与時にはほとんどの水が排出されているため、胃食道逆流のリスクは低下すると考えられます。

2. 水の胃内排出時間は約20～30分

では、栄養剤を投与するどのくらい前に、水分投与を行うのがよいのでしょうか？

これについては、健常人10名で水100mLの胃内排出時間が平均18分であったとの報告（図1）[2] があり、経腸栄養剤投与の30分前が推奨されています。

*

以上から、われわれの施設では、約200mLまでの水分ならボーラス投与し、30分あけて栄養剤を投与するようにしています。　（山田圭子）

図1　水と経口補水液の胃内排泄速度(各100mL、健常者10名での試験)

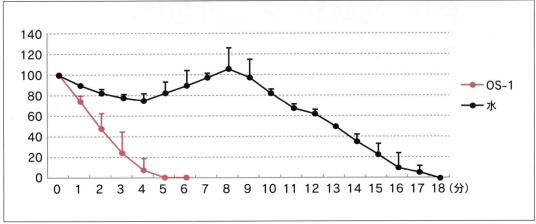

宮澤靖：高齢者の栄養管理 そのポイントとup to date 経腸栄養．静脈経腸栄養2007；22（4）：455-463．より引用

ココがポイント！

逆流のリスクを軽減するためには、胃内に栄養剤や水分がとどまる時間を短くしたいところです。100mLの水は約20分で胃から腸へ排出されますから、水分を投与したあと、30分後に栄養剤を投与するのが、最も効率よい方法です。

文献
1) 宮澤靖：現場発！臨床栄養管理．日総研出版，名古屋，2010：122-125．
2) 宮澤靖：高齢者の栄養管理 そのポイントとup to date 経腸栄養．静脈経腸栄養2007；22（4）：455-463．

経腸栄養時の薬の投与は、栄養剤の前？ 後？

A 食前投与の利点は、チューブ閉塞が防げること、食後投与の利点は胃粘膜障害が防げること、の2点です。薬の内容を理解して決めましょう。

栄養剤投与「前」のほうが逆流リスクは低い

前述 ▶p.104 Part Ⅲ Q10 のように、補正水分を栄養剤投与前に行う場合、栄養剤投与前に薬と補正水分の投与を行えば、逆流のリスクだけでなく、チューブ閉塞のリスクも軽減できます。

ただし、食後投与が原則の薬があるので注意が必要です。

また、食直後や食後に服用する薬の多くは「胃粘膜を荒らさないように」との考えから服用方法が指示されていますから、薬の内容を理解して、安全な方法を選択しなければなりません。

薬効面から考えて、栄養剤投与後に投与するのが適切だと考えられる薬剤を、以下に示します。

① 胆汁が十分に腸内にあるほうがよく吸収される薬：イコサペント酸エチル（エパデール）、イトラコナゾール（イトリゾール®）

② 空腹時だと副作用が多く発生する薬：メルファラン（アルケラン®）、アセトアミノフェン（カロナール®）、セリプロロール塩酸塩（セレクトール®）など

これらの薬剤が処方されている場合には、食前投与しても問題ないか、薬剤師に相談してください。

薬剤投与は可能なら簡易懸濁法で

1. 従来からある「つぶして溶かす」方法

従来、経管栄養時の薬剤投与は、錠剤をつぶして水に溶かしたものを注射器に吸い上げ、チューブから注入していました。しかし、この方法では、袋から出すときにこぼしたり、チューブを詰まらせたり、全量を注入できないなど、多くの問題が起こっていました。

また、錠剤の種類によっては、つぶすと効果が減弱あるいは増強し、副作用が起こりやすくなることもあります。そもそも、本来、専門的な知識がなく錠剤をつぶすことは大変危険なので、医師や薬剤師に確認する必要があります。

2. 簡易懸濁法

そこで登場したのが、錠剤を粉砕したり、カプセルを開封したりせずに薬を投与できる「簡易懸濁法」です ▶p.134 Part Ⅲ Q28 。錠剤やカプセル剤をそのまま約55℃の温湯に入れて10分間放置して撹拌することにより、薬が自然に崩壊・懸濁するため、注射器に吸い上げて注入することができます。

しかし、すべての薬剤が簡易懸濁法に適するわけではありません。水に溶けにくい薬剤、胃酸で薬効が損なわれないようコーティングされ

表1　経管栄養に適さない薬剤と代替薬（例）

適さない薬剤	特徴	簡易懸濁法で投与できる代替品
アダラート®CR錠、アダラート®L錠 （ニフェジピン）	・フィルムコート錠、徐放性 ・粉砕不可	セパミット®R細粒
セレニカ®R顆粒 （バルプロ酸ナトリウム）	・フィルムコート錠、徐放性	デパケン®シロップ
デパケン®R錠 （バルプロ酸ナトリウム）	・糖衣錠、徐放性 ・粉砕不可	デパケン®シロップ
テオドール®錠 （テオフィリン）	・徐放性製剤 ・粉砕不可	テオドール®DS
バイアスピリン®錠 （アスピリン）	・フィルムコート錠、腸溶性	バファリン配合錠A81
パリエット®錠 （ラベプラゾールナトリウム）	・フィルムコート錠、腸溶性 ・粉砕不可	タケプロン®OD
酸化マグネシウム	・細粒 ・少量なら14Frで投与可能だが、2g以上だと閉塞する	マグミット®錠

ている薬剤、服用後ゆっくり身体に吸収される薬剤（徐放錠）などは簡易懸濁法に適しません。簡易懸濁の可否は、薬剤師に確認する必要があります（表1）。

簡易懸濁法の場合、8Fr以上のチューブであれば投与できますが、投与後、チューブ内を十分な白湯または水でフラッシュする必要があります。フラッシュ量が少ないと、チューブ閉塞を起こすことがあるため、注意が必要です。特に、内部バンパーに逆流防止弁が位置する胃瘻カテーテルでは、閉塞することがあります。

なお、簡易懸濁法の詳細については、▶p.134 PartⅢQ28 を参照してください。（山田圭子）

ココがポイント！

補正水分は栄養剤投与前に注入しますが、そのとき一緒に薬剤も投与してしまえば、逆流だけでなく、チューブ閉塞のリスクも軽減できます。薬剤師に確認のうえ、簡易懸濁法を用いて栄養剤投与前に薬を投与します。

文献
1) 藤島一郎監修，倉田なおみ編：内服薬経管投与ハンドブック第2版．じほう，東京，2006．

Q12 経管栄養終了後のフラッシュ、水がいい？ 酢水がいい？

A フラッシュは、必ず水で行います。酢水はロックに用います。

フラッシュは、チューブ閉塞を防ぐために行う

　EDチューブや腸瘻カテーテルの内腔は約3mm、PEGカテーテルの内腔は約6mmと細いため、薬や栄養剤の残渣をそのままにしておくと、チューブ内が閉塞してしまい、チューブの入れ替えが必要になります（図1）。

　そこで、薬や栄養剤の投与後には、チューブ内に薬や栄養剤の残渣が残らないよう、フラッシュが必要です。

　間歇的投与法の場合は終了時に、持続的投与法の場合は4時間おきに、20～30mLの水または白湯でフラッシュします。

酢水でフラッシュしても意味はない

　酢水の充填は、酢酸の抗菌効果によるチューブ内の静菌を目的として、現在、よく使われています。

　でも、酢水はロックのために用いるもので、フラッシュのために用いても、手間がかかるだけで、まったく意味はありません。

1. 酢水はあくまで「ロック」に使うもの

　酢水によるロックは、水で10倍程度に希釈した市販の食用酢を、栄養剤終了後、水または白湯で十分にフラッシュした後に注入し、充填させる方法です（図2）。きちんと栄養剤を洗い流した後に酢水を充填しないと、かえってチューブ閉塞を進行させてしまう危険性があるため、注意が必要です。

　注入する栄養剤には、タンパク質が豊富に含まれています。水ではなく酢水でフラッシュしたり、引き続き酢水でロックしたりすると、栄養剤のタンパク質が酢（酸）によって変性し、凝集してしまいます。これをカード（curd）化といいます。牛乳に酢を混ぜてつくるカッテージチーズをイメージするとわかりやすいでしょう。

　そう考えれば、「酢水によるロックを行った場合、次回の栄養剤投与前にも水または白湯を注入しなさい」と言われる意味がわかると思います。

2. ロックに用いる酢水の濃度にも要注意

　また、充填する酢水の濃度にも、注意しましょう。ロックで使用するのは、10倍に希釈した食用酢（酢酸濃度4％程度）です。薬局方の酢酸（酢酸濃度約30％）など、高濃度の酢酸を注入すると、小腸炎ひいては壊死をきたし、死に至ることもあるので、十分注意してください。

（山田圭子）

ココがポイント！

フラッシュに、酢水を使ってはいけません。酢は酸性なので、栄養剤の主成分であるタンパク質を固めてしまう（カード化）ためです。フラッシュは、十分量の水で行ってください。

図1 カード化によるチューブ閉塞の機序

チューブ先端で細菌による汚染が起こる

細菌によりチューブ先端が酸性になる(いわゆる細菌の発酵)。その結果、栄養剤中のタンパク質が変性凝集(カード化)する

いったん先端で凝集が起こると、栄養剤の流れが障害される

流れが障害された部位でもカード化が生じて凝集がさらに進み、チューブ閉塞に至る

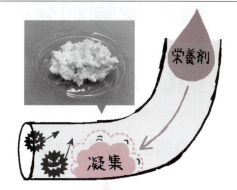

ヨーグルト状の凝集＝カード化
(ヨーグルトは牛乳＝タンパクを雑菌が発酵することでできている)

図2 汚染したチューブときれいなチューブ

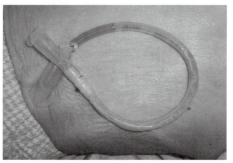

チューブ内に汚染が見られる

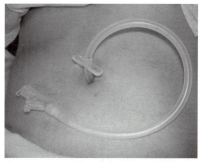

水のフラッシュ後、酢水充填した状態(交換6か月後)

Q13 経腸栄養剤を持続投与するときは、いつ、チューブフラッシュしたらいいの?

A 4時間ごとにフラッシュしてください。

なぜ、4時間ごとにフラッシュするの?

持続投与の場合は、きちんと滴下していても、チューブ内腔の壁に栄養剤が少しずつ付着し、内腔の狭小化をきたしてしまいます。そのため、持続投与中も定期的(4時間ごと)にフラッシュを行って栄養剤残渣によるチューブ閉塞を予防します。

内服投与が必要な患者であれば、薬剤投与後にフラッシュを行うと、薬剤による閉塞を防げるだけでなく、看護師の業務負担も少なくなります。

薬剤投与のない患者の場合も、時間を決めてフラッシュを行う必要があります。

最近では、持続注入中に定期的かつ自動的にチューブを洗浄するようにプログラミングができる経腸栄養ポンプも登場しています(図1)。

間歇的投与の場合は、投与後だけでいい?

間歇的投与の場合、栄養剤注入ごとにフラッシュを実施します。

栄養剤注入後、チューブ内腔を満たす量の白湯または水を用いてフラッシュを行って、チューブ内に残っている栄養剤を流したうえで、酢水によるロック(毎注入後、水で10倍に希釈した食用酢を充填)を行うことが推奨されます ▶p.108 PartⅢQ12。

なお、酢水によるロックを行っている場合は、注入開始時に、充填している酢水を洗い流す目的で、フラッシュを行います。

(岩山さおり)

図1 経腸栄養ポンプ(例)

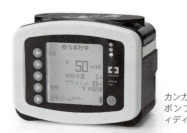

カンガルー Joey™ ポンプ(日本コヴィディエン)

自動でフラッシュする機能のついた経腸栄養ポンプ

ココがポイント!

持続投与時は4時間ごと、間歇的投与時は栄養剤投与ごとに、チューブをフラッシュしましょう。フラッシュは、水または白湯で行います。

Q14 経腸栄養中の体位は「右側臥位がいい」って、ほんと?

A 右側臥位がいいとは限りません。特に、食道裂孔ヘルニアの場合は禁忌です。

大事なのは基本姿勢の維持

経腸栄養投与時の基本姿勢は、経口摂取（食事する）時と同じ姿勢をとることです。

車椅子で90度座位の姿勢がとれる人は、車椅子や椅子に移乗して、栄養剤を投与します。しかし、栄養投与の時間（間歇投与なら2～3時間）、90度座位の姿勢が保てない場合はベッド上での「頭部30度挙上」で投与を行います。

右側臥位は、臥床状態で右側を向いた状態です。投与中の体位は、頭部30度挙上を守れば、右側にこだわる必要はありません。

右側臥位が逆流の原因になることも

右側に傾けると逆流を起こす患者をケアした経験はありませんか? この場合は、まず、食道裂孔ヘルニアの存在を確認します（図1）。

栄養剤がたまる胃の弓隆部から栄養剤の流出方向をみると、ヘルニア嚢は右側にあります。そのため、右側臥位だと逆流防止機構がはたらかず、逆流が生じるのです。

（山田圭子）

ココがポイント！

「頭部30度挙上」さえ守っていれば、特に右側臥位にこだわらなくても大丈夫です。なお、食道裂孔ヘルニアの場合は、右側臥位は禁忌です。

Column

人体の構造上、右側臥位では胃液がたまる胃の最も低い部分（いわゆる「胃液湖」）が噴門に近づくため、嘔吐を引き起こしやすくなります。このため、右側臥位をとるときは、しっかり体を起こすことが大事です。

また、胃内のガスを排出するには、左側臥位のほうが適切です。

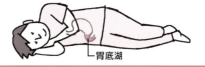
胃底湖

図1 逆流時の画像

内視鏡
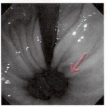 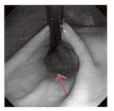
明らかに逆流が予想される食道裂孔ヘルニア

逆流時の透視画像
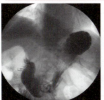 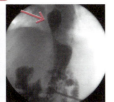
逆流なし　　大量の逆流
　　　　　　⇒半固形化の適応

経腸栄養用イルリガートルは、毎回消毒するもの？中性洗剤の洗浄だけじゃだめ？

 洗浄だけでは不十分です。毎回必ず、洗浄→消毒→乾燥を行いましょう。

洗浄だけでは ダメな理由

　経腸栄養用イルリガートルは、いわゆる箸や茶碗と同じです。健康な私たちは、毎食後に中性洗剤で食器を洗います。

　しかし、経腸栄養法を受ける患者は、何らかの疾患をもっていたり、低栄養状態にあったりするために、経腸栄養法を受けているわけです。また、経腸栄養剤は、少量でも高濃度で栄養価が高くなるようにつくられていますから、細菌にも好まれる環境です。そのため、使用後のイルリガートルは、私たちの使う食器より、さらに衛生的に管理する必要があります。

　また、最近はノロウィルス感染が増加する傾向にあるため、経腸栄養剤投与にかかわる衛生管理には、いっそう注意が必要です。

洗浄・消毒の方法

　適切な洗浄・消毒・乾燥の方法を図1に示します。これらを毎回の注入ごとに行わないと、良好な衛生を保てません。

　適切な管理を行うことは、経腸栄養剤を安全に投与する基本です。このことが、経腸栄養の合併症を防ぐことにつながります。

1. 基本は洗浄→消毒→乾燥

　毎回の注入後、中性洗剤で洗浄したあとに、0.0125～0.02％次亜塩素酸ナトリウム液に1時間以上浸漬し、流水洗浄してから、十分に乾燥させます。

　自然乾燥が困難な場合は、食器乾燥機を使用すると、スムーズに乾燥できます。

　乾燥が十分に行えない環境のときは、次回使用するまで消毒液に浸漬したままにしておき、使用直前に引き上げて流水で洗浄するほうが、水滴がたくさんついた容器・カテーテルを使用するより衛生的です。

2. 熱水処理より消毒液への浸漬のほうが適切

　熱湯を通して自然乾燥させる方法も聞きます。たしかに、MRSAやノロウィルスは、80℃以上の熱水で死滅するといいます。

　しかし、毎回熱水処理を行うと材質が変性することがあるので、やはり、消毒液への浸漬が望ましいでしょう。

衛生管理には ディスポーザブル製剤が有用

　経腸栄養投与を安全に継続するためには、使

図1　適切な洗浄・消毒・乾燥の方法

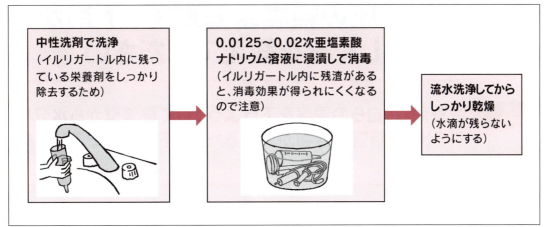

用器材の衛生管理がとても重要です。

最近では、RTH（ready to hang）製剤と呼ばれるディポーザブルバッグ製剤が、多くの施設で用いられています。　　　　（岩山さおり）

ココがポイント！

イルリガートルの衛生管理が不十分だと、感染などを引き起こしてしまいます。そのため、必ず洗浄によって栄養剤の残渣を除去し、消毒を行ったうえで、しっかり乾燥させなければなりません。

高浸透圧の経腸栄養剤で、下痢が起こるしくみを教えてください

A 栄養剤が、自らの濃度を下げようとして腸管壁から水分を引き出し、腸管内容物が増えるため、下痢になることがあります。

浸透圧（図1）は「水が移動しようとするときに生じる圧」で、濃いものを薄める方向にはたらきます ▶p.76 Part Ⅱ Q21 。

ここで、腸管内における浸透圧について考えてみましょう。

下痢と浸透圧にはどんな関係がある？

浸透圧の高い経腸栄養剤が投与されると、吸収されるべき水分が吸収されず、腸管内の水分は過剰になります。さらに、体は、浸透圧を保とうとして、腸管壁から水分を引き込みます。そのため、腸内の溶液（水分）が増え、下痢を引き起こします。

加えて、腸管壁から水分を引き出そうとするはたらきが、腸の蠕動運動を亢進させてしまい、さらに下痢が生じやすい状況となります（図2）。

高浸透圧の経腸栄養剤の種類

一般的に、現在日本で製造されている経腸栄養剤の多くは、血漿浸透圧である285～300mOsm/L近くになるように設定されています。しかし、製品によっては、1kcal/mLであっても浸透圧が異なるものもあるので、注意が必要です（表1）。

浸透圧の単位mOsm/Lは、1L中にどれくらいの分子が溶けているかを示しています ▶p.76 Part Ⅱ Q21 から、成分が細かく分解されている栄養剤ほど浸透圧が高くなります。

下痢発生時の対応

浸透圧が原因で下痢が発生したときは、まず、投与速度をゆっくりした速度に調節しましょう。投与速度は、個人差や病態によって異なるので、下痢発生時の速度をもとに調節する必要があります。

等張性の経腸栄養製剤に切り替えることも視野に入れて、検討していきます。

成分栄養剤にすると下痢が治るケースもある

浸透圧が高い成分栄養剤ですが、消化の必要がないので、消化不良性下痢の場合は、成分栄養剤に変更することで下痢が治るケースも少なくありません。

*

いまさら述べるまでもありませんが、患者にとっても、看護・介護する側にとっても、下痢は大変苦痛な症状です。下痢が起こったときには、その原因を追及し、適切に対処すること が

図1　浸透圧のイメージ

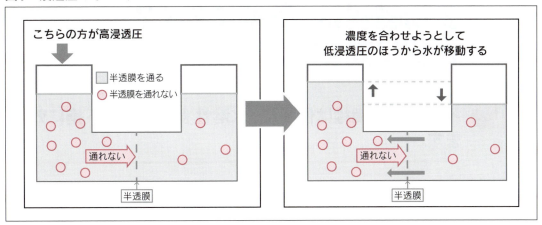

図2　高浸透圧の栄養剤投与時は…

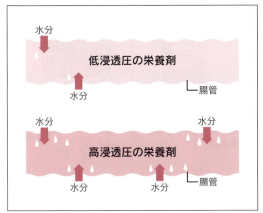

表1　一般的な栄養剤の浸透圧

栄養剤名	浸透圧（mOsm/L）
エレンタール®	755★
リーナレン®MP	730
リーナレン®LP	720
エンシュア®-H	700
アミノレバン®EN	641
ヘパンED®	633
MA-R2.0	620
メイン®	600
ツインライン®NF	470～510
プロシュア®	475
ライフロン®QL	470
ペプチーノ®	470～500
ペプタメン®AF	440
メディエフ®	380
ラコール®NF	330～360
グルセルナ®-Ex	316

★は1kcal/mLの場合

重要です。　　　　　　　　　　（岩山さおり）

ココがポイント！

浸透圧は「濃度の高いほうの液体を薄くする」方向ではたらきますから、高浸透圧の栄養剤を一気に投与すると、腸管内の水分を大量に引き寄せてしまい、下痢が生じます。なお、経腸栄養剤のなかで、最も浸透圧が高いのは、成分栄養剤です。

経腸栄養　●115

Q17 食物繊維は、下痢に効く？便秘に効く？

A 不溶性食物繊維は便秘に、水溶性食物繊維は下痢に効きます。

食物繊維は、食物中の成分のうち、ヒトの消化酵素では消化されないものの総称です▶p.30 Part Ⅱ Q1。

食物繊維には、①腸内を弱酸性の環境にすることで有害な菌の増殖を抑制する、②大腸の粘膜を刺激して蠕動運動を促進する、③ヒトの免疫反応を制御する、など、さまざまな機能があることが知られています。

食物繊維は「不溶性食物繊維」と「水溶性食物繊維」の2種類に分かれます（図1）。

不溶性食物繊維は便秘を防ぐが…

不溶性食物繊維は、腸内の水分を取り込んで便のカサを増やし、それが腸を内側から刺激して蠕動運動を促進させますから、便秘の改善に役立ちます。

しかし、不溶性食物繊維だけを摂取していると、便はカチカチになります。水分を取り込むことで、一見、便に水分を与えているように思えますが、便中に大量に食物繊維があると、食物繊維が便自体の水分を奪ってしまうからです。

水溶性食物繊維は下痢に効くが…

水溶性食物繊維は、腸内の水分を吸収してヌルヌルとしたゲル状になって便をやわらかく

図1 食物繊維の種類

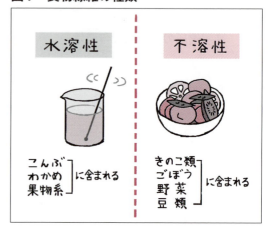

し、腸を刺激せずに排出させるので、下痢が続くときや下痢気味のときに効果があります。ただし、摂りすぎると便がゆるくなりすぎて、逆に下痢を引き起こすこともあります。

また、水溶性食物繊維は、腸内でビフィズス菌などの善玉菌の餌になり、善玉菌を増やします。

ここで、少し善玉菌と悪玉菌のはたらきを簡単に復習しておきましょう。

悪玉菌は腐敗物質や発がん性物質など腸内の有害物質を生み出します。善玉菌は、この悪玉菌のはたらきを抑えて腸内を良好な環境に保ちます。つまり、善玉菌には、大腸の健康を保つはたらきがあるのです。ちなみに、善玉菌には乳酸桿菌やビフィズス菌など、悪玉菌にはブドウ球菌や大腸菌などがあります。

不溶性食物繊維も、水溶性食物繊維も、大腸

で発酵・分解され、善玉菌を増やして腸内環境を整えるはたらきをもちます。ただ、不溶性食物繊維は発酵性が少ないので、このはたらきにおいては、水溶性食物繊維に明らかに軍配が上がります。

*

以上から、便秘を予防するためには不溶性食物繊維、下痢を予防するためには水溶性食物繊維、ということがわかると思います。

それぞれ効能が違うので、偏らないようバランスよく摂ることが腸の健康維持につながります。バランスは「不溶性：水溶性＝2：1」が理想です。

（柴崎忍）

ココがポイント！

食物繊維の効能はそれぞれ違うので、バランスよく摂れるようにしましょう。不溶性：水溶性＝2：1が理想とされています。食物繊維は善玉菌をサポートし腸内環境を整えるので積極的に摂取するようにします。

文献
1) 厚生労働省：日本人の食事摂取基準（2015年版）の概要．http://www.mhlw.go.jp/file/04-Houdouhappyou-10904750-Kenkoukyoku-Gantaisakukenkouzoushinka/0000041955.pdf［2016年1月18日アクセス］
2) 丸山道生監修：NST活動に活かすナースが取り組む栄養療法．エス・エム・エス，東京，2008．

Nursing eye

　経鼻胃管は、鼻から挿入し、胃に留置したチューブを介して栄養剤を注入します。注入する体位について、こんな話を聞いたことがあります。

「胃内にいつまでも栄養剤が溜まっていると、嘔吐を誘発する。そのため、胃の入口である噴門と、胃から十二指腸に押し出される幽門が近くなって、腸に早く押し出されるように、右側臥位にするのがよい」

　この話を聞いたとき、筆者の頭のなかには「？？？」が飛び交いました。胃に投与した経腸栄養剤は、急いで腸に押し出さなければならないものなのでしょうか？

　胃の容量は1〜1.5Lといわれています。そのため、栄養剤の1回投与量を考えると、栄養剤で胃が満杯になるとは考えにくいです。

　また、胃から分泌される消化液・消化酵素の役割を考えると、胃内にとどめず腸へ流し込むという考え方は、生理的ではありません。

　また、チューブが留置されているため、噴門部の下部食道括約筋の収縮が不十分になって逆流防止機能が損なわれていますから、ただでさえ胃食道逆流のリスクが高くなっています。そこに、噴門と幽門を近づける姿勢をとるわけですから、栄養剤の投与速度によっては、幽門から十二指腸に流出するよりも胃内に貯留する量が多くなり、さらに胃食道逆流のリスクは高まります。

　昨今では、これらの点を考慮して、経管栄養中の体位は、左右に限らず、胃食道逆流を防ぐだけの挙上が必要であるといわれています。

（朝倉之基）

水溶性の食物繊維は、水に溶けるとなくなる?

A なくなりはしません。肉眼では見えなくなるだけです。

水溶性食物繊維は、水に溶けると透明になりますが、どこに行ってしまったのでしょう?

水溶性食物繊維も、糖質の一種

食物繊維は「NPS(non-starch polysaccharide：非デンプン性多糖類)」ともいわれ、ほとんどが多糖類(単糖がいくつも重なっている分子)です。

そのうち、水溶性食物繊維は、一般的に親水性(水との間に水素結合をつくる)で、水に溶けやすく、混ざりやすい性質をもちます。

水分吸収後の形状は、「水状」「ゲル状」などさまざまです。例えば、グルコマンナン(こんにゃく)やアガロース(寒天)などはゲル化した水溶性食物繊維ですし、嚥下障害患者に使用する増粘剤も水溶性食物繊維のゲル化を利用してつくられています。

水に溶けると、見た目は透明になりますが、消えたのではなく、性質が変化しただけです。

水溶性食物繊維のはたらき

1. 血糖値の上昇を抑える

水溶性食物繊維は、水に溶けてドロドロのゲル状になることは説明しました ▶p.116 Part Ⅲ Q17。
食事のときに、他の食物と食物繊維を一緒に摂ると、単独で食物を食べるより、ゆっくりと胃から腸に運ばれ、消化・吸収もゆっくり行われます。そのため、糖質の吸収もゆるやかで、血糖値の急な上昇も抑えられます。

2. コレステロールを排出する

また、水溶性食物繊維には、LDLコレステロール[*1]を下げるはたらきもあります。そのメカニズムのカギは胆汁酸にあります ▶p.164 Part Ⅴ Q5。

胆汁酸は、肝臓の肝細胞で、コレステロールから生成されます。つくられた胆汁酸は、肝臓から十二指腸に分泌された後、小腸で再吸収されて肝臓に戻り、再使用されます。

しかし、腸内に食物繊維がたくさんあれば、胆汁酸を吸着させて便と一緒に体外に排出されますから、小腸で再吸収されないぶん、体内の胆汁酸が不足した状態になります。そこで、肝臓は新しく胆汁酸をつくるために血中のLDLコレステロールを使うことから、LDLコレステロールが減少するのです。

また、先述のように、水溶性食物繊維はゲル状になることから、他の食物と一緒に摂ると、胃→十二指腸→小腸をゆっくり移動していきます。その間に、食物繊維が食事から摂取したコレステロールや中性脂肪なども包み込み、体内に吸収されるのを抑制し、便と一緒に体外に排出します。

[*1] LDL (low-density lipoprotein) コレステロール：いわゆる悪玉コレステロールです。動脈硬化のリスクファクターとして知られています。

3. その他

　水溶性食物繊維については、潰瘍性大腸炎に対する注腸療法の有用性も報告されています[1]。

（柴崎忍）

文献
1) 光山慶一：潰瘍性大腸炎治療の最近の話題. 日消誌2000；97(1)：10-20.
2) 池田郁男, 菅野道廣：食物繊維と脂質代謝：とくに特定保健用食品としての食物繊維を中心に. Foods Food Ingredients J. Jpn2005；210（10）.

> **ココがポイント！**
>
> 食物繊維のなかでも水溶性食物繊維は、水に溶けると性質が変わり、透明な水状あるいはゲル状に変化します。とろみをつけるために用いる増粘剤は、水溶性食物繊維がゲル化する機序を利用してつくられています。

---

nursing eye

　経鼻胃管の管理について、こんな経験をしたことがあります。

> 　救急センターに搬送された患者Aさん。消化管内の減圧が必要な状態だったため、救急センターで、ドレナージ目的で14Frの経鼻胃管を挿入されました。
> 　救急センターから一般病棟へ転棟するときに、すでに経腸栄養が開始されていましたが、入院時に挿入した14Frの経鼻胃管を、そのまま栄養投与に使用している状態でした。そのため、経鼻胃管の使用目的が「経腸栄養剤投与のみ」であることを確認したうえで、病棟主治医に10Frの細径チューブに入れ替えてもらいました。
> 　すると翌日、「誰が、こんな細いものにしたの！」と問題になり、16Frのチューブに入れ替える準備がされていました。

　16Frのチューブを経鼻で留置するのは、患者にとって苦痛です。そのため、なぜ16Frに入れ替えるのか理由を聞いたところ「朝の内服を投与したときに、チューブ閉塞が起きたから」とのことでした。これは、すでに簡易懸濁法が導入されていた時期に経験したケースですが、簡易懸濁可能な薬剤であるにもかかわらず、薬剤投与は従来法で行われていました。

　経鼻胃管を留置するときには、目的や用途を考えてサイズを選ぶ必要があります。ドレナージが目的の場合は、ある程度の太さがないと、十分な効果が期待できません。しかし、経管栄養が目的であれば、患者の不快感や苦痛を少なくするため、可能な限り細いものを選ぶべきでしょう。簡易懸濁法ならば、細径チューブであっても、チューブ閉塞を起こさずに薬剤を投与できます。簡易懸濁不可能な薬剤は、他剤に変更できるかどうか、主治医や薬剤師と相談すればよいことです。

　このケースで発生したチューブ閉塞の原因は「チューブの太さ」ではなく「チューブ管理」の問題です。ナースが、自分たちの業務効率を考えることは、もちろん大事です。しかし、その結果、患者にとって苦痛をもたらすのは本末転倒です。たくさんの知識を持って、患者に最適な援助ができるようにしましょう。

（朝倉之基）

Q19 水分制限がある患者が便秘したときは、なぜ、酸化マグネシウムが処方されないの?

A 酸化マグネシウムは、十分な水とともに服用しないと効果がないためです。

下剤は、種類によってはたらきが違う

まず、下剤の種類について考えていきましょう。下剤は、大きく「機械的下剤」「刺激性下剤」に分けられます。

機械的下剤は、基本的に、便に含まれる水分を増加させることで、硬くなった便をやわらかくする効果をもつ薬です。機械的下剤は、さらに細かく「塩類下剤」「膨張性下剤」「糖類下剤」の3つに分類されます。

① **塩類下剤**：消化管壁に吸収されない塩類を投与することで、腸管内の浸透圧を高めて腸管内水分を引き込み、便を軟化させるもの。
② **膨張性下剤**：腸管内の水分を吸収して膨張することで、腸の蠕動運動を亢進させるもの。
③ **糖類下剤**：腸管内に水と電解質を維持しつつ、腸管内の菌に分解されることで生じた有機酸のはたらきにより腸の蠕動運動を亢進させるもの。

一方、刺激性下剤は、腸の蠕動運動を活性化させる効果をもつ薬のことをいいます。

酸化マグネシウムは塩類下剤

酸化マグネシウムは、機械的下剤のうち、塩類下剤に分類されます。

酸化マグネシウムは、胃酸で中和されて塩化マグネシウムになり、今度はアルカリ性の腸液によって炭酸マグネシウムと呼ばれる重炭酸塩になります。だから、塩類下剤といわれるのです。

この重炭酸塩があることで、腸管内の浸透圧が高くなり、腸内容液と体液が等張になるように水分が腸管内に移動するため、腸管内の便が水を含んでやわらかくなります ▶p.114 PartⅢQ16。つまり、酸化マグネシウムは、たくさんの水と一緒に服用するほうが効果的なのです。

そのため、水分制限がある患者の場合、そもそも十分な水を摂取できませんから、酸化マグネシウムの十分な効果が得られません。だから、水分制限をしている患者には処方しにくいのです。

(柴崎忍)

ココがポイント！

酸化マグネシウムは、腸管通過時に水分を吸収し、便をやわらかくする薬です。つまり、十分に水分を摂ることで効果があるわけですから、水分制限をしている患者は水分管理が難しくなります。

Q20 経腸栄養剤の「塩分量」は、ナトリウム量と、どれくらい違うの？

A 塩分量は、ナトリウム量の2.54倍です。

2015年4月1日に、食品表示に関する新しい法律「食品表示法」が施行され、一般加工食品には栄養成分と熱量（エネルギー、たんぱく質、脂質、炭水化物、食塩相当量）の表示が義務づけられました。そのため、今では、どの軽腸栄養剤のパッケージにも食塩相当量が表示されています。

しかし、塩分量とナトリウム量は違います。そこで、塩分量とナトリウム量の違いをおさえておきましょう。

塩分は、ナトリウム＋塩素でできている

私たちがふだん口にしている食塩（NaCl）は、ナトリウム（Na）と塩素（Cl）からできています。つまり、ナトリウム量＝食塩相当量ではないのです。

ここで、NaとNaClの重さの比率を計算してみましょう。

Naの分子量は23、Clの分子量は35.5ですから、NaClの分子量はこれらを合計した値、すなわち58.5となります。

では、NaClの中には、Naがどれくらいの割合で含まれているでしょうか？

58.5（NaCl）÷23（Na）＝2.54ですね。つまり、Naの2.54倍の重さがNaClの重さに相当する、ということです。

つまり、食塩相当量を求める場合、ナトリウム量に2.54を掛ければよい、ということになり、以下の式が成り立つわけです。

> 食塩相当量（g）
> ＝ナトリウム量（mg）× 2.54 ÷ 1000

この計算式を覚えておくと便利ですね。

経腸栄養剤の食塩量は、きちんと計算し、投与量を確認しましょう。　　　　　（柴崎忍）

ココがポイント！

食塩は、ナトリウムと塩素からできています。食塩の分子量は58.5、ナトリウムの分子量は23ですから、「ナトリウム量（mg）× 2.54 ＝食塩量（mg）」と覚えましょう。栄養剤のパッケージを見るときは、どちらで書かれているか注意が必要です。

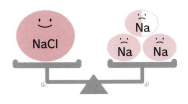

文献
1) 日本静脈経腸栄養学会編：静脈経腸栄養ハンドブック．南江堂，東京，2011：194．
2) 日本静脈経腸栄養学会編：日本静脈経腸栄養学会認定試験 基本問題集．南江堂，東京，2012：82．
3) 足立香代子：足立香代子の実践栄養管理パーフェクトマスター．学研メディカル秀潤社，東京，2010．

抗酸化物質は、どんな状態のときに有効？

A 状態を改善するわけではなく、過度の酸化を防ぐために使います。

　抗酸化物質とは、名前のとおり酸化を防ぐことができる栄養素のことです。

酸化は、活性酸素によって生じる

　酸化とは「何らかの分子に酸素が結合して生じた反応」のことをいいます。金属が錆びることをイメージするとわかりやすいかもしれません。酸化は、人体が活動するためのエネルギーを産生するために、栄養素を代謝する過程でも生じています。

　活性酸素は、栄養素を代謝する過程で生じる不安定な物質です。本来は、好中球やマクロファージなどから産生され、侵入異物に対する生体防御、不要な壊死組織・細胞などの処理、情報伝達などを行う体内で必須なもの[1]です。しかし、体内で増えすぎてしまうと、他の分子を酸化させ、細胞・組織の障害や老化を引き起こします（図1）。決して「活発にはたらくよい酸素」ではないのです。

1. 活性酸素が引き起こす疾患（表1）

　活性酸素は、微量であれば人体に有用です。しかし、大量に生成されると過酸化脂質を作り出し、動脈硬化・がん・老化・免疫機能の低下などを引き起こします。

　過酸化脂質とは、コレステロールや中性脂肪といった脂質が活性酸素と結びついて酸化されたものです。

　活性酸素はほとんどの病気の原因ともいわれます。添加物が含まれた食品、喫煙、大気汚染、紫外線、ストレスなどは、活性酸素を発生させやすいとされます[3]。

抗酸化物質は、2種類ある [2]

　抗酸化物質は、活性酸素が細胞内で過剰な酸化ストレス（酸化によって生じる生体に有害な作用）を引き起こさないよう、その反応を無害化する物質です。

　日本抗酸化学会では「生体内で生成する活性酸素群の酸化損傷力と生体内の抗酸化システムの抗酸化ポテンシャルとの差」と意義づけています。[3]

　抗酸化物質には、体内でつくられる「体内合成抗酸化物質」と、ビタミンや微量元素などのように「体外から摂取すべき物質」があります。

1. 体内合成抗酸化物質

- グルタチオン*1、尿酸、ビリルビン、フェリチンやセルロプラスミンなど（活性酸素発生の触媒になる鉄などを押さえ込む作用のあるタンパク質）
- スーパーオキシドディスムターゼ（superoxide dismutase：SOD）*2、カタラーゼ*3、グルタチオンパーオキシダーゼ*4などの抗酸化酵素

図1　活性酸素が増えすぎると…

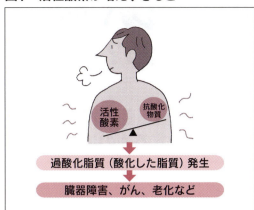

2. 体外から摂取すべき物質

- 抗酸化ビタミン：ビタミンC、ビタミンA、ビタミンE、葉酸[*5]など
- 微量元素：銅、亜鉛、マンガン、クロムなど
- ユビキノール：抗酸化作用の高い還元型のCo-Q-10（補酵素/コエンザイムQ10）など
- カロテノイド：β-カロテン、リコピン、ルテイン、アスタキサンチンなど
- ポリフェノール：カテキン、大豆イソフラボン、アサイーやザクロに含まれる成分、ゴマリグナンなど

(井樋涼子)

ココがポイント！

活性酸素は、人体に不可欠な成分ではありますが、増えすぎると細胞・組織の障害や老化を引き起こしてしまいます。抗酸化物質は、あくまで「酸化を防ぐ」もので、活性酸素によって生じた状態を改善するものではありません。

表1　活性酸素の標的臓器と疾患

標的臓器	主な疾病
脳神経系	脳梗塞、脳出血、認知症
眼科系	白内障、糖尿病性網膜症
消化器系（口腔）	口内炎、ベーチェット病
呼吸器系	肺炎、肺気腫、成人性呼吸窮迫症候群（ARDS）
循環器系	動脈硬化、虚血性心疾患、心筋梗塞、高血圧
消化器系（肝臓）	急性肝炎、肝硬変、脂肪肝、劇症肝炎
消化器系（膵臓）	急性膵炎、慢性膵炎、糖尿病
消化器系（胃）	急性胃粘膜障害、胃潰瘍
消化器系（小腸）	虚血性小腸障害（クローン病）
消化器系（大腸）	潰瘍性大腸炎、クローン病、虚血性大腸炎
泌尿器系	腎炎、糖尿病性腎症、尿毒症

田中芳明：NST栄養管理パーフェクトガイド（下）．医歯薬出版，東京，2007：51．より引用

文献

1) 日本静脈経腸栄養学会編：静脈経腸栄養ハンドブック．南江堂，東京，2011：195．
2) 田中芳明：NST栄養管理パーフェクトガイド（下）．医歯薬出版，東京，2007：50-95．
3) 日本抗酸化学会ホームページ：http://jsa-site.com［2016年1月18日アクセス］．
4) 吉川敏一，内藤裕二：酸化ストレスとは．日医師会誌2000；124（11）：1549-1633．

[*1] グルタチオン：3種のアミノ酸から成るペプチドで、肝臓・筋肉などに分布します。生体内酸化還元に重要な物質です。
[*2] スーパーオキシドディスムターゼ（SOD）：スーパーオキシドラジカルを過酸化水素に変える物質です。
[*3] カタラーゼ：過酸化水素を水と酸素に分解する物質です。
[*4] グルタチオンパーオキシダーゼ：過酸化水素を含めた一般のパーオキシドを分解します。
[*5] 葉酸：葉酸が欠乏すると、ホモシステインが増加するため血管内で活性酸素が産生され、動脈硬化が進んでしまいます。

プロバイオティクスとプレバイオティクスって、同じ？　違う？

 違うものです。プロバイオティクスは善玉菌、プレバイオティクスはプロバイオティクスを補助するものです。

　人の腸管内には、100種類以上の細菌が100兆個以上生息し、腸内細菌叢を形成しています。まるで細菌の花畑のような環境なので、腸内細菌叢を腸内フローラとも呼びます。

　近年、老化・ストレス・食生活・薬物などによって腸内フローラのバランスが変動すると、人の健康や疾病に影響が出ることが明らかになりました。腸内細菌叢を至適状態に調節することが、高血圧・高脂血症・がん・糖尿病などの予防につながることも指摘されています。

　このように「腸内フローラを至適状態に調節しよう」との考えのもとに生まれた概念が、プロバイオティクスとプレバイオティクス[1]です。

プロバイオティクスは「病気を防ぐ」微生物

　プロバイオティクスとは、腸内細菌のバランスを整え、腸内の異常状態を改善することで、病気を防ぐ方向にはたらく生きた微生物のことです。

　乳酸菌（ラクトバシラスなど）やビフィズス菌（ビフィドバクテチアムなど）のほか、納豆菌や酵母菌、糖化菌、酪酸菌などを利用したものも、プロバイオティクスといわれています。

　プロバイオティクスの語源は、プロバイオシス（probiosis）。「pro＝ともに、〜のために」「biosis＝生きる」という意味です。

　プロバイオティクスは、食習慣やストレスなどさまざまな要因で変化しがちな腸内フローラを健常な状態に保つために投与されます。

　効果が実際に確認されたものとして[1]、①腸内フローラへのよい影響、②腸内感染の予防、③免疫のはたらきの向上、④がんの予防、⑤アレルギーの予防、⑥炎症性大腸炎の予防、⑦動脈硬化症の予防（血清脂質の低下）、⑧乳酸の消化性向上、⑨消化管の運動性向上、が挙げられます。

　ちなみに、病気後の治療に用いられる抗生物質のことをアンチバイオティクスといいます。アンチバイオティクスも微生物によってつくられますが、腸内の有用菌（善玉菌）を含めたすべての微生物の生育を阻止する方向にはたらきます。

プレバイオティクスは「善玉菌を助ける」栄養素

　プレバイオティクスとは、プロバイオティクスのような直接的な効果はないものの、善玉菌の働きを助けることで、間接的に腸内フローラのバランスを整える物質のことです。

　難消化性食品成分のうち、オリゴ糖（ラフィノース、フルクトオリゴ糖、ラクトロースなど）

＊1　短鎖脂肪酸：一部の食物繊維および部分的に消化されたデンプンの酵素加水分解による発行最終物質として大腸内で生成されます。短鎖脂肪酸は、腸管粘膜のエネルギー源として利用され、腸管上皮の増殖を促進する作用を有することが報告されています。

と、高発酵性の水溶性食物繊維（グァーガムやペクチンなど）が、プレバイオティクスといわれています。

プレバイオティクスの「pre」は「前に、先立って」という意味です。プロバイオティクスが微生物を指すのに対して、プレバイオティクスは食品成分を指します。

プレバイオティクスは、消化管上部で分解・吸収されない、大腸に共生する有益な細菌の増殖を促進する（それらの選択的な栄養源になる）、短鎖脂肪酸*1に変化して大腸の機能を維持する、といった性質をもちます[3]。

プレバイオティクス摂取によって得られる効果として、①乳酸菌・ビフィズス菌増殖促進作用、②整腸作用、③ミネラル吸収作用、④炎症性腸疾患の予防・改善作用があります[3]。

上記から、プレバイオティクスは、プロバイオティクスと同時に摂取すると効果的であることがわかるでしょう。

ちなみに、プロバイオティクスとプレバイオティクスを合わせたものを指す造語（一緒に摂取すること、または、その両方を含む製剤や食品を指す）が、シンバイオティクスです（図1）。

シンバイオティクスの「syn」には「一緒に」という意味があります。プロ、プレ、シン、それぞれの意味を理解するとわかりやすいですね。

腸内フローラは、腸管免疫を補佐する

腸内フローラの構成と、腸内免疫・全身免疫には、大きな関係があります。

腸管の機能は、消化・吸収だけではありません。腸管には、腸蠕動や腸絨毛、粘液の被膜によるバリア機構、粘液内の抗菌活性、緻密な連携によるバリアシステムによる非特異的防御機構（自然免疫）があります。

腸管はまた、腸管関連リンパ組織（gut associated lymphoma tissue：GALT）と呼ば

図1　プロバイオティクスとプレバイオティクス

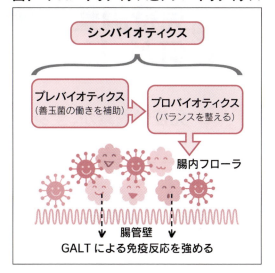

れる特異的防御機構（獲得免疫）をもっています。GALTは、全身のリンパ系組織の約60％を占めるリンパ球や抗体から構成されており、人体最大の免疫臓器で生体防御として重要な役割を演じるといわれています。[2]

腸内フローラは、このGALTによる免疫反応を強める働きをもっているのです。（井樋涼子）

ココがポイント！

腸内細菌叢のバランスを整えて生体防御機構を高めるのが「プロバイオティクス」、プロバイオティクスのはたらきを助けて生体防御機能を高めるのが「プレバイオティクス」です。両者を同時に摂取して十分に効果を引き出すことを「シンバイオティクス」といいます。

文献
1) 日本病態栄養学会編：病態栄養専門医テキスト．南江堂，東京，2009：272-274．
2) 田中芳明：NST栄養管理パーフェクトガイド（上）．医歯薬出版，東京，2007：76-78．
3) 足立香代子：足立香代子の実践栄養管理パーフェクトマスター．学研メディカル秀潤社，東京，2010：262．
4) 田中芳明：NST栄養管理パーフェクトガイド（下）．医歯薬出版，東京，2007．
5) 日本静脈経腸栄養学会編：静脈経腸栄養ハンドブック．南江堂，東京，2011：193-194．
6) 武田英二：臨床病態栄養学第2版．文光堂，東京，2009：467．

Q23 免疫調整栄養剤って、免疫を、何が、どう調整するの？

A 免疫栄養素が、全身免疫を活発にして、感染制御や創治癒を促すものです。

「immunonutrition」という言葉を覚えましょう

 免疫増強栄養（immunonutrition）は、手術や外傷など侵襲を受けた（あるいはこれから受ける）患者に対し、免疫力を増強させ、感染症の発生予防や創傷治癒を促進することで予後を改善させることを目的とした栄養法[1]です。

 免疫増強栄養は、免疫栄養素（immnunonutrients）と呼ばれる特殊栄養成分を強化して、生体防御や免疫能を増強させる[2]ものです。

 免疫栄養素を複合配合した経腸栄養剤を免疫増強栄養剤（immune enhancing diet：IED）といい[3]、外科手術患者における感染性合併症の予防や創傷治癒促進[2]、在院日数の有意な減少を認める[3]などの効果が報告されています。

 日本静脈経腸栄養学会の『静脈経腸栄養ガイドライン』でも、周術期や高度侵襲期の患者に対するIEDの使用が推奨されています。

主要な免疫栄養素は4種類[4,5]

 免疫栄養素の種類とはたらきはさまざまです。ここでは、特に代表的な、グルタミン、アルギニン、核酸、n-3系多価不飽和脂肪酸による免疫能の増強および制御（感染防御）について解説していきます。

1．グルタミン

 体内で最も豊富な遊離アミノ酸です。通常、非必須アミノ酸として筋肉細胞に貯蔵されていますが、侵襲下では肝臓・消化管などで多く使われるため、相対的に不足してしまいます。

 グルタミンは、腸管粘膜（腸細胞、免疫相当細胞、組織芽細胞）のエネルギー源で、腸粘膜の萎縮を予防することで、腸管の機能を維持し、腸管免疫を増強してバクテリアルトランスロケーションを抑制します▶p.158 Part V Q1。侵襲時に、腸管免疫能改善を目的としてグルタミンが投与されるのは、そのためです。

 グルタミンには、上記以外に、創傷治癒促進、好中球（侵襲時に低下する）の貪食能・殺菌能の増強、筋タンパクの合成促進と崩壊抑制、被膜合成の基質、酸化ストレスの軽減、抗炎症作用などの効果ももちます。

2．アルギニン

 体内で合成される非必須アミノ酸の1つで、細胞膜・核酸タンパクの主要成分です。侵襲下では、体内合成のみでは需要を満たしきれず、相対的に不足してしまいます。

 アルギニンは、酸化窒素合成の基質です。酸素と結びついてNO（一酸化窒素）を生成することで、T細胞（リンパ球の約70％を占める）を増加させ、免疫能を増強させます▶p.84 Part II Q25。ただし、重症敗血症の場合、アルギニンは炎症を助長するので、注意が必要です。

アルギニンには、上記以外に、タンパク質合成亢進による免疫能増強や創傷治癒促進などの効果もあります。

3. 核酸

体内で合成され、細胞増殖・情報伝達・タンパク合成に関与するのが核酸（DNAとRNA）です。核酸は、腸壁細胞の新陳代謝を活発化することで胃腸管（小腸絨毛）の発育を促し、腸管免疫・細胞免疫を増強します。

核酸には、上記以外に、リンパ球機能の正常化・活性化やタンパク質合成の亢進による免疫能の増強、創傷治癒の促進などの効果もあります。

4. n-3系多価不飽和脂肪酸

n-3系多価不飽和脂肪酸には、α-リノレン酸、エイコサペンタエン酸（eicosapentaenoic acid：EPA）などが含まれます。これらは、免疫を強く抑制してしまうプロスタグランジンの生成を抑えて細胞壁を健全に保ち、免疫機能を増強します。

n-3系多価不飽和脂肪酸は、プロスタグランジン以外にも、トロンボキサンA2（血小板を凝集させ、血管・気管支を収縮させる）、ロイコトリエンB2（炎症を促進する）の産生を抑制することで、抗炎症作用（創傷治癒促進）を示します。

免疫栄養素を含む栄養剤の種類[7]

アノム®、インパクト®、イムン®、サンエット®GP、ラコール®が、IEDに分類されます。

これら免疫増強を目的とした経口経腸栄養剤の多くは、高度侵襲における投与を想定されていることから、高濃度のタンパク質が含有されているため、腎機能障害を有する患者に投与するときには注意が必要です。

なお、近年では、オキシーパ®（アルギニンを含まないため、重症敗血症患者にも使える）に代表される免疫調整経腸栄養剤（immuno-modulating diet：IMD）と呼ばれる種類の栄養剤も登場しています。これらは、IED投与によって生じるデメリットを解消できる組成となっているのが特徴です。

（井樋涼子）

ココがポイント！

免疫調整栄養剤は、術後感染予防・創傷治癒促進などの効果があるため、周術期や高度侵襲期の患者への使用が推奨されています。免疫調整栄養剤に含まれる有効成分は、グルタミン、アルギニン、核酸、n-3系脂肪酸などです。

文献
1) 田中芳明：NST栄養管理パーフェクトガイド（下）．医歯薬出版, 東京, 2007：120.
2) 田中芳明：NST栄養管理パーフェクトガイド（下）．医歯薬出版, 東京, 2007：36.
3) 深柄和彦：Immunonutrientsの作用機序．静脈経腸栄養 2007；22（3）：277.
4) 田中芳明：NST栄養管理パーフェクトガイド（下）．医歯薬出版, 東京, 2007：40-42.
5) 日本静脈経腸栄養学会編：静脈経腸栄養ハンドブック．南江堂, 東京, 2011：332-334.
6) 田中芳明：NST栄養管理パーフェクトガイド（上）．医歯薬出版, 東京, 2007.

退院前に、経管栄養を「食品」から「医薬品」に変えるのは、なぜ？

A 経済的負担を軽減するためです。
医薬品なら、3割以下の負担ですみます。

経腸栄養剤の「食品」と「医薬品」、どう違う？

経腸栄養剤には、医薬品扱いのものと、食品扱いのものがあります。

医薬品扱いのものは医療保険の適用となりますが、食品扱いのものは自費で購入する必要があります。

1.「食品」の価格

入院中に経腸栄養剤を使用する場合は、食事代（入院時食事療養費）の範囲で濃厚流動食を使うのが一般的です。その場合、食品に分類される栄養剤でなければ、診療報酬を算定することができません。

しかし、退院して自宅で購入する場合、1か月で3～4万円ほどかかる（表1）こともあり、患者の経済的負担は大きくなります。[1]

2.「医薬品」の価格

薬剤は、健康保険の適用となるため、一般では3割負担、後期高齢者では1割負担です。そのため、医薬品扱いの経腸栄養剤を選択すると、患者負担が大幅に軽減されます。これが、在宅で医薬品が多く選択されている理由です。

また、在宅成分栄養経管栄養法指導管理料の適用となる患者の場合は、成分栄養剤か消化態栄養剤を使わなければなりません（表2）。在宅医療の制度上、入院中とは患者家族の負担が大きく変わるため、どのような療養環境にあるか（殊に介護力、経済事情）を見越した退院計画が必要です。

在宅の療養環境は、個々の患者によってさまざまです。介護にあたる人たちの負担が少なく、けれども希望を奪わない、継続可能なプランを考えていきましょう。

（建宮実和）

ココがポイント！

入院中は、食品扱いの栄養剤でないと、診療報酬で食事代（入院時食事療養費）を算定できません。でも、在宅では、医薬品扱いの栄養剤でないと、自己負担が大きくなってしまいます。

文献
1) 吉野浩之：在宅経腸栄養．PEGドクターズネットワーク．http://www.peg.or.jp/lecture/enteral_nutrition/08.html ［2016年1月18日アクセス］．

表1　食品扱いと医薬品扱いの価格差（例）

食品扱いの場合	医薬品扱いの場合
＜400kcal＝1パックの製品の場合＞ ●20パックで5,760円*とすると、1パック当たり288円 ●1日1,400kcal必要な患者の場合、1日4パック使用することになるので、1日当たり1,152円となる	**＜薬価1mL＝1kcal＝0.61円の製剤の場合＞** ●1日1,400kcal必要な患者の場合は1日当たり854円 ●自己負担が3割ならば1日当たり256.2円、自己負担が1割ならば1日当たり85.4円となる

＊会社、販売業者によって価格（送料、消費税の扱い）は異なる
＊患者や家族の生活状況や介護力によって、通信販売を使うのか、それ以外の方法を使うのか考慮する

表2　在宅成分栄養経管栄養法指導管理料の概要

在宅成分栄養経管栄養法 指導管理料 （月1回）2,500点	●在宅成分栄養経管栄養法とは、諸種の原因によって経口摂取ができない患者又は経口摂取が著しく困難な患者について、在宅での療養を行っている患者自らが実施する栄養法をいう。このうち在宅成分栄養経管栄養法指導管理料算定の対象となるのは、栄養素の成分の明らかなもの（アミノ酸、ジペプチド又はトリペプチドを主なタンパク源とし、未消化態タンパクを含まないもの*）を用いた場合のみであり、単なる流動食について鼻腔栄養を行ったもの等は該当しない。 ●対象となる患者は、原因疾患の如何にかかわらず、在宅成分栄養経管栄養法以外に栄養の維持が困難な者で、当該療法を行うことが必要であると医師が認めた者とする。 ●在宅成分栄養経管栄養法指導管理料を算定している患者（入院中の患者を除く）については、鼻腔栄養の費用は算定できない。

厚生労働省保険局医療課：診療報酬の算定方法の一部改正に伴う実施上の留意事項について（保医発0305第1号）. 平成24年3月5日.

＊該当するのは、成分栄養（エレンタール®、エレンタール®P）、消化態栄養剤（ツインライン®）

経鼻胃管の先端確認。在宅では、どうすればいい？

A 「気泡音聴診」「胃内容の吸引→pH測定」で確認するしかないのが実情です。

先端確認は、なぜ大事？

栄養剤が気管に注入されてしまった結果、呼吸状態が悪化した事例が報道されたことを、覚えている方も多いと思います。

これを受け、日本看護協会や日本医師会など、多職種が参加している「医療安全全国共同行動」では、経鼻栄養チューブ挿入時の位置確認として、表1[1)] に示す対策を推奨しています。

しかし、訪問看護は医師のいない現場ですから、X線での確認ができず、看護師が1人で先端確認を行わなければなりません。意思表示できない患者も多いですし、関節拘縮や頸部後屈などで挿入が困難な場合もあります。

患者本人の協力が得られない状況でカテーテル挿入を行うときは、咳反射や呼吸状態の変化、初回注入後の症状など、患者の反応を総合的に判断しながら行う必要があります[2)]。

在宅でもできる先端確認の方法

1. 気泡音聴診による確認（図1）

カテーテルシリンジで10～20mLの空気をカテーテルへ注入し、心窩部に当てた聴診器で気泡音を聴取できれば先端が胃内にある、と判断する方法です。

このとき、①右下肺野、②左下肺野、③心窩

表1　経鼻チューブ挿入時の位置確認

- チューブ誤挿入のハイリスク患者の識別
- 聴診法を位置確認の確定判断基準にしない
- 経鼻チューブの挿入と位置確認のためのマニュアルの策定及び遵守
- 挿入時記録表の作成と記録の励行
- pH測定をすべての経鼻栄養チューブ挿入時の位置確認の基準に採用する

医療安全全国共同行動ホームページ：危険手技の安全な実施－経鼻栄養チューブ挿入時の位置確認の徹底 How To Guide（ver.1）. http://kyodokodo.jp/index_b.html［2016年1月18日アクセス］

部の3か所を聴診し、心窩部の音が最も強いか確認します。

1人で判断するのが難しいときは、ご家族にも聴取をお願いして確認します。

しかし、現在のところ、エビデンスのある方法ではありません。

2. 胃液のpH測定

まず、胃内容物を吸引し、胃液が吸引されることを確認します（気管に誤挿入された場合は、体液を吸引することはありません）。その後、pH試験紙（図2）でテストし、pH5.5以下であれば栄養剤を注入できるという方法です[1)]。

しかし、正しく挿入されていなくても胃液が吸引されない場合もあり、すべての患者に実施するのは難しいのが実情です。

図1 気泡音の聴診

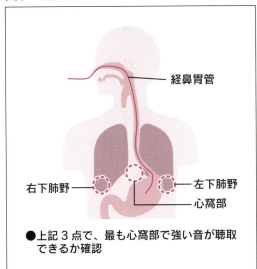

- 上記3点で、最も心窩部で強い音が聴取できるか確認

図2 pH試験紙によるテスト

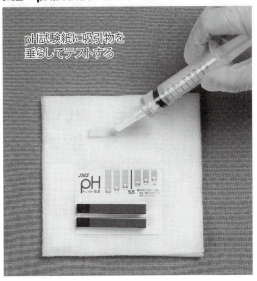

pH試験紙に吸引物を垂らしてテストする

自己抜去で何度もカテーテル挿入しなければならない場合

認知機能に障害があり、チューブを繰り返し抜いてしまう患者もいます。

そのような場合、呼気二酸化炭素検出器による確認を行っている施設もあります（図2）。その施設では、導入後3年間、誤挿入は報告されていないそうです[3]。 （建宮実和）

ココがポイント！

最も確実な確認方法は「X線撮影」です。でも、在宅などで、X線撮影ができない場合は、気泡音聴診・胃液pH測定などで確認するしかありません。最近では、呼気二酸化炭素検出器を用いて確認している施設もあります。

文献
1) 医療安全全国共同行動ホームページ：http://kyodokodo.jp/index_b.html［2016年1月18日アクセス］．
2) 大澤智恵子：「経鼻栄養」「胃瘻」の有害事象を防ぐ．訪問看と介護2013；18（4）：299-305．
3) 清水孝宏，松山美智子，豊見山直樹：経管栄養開始時のチューブ先端・胃内残量評価の必要性．日静脈経腸栄養会誌2015；30（2）：679-683．

半固形化栄養"材"と、半固形化栄養"剤"。どっちが正しい？

どちらも間違いではありません。製品を指すときは「剤」、食品素材も含めて表現したい場合は「材」を使います。

■「剤」と「材」の使い分け

　この"栄養材"と"栄養剤"については「日本栄養形状機能研究会」*1が定義を提唱していますので、それに沿って解説していきます。

　栄養「材」は、いわゆる栄養剤（経腸栄養剤や濃厚流動食など）と、食品素材の両方を含む幅広い範囲を示す言葉です。栄養剤だけではなく、いろいろな素材の形状と機能を包含するということで「栄養材」となっています[1]。

　つまり、栄養剤は製剤そのもの、栄養材は食事を含むすべてを網羅する、ということです。

■液体と固体の間が「半固形」

　液体の栄養材の形状を変化させると、物性が大きく変化します。その結果、液体のものが固体の性質をもつ、つまり、液体でも固体でもなく、どちらの物性をも併せもった栄養材となります。これらの栄養材を半固形化と呼んでいます[1]。

1. 半固形化は、何のために行う？

　半固形化栄養法は、液体栄養剤投与による合併症である、①胃食道逆流による誤嚥性肺炎、②瘻孔からの逆流によるスキントラブル、③持続した下痢、④長時間の同一体位注入による介護の手間や褥瘡発生などを予防・軽減する目的で、液体栄養剤を半固形化するものです。

　この取り組みは、近年、急速に普及してきたものですが、エビデンスの高い報告がほとんどなく、ガイドラインも存在していません[1,2]。

2. 半固形化栄養剤と半固形化栄養材

　半固形化栄養剤は、市販製剤を意味します。

　一方、半固形化栄養材は、①ミキサー食など半固形化の食事、②液体栄養剤を半固形化したもの、③市販の製剤のすべてを含む用語です[1,2]。

　したがって、半固形化栄養"材"、半固形化栄養"剤"のどちらが正しいかではなく、一般的には「剤」を、食品素材も含めた表現にしたい場合には「材」を用いることを、日本栄養形状機能研究会では提唱しています。　　（川口恵）

ココがポイント！

「半固形化栄養剤」は市販されている製剤を、「半固形化栄養材」は半固形化されたすべての食品を指しています。用語を理解して、正しく使い分けましょう。

文献
1) 東口髙志編：胃ろう（PEG）管理Q&A. 総合医学社，東京，2011：132-135, 152-153.
2) 西口幸雄，矢吹浩子編：胃ろう（PEG）ケアと栄養剤投与法. 照林社，東京，2009：248.

---

*1 日本栄養材形状機能研究会：栄養剤の形状と機能に関して、広範な科学的・医学的研究を実施し、新たな栄養療法に関するエビデンスを集積し、臨床導入に向けた基準を作成していくために、2007年に発足した研究会です。

Q27 PEG-Jでも、半固形化栄養剤は使えますか？

A PEG-Jチューブの径は細いため、半固形化栄養剤は使えません。

半固形化栄養剤に適するのは太いチューブ

半固形化栄養剤は、胃瘻栄養において、胃食道逆流や誤嚥性肺炎の予防、下痢の改善、瘻孔からの栄養剤の漏れの改善などの効果を期待して使用します。

半固形化栄養剤の投与に適したチューブは、①内腔が広くチューブが短いもの、②チューブ型では20Fr以上のもの、③ボタン型では接続部の内径が広く接続部のゆるみがないもの、とされています[1)2)]。

PEG-Jで使うチューブは細い

PEG-Jはpercutaneous endoscopic gastro-jejunostomyの略で、経胃瘻的空腸チューブ留置術のことです。直接空腸に瘻孔をつくるPEJ（percutaneous endoscopic jejunostomy：経皮内視鏡的腸瘻造設術）とは違い、胃瘻を介してチューブを空腸に留置します[1)]。

PEG-Jは、PEGだと胃食道逆流による誤嚥性肺炎や瘻孔からの漏れが生じ、半固形化や栄養ポンプなどを用いても効果がない場合に適応となります[1)2)]。

1. PEG-Jの注意点

PEG-Jで使うチューブはバルーン型なので、短期間での交換が必要となります。

チューブを直接空腸に留置するため、下痢を誘発しやすい分割投与を避けて持続投与が基本となること（胃のリザーバー機能が使えないため）、主に十二指腸で吸収される銅・亜鉛・セレン欠乏を起こしやすいことに注意が必要です。

また、細径チューブを用いるため、チューブ閉塞が起こりやすいことから、液体栄養が適応となります。また、閉塞を起こしやすい薬剤の投与に注意が必要です。

＊

したがって、PEG-Jでは、栄養管の径の問題から「液体栄養剤」を、下痢の誘発を避けるために「持続投与」を選択する必要があるため、半固形化栄養剤は適さないのです。　（川口恵）

ココがポイント！

半固形化栄養剤は20Fr以上のチューブでないと投与できないので、細径チューブを使うPEG-Jは対象外です。そもそも半固形化栄養剤はボーラス投与が対象ですから、持続投与が必須のPEG-Jには適さないのです。

文献
1) 東口髙志編：胃ろう（PEG）管理Q&A. 総合医学社, 東京, 2011：54-56.
2) 西口幸雄, 矢吹浩子編：胃ろう（PEG）ケアと栄養剤投与法. 照林社, 東京, 2009：144, 244-250, 258.

すべての薬剤に、簡易懸濁法は適用できますか？

A 55℃以上では不安定な薬、特殊なコーティングの薬には適しません。

簡易懸濁法が適さない薬もある[1]

簡易懸濁法とは、錠剤やカプセルを粉砕・開封せず、そのまま55℃の温湯に入れ、崩壊・懸濁させた後に経管投与する方法です（図1）。

簡易懸濁法を行うためには、その薬が水に崩壊するか否か、薬品の物性によって投与時に問題が生じないかなどの情報が不可欠です。表1 に、簡易懸濁法が適さない薬をまとめます。

1.「55℃」で安定しない薬剤

簡易懸濁法では「温湯20mLに薬剤を入れて10分間自然放置する」ことで、崩壊・懸濁させます。常温で放置（放冷）した場合、10分後に体温と同じ約37℃になるのが、最初の温度55℃です。そのため、55℃で安定性に問題のある薬品は、簡易懸濁法には適しません。

なお、カプセル剤は、日本薬局法で「水50mLを加え37±2℃に保ちながら振り動かすと10分以内に溶ける」ようにできています。したがって、確実にカプセルを溶解するためには、37℃以上を10分間保持する必要があります。

2.「10℃」以下では不安定な薬剤

『内服薬 経管投与ハンドブック』[2] では、原薬が10℃以下で不安定な場合（シクロホスファミド、カリジノゲナーゼなど）は、簡易懸濁法が適さない、としています。

簡易懸濁法のメリット[2]

1. QOLの向上

簡易懸濁法を行うと、薬でチューブが詰まらないため、細いチューブ（8Fr）でも投与でき、患者のQOLが向上します。

2.「つぶさない」ことによるメリット

薬剤を粉砕する場合に比べ、使用できる薬品数ははるかに多く、治療の幅が広がります。

錠剤をつぶさないため、粉砕調剤時・投与時の問題（投与薬品量のロス、安定性を損なうなど）が解決できます。

3. 誤薬のリスクも軽減

錠剤のまま保管できるため、つぶした薬を混ぜて保管するときに生じる配合変化を回避できます。

また、錠剤の鑑別コードで薬品を確認できるため、「つぶした粉をもらっても、何の薬か、わからない…」という状況が起こらず、介護者に喜ばれます。

また、複数の薬剤を一包化している場合は、中止・変更の際、見た目の似ている散剤と間違って処理してしまうなどのリスクを回避できます。

また、特に散剤の場合では、経済的ロスも少

図1　倉田式経管投与法

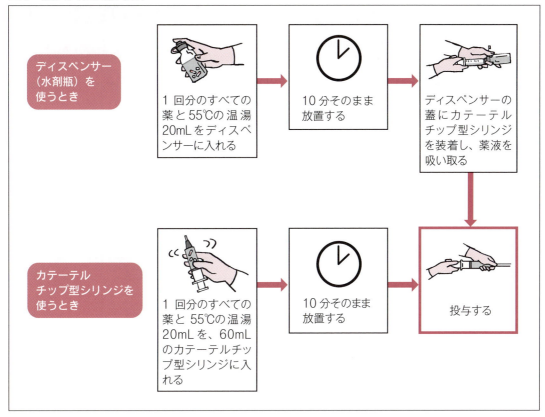

なくできます。散剤の場合、中止・変更時には全部捨てて再処方する必要がありますが、簡易懸濁法では不要な錠剤を抜くだけでよいからです。

　　　　　　　　　＊

　ちなみに『内服薬 経管投与ハンドブック』に記載されている経管投与可能薬品一覧表を利用すると、簡易懸濁法を行うために不可欠な、以下の情報を迅速に確認できます。

①簡易懸濁法による経管投与の適・不適
②コーティング破壊処理の要・不要
③薬品が通過する最小経管栄養チューブ径
④錠剤粉砕可否、カプセル開封可否
⑤同じ薬効分類内での経管投与可能薬品の選択

（井樋涼子）

ココがポイント！

「55℃以上の温湯」に入れると安定しない薬や、徐放薬など特殊なコーティングの薬など、薬効に影響が出てしまう薬は、簡易懸濁法に適しません。簡易懸濁法をするかどうかは、薬剤師や医師と相談して決めるのが安全です。

文献
1) 藤島一郎監修, 倉田なおみへ編：内服薬 経管投与ハンドブック第3版. じほう, 東京, 2015：5.
2) 藤島一郎監修, 倉田なおみ編：内服薬 経管投与ハンドブック第3版. じほう, 東京, 2015：26.
3) 倉田なおみ監修：もっと知りたい！簡易懸濁法Q＆A. じほう, 東京, 2007.
4) 倉田なおみ監修：現場の疑問を解決！簡易懸濁法Q＆A Part2 実践編. じほう, 東京, 2009.
5) 昭和大学薬学部薬剤学教室〜倉田なおみ web site：http://www10.showa-u.ac.jp/~biopharm/kurata/［2016年1月18日アクセス］.
6) 簡易懸濁研究会ホームページ：http://plaza.umin.ac.jp/~kendaku/about/index.html［2016年1月18日アクセス］.

表1 簡易懸濁法の適否

調剤上の問題			粉砕法	簡易懸濁法	
			錠剤粉砕 カプセル開封	錠剤のまま カプセルのまま	コーティング破壊 カプセル開封
1	物理化学的安定性への影響	1-1 光の影響	×	○	△
		1-2 温度・湿度の影響	×	○	△
		1-3 色調変化	×	○	△
2	薬物動態、薬効・副作用への影響	2-1腸溶性、徐放性[※1]の破壊[※1]	×	×	×
		2-2 吸収・バイオアベイラビリティ[※2]の変化[※1]	×	△	×
3	感覚器への影響	3-1味、においの影響[※2]	○	○	○
		3-2 刺激感、しびれ感、収斂性[※3※2]	○	○	○
4	調剤上の問題	4-1粉砕、分割分包によるロス	×	○	○
		4-2混和、混合による配合変化	×	△	△
		4-3他患者薬へのコンタミネーション	×	○	○
5	調剤者への影響	接触、吸入による健康被害	×	○	△
6	調剤業務	6-1煩雑化	×	○	△
		6-2調剤時間増大	×	○	△
		6-3調剤過誤の発見	×	○	△

※1：インタビューフォーム（添付文書などの情報を補完する総合的な医薬品解説書）調査により、可能性のある薬品を除外することで回避可能
※2：経口投与ではないため影響はない
簡易懸濁研究会ホームページ：http://plaza.umin.ac.jp/~kendaku/about/index.html ［2016年1月18日アクセス］. より引用

×：問題あり
○：問題なし
△：多少問題あり

＊1 徐放性：効果が長く続く性質のことです。
＊2 バイオアベイラビリティ：投与された薬物が、どれだけ循環血液中に到達して作用するかを示す指標です。
＊3 収斂性：タンパク変性によって被膜を形成し、細胞膜の浸透圧を低下させる性質です。

Part IV

静脈栄養

Q1 「点滴は食事の代わり」という説明は、正しいの？

A 間違いではありません。ただし、点滴の内容によります。

「点滴で栄養補給」するのは、腸が使えないとき

ヒトは、食事によって栄養状態を維持するのが最も生理的ですから、静脈栄養法よりも、腸管を用いた経口・経腸栄養法のほうが、投与経路として生理的です。そのため、栄養療法は、可能な限り経口・経腸栄養を実施することが強く推奨されています。

しかし、腸管が閉塞・狭窄している場合（腸閉塞）や、小腸の広範囲切除などによって消化管からの栄養吸収能が障害されている場合などは、腸管の使用が困難（あるいは不十分）となるため、やむなく静脈栄養管理が行われます。

点滴だけで、すべての栄養素をまかなうのは難しい

静脈栄養の適応を決定する場合は、まず、栄養アセスメントを行って「栄養療法が必要か」を判断します。その後、患者が必要な栄養素を確保できるよう立案し、栄養管理を行います。

特に、静脈栄養のみで栄養管理を実施する場合は、食事の栄養バランスを考えるのと同様に、カロリー・糖・アミノ酸・脂質・微量元素・ビタミンなどの必要栄養素を過不足なく投与することが重要です。

ただし、高カロリー輸液用微量元素製剤には、人体に必須の微量元素がすべて含まれているわけではありません。

静脈栄養が長期に及ぶ場合、時に微量元素などの欠乏症が起こりえますから、定期的に血液検査などを行う必要があります。

1回点滴しても、しばらく経口に戻せないわけではない

静脈栄養は、高濃度の溶液や電解質を直接血中に投与することになるため、高血糖などの代謝異常や、カテーテル感染による敗血症など重篤な合併症を発症する危険性があります。

ナースとして、静脈栄養に伴う合併症を理解し、その予防・対策を実践するとともに、常に静脈栄養の適応を評価しつつ、早期に経口・経腸栄養へ移行できるようにかかわることが重要です。

（竹腰加奈子／東口髙志）

ココがポイント！

静脈栄養は、腸管が使用できない場合に行われるものですから、「食事の代わり」という表現は間違ってはいません。ただ、点滴だけで、必要な栄養素をすべてまかなうことはできないことを、知っておいてください。

文献
1) 東口髙志：NST実践マニュアル．医歯薬出版，東京，2005．
2) 東口髙志編：NST完全ガイド改訂版．照林社，東京，2009．
3) 日本静脈経腸栄養学会編：静脈経腸栄養ハンドブック．南江堂，東京，2011．

Q2 「TPN」と「IVH」は一緒じゃないの?

A 昔は同じ意味で使われていましたが、違います。正しいのは「TPN」です。

静脈栄養は、2種類ある

静脈栄養法の種類には、末梢静脈栄養（peripheral parenteral nutrition：PPN）と、中心静脈栄養（total parenteral nutrition：TPN）があります。

PPNとTPNのどちらを実施するかは、静脈栄養から投与するエネルギー量と施行する期間を目安に判断します。ASPEN（American Society for Parenteral and Enteral Nutrition：米国静脈経腸栄養学会）のガイドラインでは、消化管を安全に使用できない期間が2週間以上に及ぶ場合にはTPNを選択するとされています。

「TPN」が正しい言い方

TPNは、鎖骨下静脈・内頸静脈・大腿静脈などから中心静脈カテーテル（central venous catheter：CVC）を挿入して栄養投与を行うことで、中心静脈から投与する適切な栄養素を含んだ輸液療法を意味します。

一方、IVH（intra venous hyperalimentation）には「静脈内に高濃度の栄養を投与する」という意味があり、わが国にて考案され普及した和製英語ともいわれています。

NST活動が活発になる前は、中心静脈栄養法をIVHということもありましたが、ワールドワイドな観点で、本来の意味を考えると、正しい使い方ではありません。

PICCを用いたTPN

現在は、肘正中皮静脈や尺側静脈など、触知可能あるいは超音波下に検索・挿入可能な血管を穿刺し、上大静脈内に先端を留置させるPICC（peripherally inserted central venous catheter：末梢挿入型中心静脈カテーテル）も普及しています。

CVCの種類やカテーテル先端がどこに留置されているかを確認し、CVCの利点・欠点を理解したうえでカテーテル管理を行い、適切な栄養管理が行われるようかかわることが大切です。

（竹腰加奈子／東口髙志）

ココがポイント！

TPNは鎖骨下静脈・内頸静脈などから中心静脈カテーテルで栄養投与を行うことを指します。IVHは静脈内に高濃度栄養を投与することを指しますが、本来の意味を考えると、正しい表現とはいえません。

文献
1) 東口髙志：NST実践マニュアル. 医歯薬出版, 東京, 2005.
2) 東口髙志編：NST完全ガイド改訂版. 照林社, 東京, 2009.
3) 日本静脈経腸栄養学会編：静脈経腸栄養ハンドブック. 南江堂, 東京, 2011.

Q3 TPNの微量元素製剤で、十分必要量を摂れますか？

A セレンが足りません。それ以外は、摂れます。

TPNの微量元素製剤だけでは不足する成分がある

　わが国で市販されている微量元素を含む輸液剤はエルネオパ®1種類しかありません。この製剤が含む微量元素の量は、成人における1日必要量として設定されています。欠乏症に対する治療として使用することもできますが、本来は「毎日投与することで健常域を維持する量」として設定されていることを理解しましょう。

　なお、わが国で市販されている微量元素製剤の成分は、鉄・亜鉛・銅・ヨウ素・マンガンで、セレンは含まれていません。そのため、長期TPN（total parenteral nutrition：中心静脈栄養）施行時には、セレン欠乏が生じる危険があります。

　現在、セレンの市販製剤はないので、各施設が院内調剤で対処しているのが現状です。ただ、治験が進行中なので、近い将来には利用できるようになるかもしれません。

TPN製剤のベースは糖・電解質液＋アミノ酸製剤

　TPN製剤の基本組成は「糖・電解質液」「アミノ酸製剤」「高カロリー輸液用総合ビタミン剤」「高カロリー輸液用微量元素製剤」の混合です。原則、脂肪乳剤を併用します。

　多くの場合、高カロリー輸液基本液とアミノ酸製剤に、高カロリー輸液用総合ビタミン剤、

図1　TPN製剤の基本組成

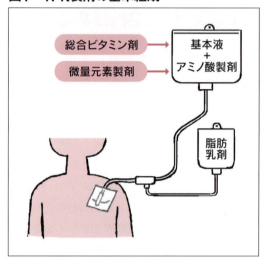

高カロリー輸液用微量元素製剤を混注し、側管か末梢輸液ラインから脂肪乳剤を投与します（図1）。

1. キット製剤を使う場合

　現在、さまざまな組み合わせの高カロリー輸液用キット製剤（表1）が市販されています。

　これらの製剤の最大の利点は、無菌的に調整が可能なことと、簡便なことです。しかし、糖質・アミノ酸・脂肪の投与量・NPC/N比（非タンパクカロリー/窒素比）が製剤により決まっていること、投与量2000mL以下ではビタミン・微量元素投与量が不足すること（2000mL投与でビタミンと微量元素の1日所要量を満たす設計になっているため）に注意が必要です。

表1 キット製剤の種類

製剤	糖	電解質	アミノ酸	総合ビタミン	微量元素	脂肪
高カロリー基本液						
ハイカリック®	○	○				
トリパレン®	○	○				
高カロリー輸液基本液＋アミノ酸製剤						
アミノトリパ®	○	○	○			
ピーエヌツイン®	○	○	○			
ユニカリック®	○	○	○			
高カロリー輸液基本液＋アミノ酸製剤＋高カロリー輸液用総合ビタミン剤						
ネオパレン®	○	○	○	○		
フルカリック®	○	○	○	○		
高カロリー輸液基本液＋アミノ酸製剤＋高カロリー輸液用総合ビタミン剤＋高カロリー輸液用微量元素製剤						
エルネオパ®	○	○	○	○	○	
高カロリー輸液基本液＋アミノ酸製剤＋脂肪乳剤						
ミキシッド®	○	○	○	○		○

2. 院内で調製する場合

キット製剤を用いない場合は、高カロリー輸液基本液や高濃度ブドウ糖液を用い、各種電解質製剤、アミノ酸製剤、高カロリー輸液用総合ビタミン製剤、高カロリー輸液用微量元素製剤を混合して作成します。

その場合、一般的な電解質（ナトリウム、カリウム、クロールなど）だけでなく、カルシウム、マグネシウム、リンなどの投与量にも留意してください。

（土井聖子）

ココがポイント！

TPNの微量元素製剤にはセレンが含まれていません。そのため、長期TPNの場合は、追加投与が必要です。なお、最近では、微量元素を含む輸液剤（エネルオパ®）も、市販されています。

文献
1) 日本静脈経腸栄養学会編：静脈経腸栄養ガイドライン第3版. 照林社, 東京, 2013.

Q4 「TPNのせいで肝機能が悪くなる」って本当ですか？

A 投与内容によっては、悪くなることがあります。

TPNによって肝機能が悪化する場面は、限られている（図1）

1. 脂肪を含まない栄養剤使用時

　TPN（total parenteral nutrition：中心静脈栄養）で、非タンパクカロリーを糖質のみにして脂肪が投与されない場合、糖質（ブドウ糖）が過剰投与となります▶p.140 Part Ⅳ Q3。過剰なブドウ糖は、肝臓で脂肪に変換されて肝臓に蓄積するため、脂肪肝を惹起します。糖質を主体にしたエネルギー補給が原因ですので、エネルギー源に脂肪を併用することで予防できます▶p.30 Part Ⅱ Q1。これは、TPNに関連した肝機能障害です。

　肝機能障害が生じると、肝臓の脂肪変性、脂肪肝のほか、胆汁うっ滞をきたします。重症化すると、慢性・不可逆性となり、肝不全に陥ることもあります。

　胆汁うっ滞は、完全絶食による胆汁排泄抑制、腸管内の栄養素欠如によって消化管ホルモン分泌や胆汁流量が減少し、胆汁の流れが停滞して胆泥・胆石が形成されることで生じます。

　肝臓の脂肪変性は、多くの場合、TPNを中止すると改善します。しかし、TPN長期施行中に見られる慢性胆汁うっ滞肝疾患は不可逆性で、肝不全に至り、死亡することもあります。

2. 敗血症があるとき

　肝機能障害の発生と重症化には、敗血症（カテーテル敗血症やバクテリアルトランスロケーションなど）が大きく関与するといわれています。

図1　TPNで肝機能が悪化する理由

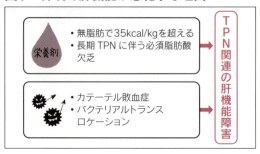

・無脂肪で35kcal/kgを超える
・長期TPNに伴う必須脂肪酸欠乏

・カテーテル敗血症
・バクテリアルトランスロケーション

→TPN関連の肝機能障害

3. 肝機能悪化時の対応

　まず、重症感染症・ウイルス感染・胆道の機械的閉塞・薬剤性肝機能障害など、TPN以外の原因による肝機能障害の可能性を検索します。

　TPNによる肝機能障害が疑われた場合、輸液の投与速度か糖濃度を低下させ、肝機能の推移を見ます。

　定期的に血液検査を行い、注意深く肝機能（血清AST、ALT、γ-GTP、ALP、LDH、直接ビリルビン値など）をモニタリングすることで早期に肝機能障害を診断できます。　（土井聖子）

ココがポイント！

脂肪を含まない栄養剤で必要エネルギーを確保しようとすると、糖質が過剰になり、脂肪肝が生じます。TPNで脂肪乳剤が併用されるのは、そのためです。

文献
1）日本静脈経腸栄養学会編：静脈経腸栄養ガイドライン第3版. 照林社, 東京, 2013：33-46.
2）飯島正平編著：NST加算対応 栄養管理手技マニュアル. メディカ出版, 大阪, 2007：40-76.

Q5 TPNのダブルバッグには、どうして隔壁があるの？

A メイラード反応による変色を防ぐためです。

「糖・電解質液」と「アミノ酸液」を混ぜると変色してしまう

炒めた玉ねぎの褐変、コーヒー豆の焙煎、味噌や醤油の茶色い色は「メイラード反応」によるものです。メイラード反応は、アミノ－カルボニル反応ともいわれ、主に食品に含まれるタンパク質やアミノ酸と糖が化学的に作用して、褐色物質（メラノイジン）を作る反応です。

TPN（total parenteral nutrition：中心静脈栄養法）製剤には、2室のダブルバッグ製剤（糖・電解質液＋アミノ酸液）、3室のトリプルバッグ製剤や4室のクワッドバッグ製剤（糖・電解質液＋アミノ酸液＋ビタミンや微量元素）があります。

糖電解質液とアミノ酸液が隔壁を介して分かれているのは、メイラード反応による褐色変化を防止するためです。この着色は、グルコースとアミノ酸含有量が多いほど、温度が高いほど早く出現する[1]と報告されています。

メイラード反応は、隔壁を開通した瞬間から始まる

生体内でメイラード反応が生じると、活性酸素が発生してDNAが傷つくことをはじめ、さまざまな有害作用が生じると報告されています。

輸液中で生じたメイラード反応の有害作用は明らかになっていませんが、生体内で好ましくない作用が引き起こされる可能性が考えられますし、輸液バッグ内での着色は防止する必要があります。

ダブルバッグ製剤の隔壁を開通した時点から、メイラード反応は少しずつ進み始めるため、開通後はすみやかに使用する必要があります。

また、TPN製剤中のビタミン（B_1、B_{12}、C）は光に不安定であり、時間経過とともに失活することがわかっています。そのため、投与の際は必ず遮光カバーを用いて、ビタミンの失活を防ぐ必要があります。

（大津山樹理）

ココがポイント！

アミノ酸（タンパク質）と糖が混ざると褐変（褐色に変化）するころを、メイラード反応といいます。メイラード反応が生じた輸液を投与すると何が起こるかはわかっていませんが、有害作用が起こりうる可能性があるため、避けたいところです。

文献

1) 和田恭一，岩重秀二，山崎邦夫 他：高カロリー輸液剤の調製と糖質製剤とアミノ酸製剤の配合変化について．J JPN SOC Hosp Pharm 1988；24（11）：31-34．
2) 日本静脈経腸栄養学会編：静脈経腸栄養ハンドブック．南江堂，東京，2011：278．
3) 赤瀬朋秀，中村均編：根拠からよくわかる注射薬・輸液の配合変化．羊土社，東京，2009：71．
4) 日本静脈経腸栄養学会編：静脈経腸栄養ガイドライン第3版．照林社，東京，2013．

末梢輸液の1号液、2号液、3号液。何が違うの?

A ナトリウム、カリウム、糖の濃度が違います。

　輸液は、体液の一部が欠乏しており、経口・経腸的に栄養摂取が不十分なときに、主として静脈から液体を注入することをいいます。

　輸液の目的は、①水分・電解質の維持、②酸塩基平衡の維持、③栄養補給、④循環血漿量の補給・血液浸透圧の維持、⑤体液・電解質異常の補正、⑥静脈確保、⑦薬剤の希釈や特殊病態への対応などです。目的に応じて、選択する輸液は数多く市販されています。

1号液、2号液、3号液は、どれも電解質輸液

　輸液剤は、大きく「電解質輸液」「栄養輸液」「特殊輸液」の3つに分類されます。

　このうち、電解質輸液剤は、電解質組成が細胞外液（血液成分）に似ている「細胞外液類似液」と、さまざまな電解質組成をもつ「複合電解質輸液剤」に分かれます。質問にあった1号液、2号液、3号液（4号液もある）は、複合電解質輸液剤に分類されます。

　輸液を理解するうえで大事なのは、①ナトリウムの濃度、②カリウムの濃度、③糖の割合です。特に、複合電解質輸液剤では、ナトリウムとカリウムの割合が重要です（図1）。

1. 1号液（表1）

　生理食塩液を約半分に薄めた組成になっており、カリウムは含まれていません。

　開始液とも呼ばれ、救急などで患者の病態がわからない状態で輸液を行うときに多く用いられます。

　尿量低下があり、高カリウム血症の可能性がある腎機能障害がある患者にも使用します。

2. 2号液（表2）

　1号液よりナトリウム濃度が低く、カリウムを含んでいます。

　脱水補給液といわれていますが、適応があまりなく、臨床での使用は減っています。

3. 3号液（表3）

　2号液よりナトリウム濃度が低く、カリウムを含んでいます。

　この輸液を約2000mL投与すると、成人に必要な1日あたりのナトリウムとカリウムを補給できます。そのため、維持輸液とも呼ばれ、臨床でも多く使用されています。

4. 4号液

　3号液よりナトリウム濃度が低く、カリウムを含まない輸液です。

　1号液と同様で、腎機能障害患者の維持輸液などに使用されます。

＊

　輸液製剤は、使用目的に応じて選択する必要があります。最初に選択した輸液が、変化する患者の病態に合っているのかを常に確認し、随時変更していかなければなりません。

　患者の状態や検査データをチェックし、医師

図1 複合電解質輸液の違い

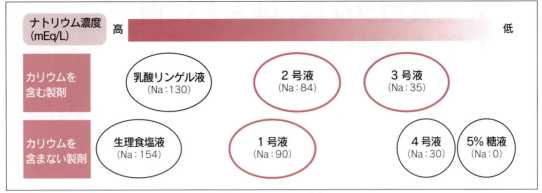

中村美鈴, 布宮伸編: 輸液の知識と患者ケア. 医学書院, 東京, 2008: 51. より引用

表1 1号液の組成

製剤	Na⁺	Cl⁻	乳酸	ブドウ糖 kcal/L	濃度(%)	pH	浸透圧比
ソリタ®T1号	90	70	20	104	2.6	3.5〜6.5	約1

表2 2号液の組成

製剤	Na⁺	K⁺	Cl⁻	乳酸	ブドウ糖 kcal/L	濃度(%)	pH	浸透圧比
ソリタ®T2号	84	20	66	20	128	3.2	3.5〜6.5	約1

表3 3号液の組成

製剤	Na⁺	K⁺	Cl⁻	乳酸	ブドウ糖 kcal/L	濃度(%)	pH	浸透圧比
ソリタ®T3号	35	20	35	20	172	4.3	3.5〜6.5	約1
KN補液MG3号	50	20	50	20	400	10	3.5〜7.5	約3

とともに輸液製剤種類、適応も考えていきましょう。　　　　　　　　　　　（福原真美）

文献
1) 中村美鈴, 布宮伸編: 輸液の知識と患者ケア. 医学書院, 東京, 2008.

ココがポイント！

複合電解質輸液製剤に含まれるのが、「●号液」とつく輸液剤です。病態がわからないときの開始液は1号液、維持輸液には3号液を使います。

生食ロックは、ほんとに血が固まらない?

A 「血が固まらない」のではなく、「逆流を起こさない」ための方法です。

生食ロックは「カテーテルロック」

　カテーテル閉塞は、体動などに伴ってカテーテル内に血液逆流が起こり、その血液が凝血することで起こるといわれています。そのため、できるだけカテーテル内に血液を逆流させない対処として行われるのが、カテーテルロックです。

　生食ロックは、生理食塩液を用いたカテーテルロックです。留置したカテーテル内に生理食塩液を充填し、血液の逆流や凝固、閉塞を予防します。

　ちなみに、従来から行われているヘパリンロックは、ヘパリン加生理食塩液によるカテーテルロックです。

中心静脈カテーテルは、禁忌でなければ「ヘパリンロック」

　末梢静脈カテーテル（peripheral venous catheter：PVC）については、従来から行われているヘパリンロックと比べて「どちらが閉塞しやすいか」に関する結論は、まだ出ていません。

　中心静脈カテーテル（central venous catheter：CVC）については、ヘパリンロックが推奨されています。ただし、まれに、ヘパリンによる副作用（HIT[*1]など）が出現し、ヘパリン使用が禁忌となる場合には、生食ロックが使用されます。

「血が固まらない」より「逆流を起こさない」が大切

　現在のところ、輸液ラインの管理上、生食ロックは、「血が固まらない（閉塞）かどうか？」より「いかにカテーテル内に血液を逆流させないか」がポイントとなります。

　カテーテルが閉塞すると、点滴を投与できず、必要な治療が達成できません。また、部分的な血栓で完全に閉塞していない場合でも、血栓が感染源になってしまいます。特にCVC感染などでは、重篤な状態につながるため、危険です。

　安全な輸液管理のためには、カテーテルロックの正しい技術を習得する必要があります。

1. 手順

①輸液ルート（閉鎖型ルート）と接続部を外す。
②ハブの部分を十分に消毒する。
③生理食塩液かヘパリン加生理食塩液入りシリ

[*1] HIT（heparin-induced thrombocytopenia：ヘパリン起因性血小板減少症）抗血栓薬/抗凝固薬として広く用いられているヘパリンの重大な副作用です。免疫機序を介して血小板減少や血栓塞栓症を引き起こし、適切な治療が行なわれない場合には、生命をも脅かす重篤な病態を呈します。HITと診断されたら、ヘパリンは禁忌となるため、代替の薬剤や生食ロックの適応も考えていきます。

ンジ（プレフィルドシリンジが望ましい）をハブに接続し、パルシングフラッシュ法を用いて注入する（CVCロック）。
④残り1～2mLになったら、シリンジの押し子を押しながら患者側をロックする（陽圧ロック）。

2. パルシングフラッシュ法って？（図1）

液体は通常、最も抵抗の少ないところを流れていきます。そのため、一般的に行われるフラッシュ法では、生理食塩液またはヘパリン加生理食塩液はカテーテルの中心部分を流れていき、カテーテルの壁の汚れをすべて流し落とせない場合があります。

そこで、注射器内の生理食塩液を数回に分けて注入（押して、止めて、押して…）という方法でフラッシュを行うと、液体が波打って濁流が起きるので、より確実にカテーテルの壁の汚れを洗浄できます。この方法が「パルシングフラッシュ」です。

3. 陽圧ロックって？

生理食塩液またはヘパリン加生理食塩液をカテーテル内に注入する際、陽圧をかけたままロックする方法です。

＊

カテーテルロックは、きっちり行う必要があります。気を抜かず、正しい技術をもってカテーテル管理していきましょう。　（福原真美）

図1　各ロックの方法による液体の流れ

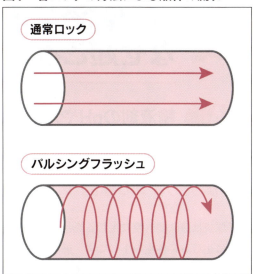

ココがポイント！

カテーテルロックに何を使うか（生食かヘパリンか）よりも、正しい方法でロックできているか、が大切です。ロックの目的は「血が固まらないようにして閉塞を防ぐ」のではなく、「逆流を防ぐことで閉塞を防ぐ」ことなのです。

文献
1) 日本静脈経腸栄養学会編：静脈経腸栄養ガイドライン第3版. 照林社, 東京：83-84, 90.
2) 中村美鈴, 布宮伸編：輸液の知識と患者ケア. 医学書院, 東京, 2008.

末梢輸液での静脈炎や血管痛、なぜ起こるの?

A 輸液剤のpHや浸透圧、物理的刺激や細菌などによって血管内膜が損傷すると、静脈炎となります。

静脈炎の3つの原因(図1)

静脈炎は静脈壁内膜に生じる炎症で、輸液療法中に生じる合併症の1つです。静脈炎による血管痛の機序ははっきりしていませんが、炎症による血管の膨張・収縮が要因ともいわれます。

静脈炎を起こす原因は、大きく3つです。

1. 化学的静脈炎

輸液製剤のpHと浸透圧によるものです。

1) 輸液製剤のpH

酸やアルカリの強い薬剤を注入すると、血管内膜に化学的損傷が起こります。

血液pHの正常値は7.35〜7.45ですが、pH4以下(強酸性)またはpH8以上(強アルカリ性)では、静脈炎の発生リスクが上昇します。

2) 輸液製剤の浸透圧

異なる浸透圧の液体が混ざると、両者は同じ浸透圧になろうとして、高浸透圧の溶液が低浸透圧の溶液から水分を引っ張ります。

血管内に高浸透圧の輸液が注入されると、水分が、血液(低浸透圧)から輸液(高浸透圧)に移動します。

高浸透圧の輸液は、血液だけでなく、血管内

図1 静脈炎の原因

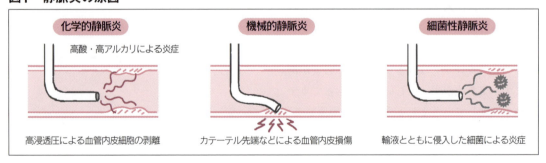

表1 静脈炎を起こしやすい薬剤

強酸性薬剤 (pH4以下)	アドレナリン(ボスミン®注) バンコマイシン塩酸塩(塩酸バンコマイシン注) メトクロプラミド(プリンペラン®注)	モルヒネ塩酸塩(塩酸モルヒネ注) ニトログリセリン(ミリスロール®注) 塩酸シプロフロキサシン(シプロキサン®注)
強アルカリ性薬剤(pH8以上)	フェニトイン(アレビアチン®注) アシクロビル(ゾビラックス®注) カンレノ酸カリウム(ソルダクトン®注)	アミノフェリン(ネオフィリン®注) フロセミド(ラシックス®注) 炭酸水素ナトリウム(メイロン®注)
浸透圧比の高い薬剤	フェニトイン(アレビアチン®注) 炭酸水素ナトリウム(メイロン®注)	

表2 静脈炎モニタリングスケール(文献3-4より引用)

程度	症状	ケア
0	刺入部が正常である	●静脈炎の徴候なし ●注射針を観察する
1	次のうち、1つ以上が明らかに観察される ●刺入部付近の軽度疼痛　●刺入部付近の軽度発赤	●静脈炎の第一の徴候である ●注射針を観察する
2	次のうち、2つ以上が明らかに観察される ●刺入部の疼痛　●紅斑　●腫脹	●初期の静脈炎 ●注射針の刺しかえ
3	すべてが広範囲に明らかに観察される ●注射針に沿った疼痛　●紅斑　●硬結	●中等度の静脈炎 ●注射針の刺しかえと処置を検討する
4	すべてが広範囲に明らかに観察される ●注射針に沿った疼痛　●紅斑　●硬結 ●静脈の索条硬結	●増悪期の静脈炎か血栓性静脈炎の初期 ●注射針の刺しかえと処置を検討する
5	すべてが広範囲に明らかに観察される ●注射針に沿った疼痛　●紅斑　●硬結 ●静脈の索条硬結　●発熱	●血栓性静脈炎の増悪期 ●注射針の刺しかえと処置を実施する

皮を覆う内皮細胞からも水分を引っ張りますから、内皮細胞が剥離し、静脈炎が起こるのです。

浸透圧が2倍以上の輸液では、静脈炎の発生リスクが高くなります。

2. 機械的静脈炎

非感染性の物理的刺激によって血管内膜が損傷するものです。

主な原因は、カテーテル先端による血管内皮細胞の損傷ですが、輸液中に混在した不溶性異物(アンプルのガラス破片、バイアルのゴム栓など)が原因で起こることもあります。

3. 細菌性静脈炎

血管内にカテーテルなどを挿入することで、細菌や真菌が体内に侵入し、血管内膜に炎症を起こすものです。敗血症の原因にもなります。

侵入経路は、①輸液製剤、②三方活栓、③刺入部位、④カテーテル挿入時の手技などです。

静脈炎発生時の対応

静脈炎が発生したらカテーテルを抜去します。

抜去後も、静脈炎スケールや静脈炎モニタリングスケール(表2)などを用いて評価、観察を続けます。

静脈炎の予防:4つのポイント

①できるだけ太い血管で点滴をする
②血管に対し細い針を選択する
③末梢静脈カテーテルの留置部位の交換(96時間以上は留置しない[1])
④徹底した感染対策

(福原真美)

ココがポイント!

静脈炎の原因は、大きく分けて3つです。発生すると、カテーテル抜去が必要となるので、予防が非常に重要です。高浸透圧の輸液や酸・アルカリが強い輸液製剤は、それ自体が静脈炎のリスクとなることを、理解しましょう。

文献
1) 日本静脈経腸栄養学会編:静脈経腸栄養ガイドライン第3版. 照林社, 東京, 2013:88-89.
2) 中村美鈴, 布宮伸編:輸液の知識と患者ケア. 医学書院, 東京, 2008.
3) 三浦奈都子:"一般の輸液剤・抗生剤など"による静脈炎・血管外漏出への対応. エキスパートナース 2012;28(9):70-77.
4) Jackson A. Infection control-a battle in vein: infusion phlebitis. *Nurisng Times* 1998; 94(4):68-71.

糖・アミノ酸輸液製剤を毎日投与するとき、脂肪乳剤も毎日必要？

A 目的によって異なります。必須脂肪酸欠乏の予防が目的なら、20％250mLの脂肪乳剤で週1〜2回の投与が必要です。

 私たちの食生活のなかで、脂肪は、肥満や脂質異常症、動脈硬化などの原因として摂取を避ける傾向があります。脂質吸収を阻害する成分を含む特定保健食品（トクホ）飲料水も発売され、健康を害する「悪い奴」と認識されているように感じます。

 臨床では、患者が絶食となった際に輸液製剤を投与すると思います。その際、糖・アミノ酸輸液製剤だけを投与していませんか？

脂肪は効率よいエネルギー源

 1g当たりのエネルギー量は、糖質4kcal、タンパク質4kcal、脂質9kcalです。つまり、脂質は、糖質やタンパク質の2倍以上効率のよいエネルギー源なのです。

 エネルギー源として糖質のみを投与した場合、高血糖やインスリン分泌に伴う脂肪合成が亢進し、脂肪肝が生じることがあります ▶p.142 Part ⅣQ4 が、脂肪乳剤を併用すると、これらの副作用を低減できます。

必須脂肪酸の摂取は人体にとって「必須」

 体内で合成できない必須脂肪酸は、栄養素として摂取する必要があります。

 必須脂肪酸欠乏症では、成長障害、皮疹などの皮膚症状、創傷治癒遅延、肝障害が出現します。

 脂肪乳剤を投与しない静脈栄養管理下では、小児では約2週間、成人では約4週間で必須脂肪酸欠乏症が発症する[1]と報告されています。

脂肪乳剤は「週1〜2回」

 投与水分量を抑えたい病態にある患者の場合、脂肪乳剤をエネルギー源として使用すると、低水分量で効率よくエネルギーを投与できます。

 例えば、20％100mLの脂肪乳剤のエネルギーは、100mL×0.2（20％）＝20gの脂質を含有しているので、20g×9kcal＝180kcalです。

 エネルギー源としての適正な脂肪乳剤投与比率は、総投与エネルギー量の20％程度です。

 しかし、必須脂肪酸欠乏症予防のための脂肪乳剤投与は、『静脈経腸栄養ガイドライン』では、総エネルギー量の1〜4％程度をリノール酸、0.5％をαリノレン酸として投与すればよいとされています[2〜5]。

 リノール酸4％とαリノレン酸0.5％は、総エネルギー量の約5％に当たります。総投与エネルギー量1,600kcal/日なら80kcal（8.88g≒9g）、総投与エネルギー量1,200kcal/日なら60kcal（6.66g≒7g）です。これが1日当たりのリノール酸とαリノレン酸の必要量です。

図1 脂肪乳剤の投与量の考え方

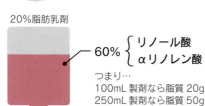

わが国の脂肪乳剤は、約60%がリノール酸とαリノレン酸で占められていますから、1週間に換算すると総投与エネルギー量1,600kcalの場合は63g、総投与エネルギー量1,200kcalの場合は49gの脂肪乳剤が必要ということになります。

20%100mLの脂肪乳剤なら脂質の量は20gなので1週間で2〜3回、20%250mLの脂肪乳剤なら脂質の量は50gなので1週間に1〜2回、投与することで必須脂肪酸欠乏症を予防できます（図1）。

（大津山樹理）

ココがポイント！

「何のために脂肪乳剤を投与するのか」によって、投与頻度は異なります。エネルギー補給が目的ならば、毎日投与しなければなりません。でも、必須脂肪酸欠乏の予防が目的ならば、週2回の投与で大丈夫です。

文献

1) O'Neill JA Jr, Caldwell MD, Meng HC. Essential fatty acid defi-ciency in surgical patients. Ann Surg 1977; 185 (5) : 535-542.
2) Holman RT, Johnson SB, Hatch TF. A case of human linolenic acid deficiency involving neurologic abnormalities. Am J Clin Nutr 1982; 35 (3) : 617-623.
3) Wiese H, Hansen A, Adam D. Essential fatty acids in infant nutrition. J Nutr 1985; 66: 345-360.
4) Collins FD, Sinclair AJ, Royle JP, et al. Plasma lipids in human linoleic acid deficiency. Nutr Metab 1971; 13 (3) : 150-167.
5) Mascioli E, Lopes S, Champagne C, et al. Essenntial Fatty acid deficiency and home total parenteral nutrition patients. Nutrition 1996; 12 (4) : 245-249.
6) 塚本哲也, 真島吉也, 田代亜彦 他：不飽和脂肪酸の臨床 静脈経腸におけるリノール酸最少投与量について. JJPEN 1992；14：135-138.
7) 日本静脈経腸栄養学会編：静脈経腸栄養ガイドライン第3版. 照林社, 東京, 2013：40.
8) 田中芳明：NST栄養管理パーフェクトガイド（上）. 医歯薬出版, 東京, 2007.
9) 足立香代子：足立香代子の実践栄養管理パーフェクトマスター. 学研メディカル秀潤社, 東京, 2010.
10) 東口髙志：NST完全ガイド改訂版. 照林社, 東京, 2009.
11) 日本静脈経腸栄養学会編：静脈経腸栄養ハンドブック. 南江堂, 東京, 2011.

Q10 脂肪乳剤は、どうして速く点滴してはいけないの？

A 速く点滴すると脂肪の分解が間に合わず、きちんと代謝されないからです。

消化管に入った脂肪は、リポタンパクとなって血中に入る

まず、脂肪（トリグリセリド）の消化・吸収について復習しましょう▶p.62 Part II Q15。

脂肪は、消化管内で、脂肪分解酵素である膵リパーゼによって「遊離長鎖脂肪酸」「ジグリセリド」「モノグリセリド」へ分解されます。これら3つは不溶性なので、そのままでは腸管から吸収されません。そのため、胆汁酸によってミセル化（水に溶けやすい親水性の構造体となること）されて、小腸上皮細胞から吸収されます。

吸収された脂肪酸のうち、「短鎖脂肪酸」「中鎖脂肪酸」は、直接門脈に移行します。

しかし、ミセル化された遊離長鎖脂肪酸とモノグリセリドは、小腸上皮細胞内で再びトリグリセリドとなり、アポタンパク・コレステロール・リン脂質でできた膜に覆われて、キロミクロンとなってリンパ管に移行し、胸管から鎖骨下静脈に入って血液に合流し、全身に運搬されます。つまり、血液中の脂肪粒子は、キロミクロンのようなリポタンパクという形態をとっているのです。

加水分解とは、リポタンパクが、LPL（Lipoprotein lipase：リポタンパクリパーゼ）によって、エネルギーとして利用できる脂肪酸とグリセロールに分解される過程のことです。

脂肪乳剤中の脂肪は、アポタンパクと結合しないとリポタンパクになれない（図1）

脂肪乳剤中に含まれる人工の脂肪粒子は、キロミクロンに似た形状（リン脂質でできた膜で覆われたトリグリセリド）をしています。

血管内に入った人工の脂肪粒子は、HDL（high density lipoprotein：高比重リポタンパク）から転送されたアポタンパクと結合してリポタンパクになったあと、LPLによって加水分解され、末梢組織でエネルギーとして利用されるのです。

したがって、脂肪乳剤を急速に投与すると、HDLからのアポタンパクの転送が間に合わず、加水分解を経ていない（リポタンパク化されていない）人工の脂肪粒子が血液中にあふれるため、高脂血症を引き起こします。

ちなみに、脂肪粒子が効率よくリポタンパク化される速度として、ガイドラインで強く推奨されているのは「0.1g/kg/時」です。この速度で20％脂肪乳剤を投与する場合、「（体重［kg］÷2）mL/時より遅い速度で投与する」と覚えておくと便利です。

（谷口めぐみ／東口髙志／森直治）

図1　脂肪乳剤の吸収過程

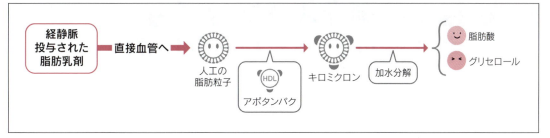

ココがポイント！

脂肪をエネルギーとして使うためには、最終的に、リポタンパクを加水分解しなければなりません。血管内に投与された脂肪製剤がリポタンパクになるためには、アポタンパクと結合する過程が必要なので、ゆっくり時間をかけて投与する必要があります。

文献

1) 大柳治正監修：やさしく学ぶための輸液・栄養の第一歩 第三版．大塚製薬工場，2012：85-95．
2) 深柄和彦：脂肪乳剤の問題点．静脈経腸栄養2013；28（4）；3-7．
3) 丸山道生：三大栄養素の「体内」への旅を追う．東口髙志編，JJNスペシャル 実践！臨床栄養，医学書院，東京，2010：35-42．
4) 標葉隆三郎：生まれ変わる身体，姿を変える栄養素．東口髙志編，JJNスペシャル 実践！臨床栄養，医学書院，東京，2010：50-55．

Column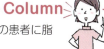

　脂肪乳剤が効率よくリポタンパク化される速度「0.1g/kg/時」で、体重50kgの患者に脂肪乳剤を投与する場合について、具体的に見ていきましょう。

　20%100mL製剤を投与する場合、体重あたり0.1g/時ですから、5g/時の投与です。20%100mL製剤の脂肪含有量は20g ▶p.150 PartⅣQ9 ですので、20g÷5g＝4時間で投与となります。

　一方、20%250mL製剤の脂肪含有量は50gですから、50g÷5g＝10時間という長い時間をかけて投与しなければなりません。

　添付文書には「20%250mL製剤を3時間以上かけて投与」とありますが、3時間では理論上速すぎるので、脂肪粒子が十分に代謝されるようにきちんと計算しましょう。

脂肪乳剤を入れ続けても、中性脂肪は高くならないの？

A 適切な投与量・投与速度を守っていれば、高脂血症にはなりません。

人工脂肪粒子がリポタンパクになるには時間がかかる

先述のように 、脂肪乳剤の投与速度が速すぎると、HDL（High density lipoprotein：高比重リポタンパク）からのアポタンパクの転送が間に合わず、血液中にエネルギーとして利用できない人工の脂肪粒子があふれてしまい、高脂血症（中性脂肪濃度の上昇）が生じます。

つまり、毎回、速い速度で投与を続けていると、中性脂肪が上昇するリスクがある、ということです（図1）。

言い換えれば、「1g/kg/日までの投与量」[1]と「0.1g/kg/時の投与速度」で脂肪乳剤を投与していれば、脂肪粒子を効率よくエネルギーとして利用できるため、血液中の中性脂肪が高くなる危険性は、限りなく低いといえます（図2）。

急速投与では血栓のリスクも

脂肪乳剤の急速投与は、高脂血症以外にも、毛細血管に脂肪粒子が詰まり、血栓などを引き起こす危険性もあるため、投与速度には注意が必要です。　　（谷口めぐみ／東口髙志／森直治）

ココがポイント！

脂肪乳剤投与で中性脂肪が高くなるのは「投与速度が速すぎるとき」と「多量に投与したとき」だけです。なかでも投与速度が速すぎると、高脂血症だけでなく、人工の脂肪粒子が血管に詰まり、血栓が生じるリスクがあるので、注意しましょう。

文献
1) 日本静脈経腸栄養学会編：静脈経腸栄養ガイドライン第3版. 照林社, 東京, 2013：41, 144-146.
2) 入山圭二：中心静脈栄養施行時の脂肪乳剤投与の現状と問題点. 栄評治2009；26（4）：44-47.
3) 深柄和彦：脂肪乳剤の問題点. 静脈経腸栄養2013；28（4）：3-7.
4) 飯島正平：三大栄養素、それぞれの役割. 東口髙志編者, JJNスペシャル 実践！臨床栄養. 医学書院, 東京, 2010：56-69.

図1 投与速度による血中トリグリセリド濃度の違い

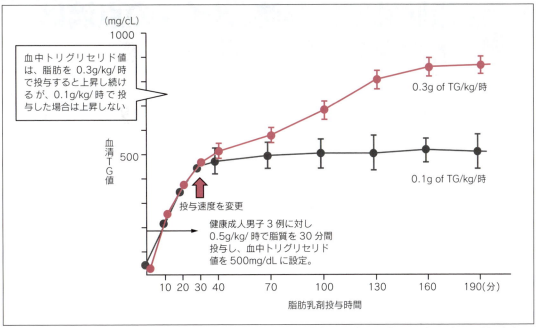

Iriyama K, Tonouchi H, Azuma T, et al. Capacity of high-density lipoprotein for donating apolipoproteins to fat particles in hypertriglyceridemia induced by fat infusion. *Nutrition* 1991; 7（5）: 353-357.より引用

図2 体内での脂肪乳剤の分解

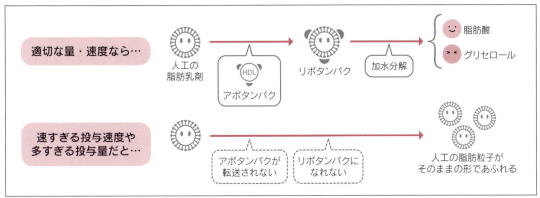

Column

脂肪乳剤であるイントラリポス®のインタビューフォームでは、他剤との配合変化（物理化学的変化）として、「本剤に他の薬剤を混合しないこと、また、血漿増量剤（デキストラン、ゼラチン製剤等）の投与後96時間までは本剤の投与を避けること」とあります。[1]

側管からの投与を「配合」ととらえるかどうかが焦点となりますが、側管投与した薬剤がメインの点滴と接触する時間は非常に短いため、「配合」とはいいがたい、ということから、ガイドラインで側管投与も許容されていると考えられます。

文献
1) 大塚製薬工場：イントラリポス®インタビューフォーム改訂第4版. 2005. http://www.otsukakj.jp/med_nutrition/dikj/intervie/il_if.pdf ［2016年1月18日アクセス］.

Q12 脂肪乳剤投与時、メインの点滴は止めなくてもいい？

A 止めなくても大丈夫です。ただ、他の薬剤や輸液に混ぜて投与するのは禁忌です。

脂肪乳剤は側管投与してもよい

脂肪乳剤は、配合変化の観点から、原則として単独投与が望ましいとされています。ただし、『静脈経腸栄養ガイドライン』では、中心静脈ラインの側管から投与可能（推奨度ランクBⅢ）とされています ▶p.153 コラム 。

投与時間の短い末梢静脈栄養であれば、投与終了後や、滴下の一時休止によって、脂肪乳剤のみでの投与も可能です。しかし、中心静脈栄養の場合、脂肪乳剤を投与するために、わざわざ末梢から別のルートを確保するのは、医療者の業務が繁雑になるだけでなく、何より患者に余計な苦痛やストレスを与えてしまうことも考慮しないといけません。

しかし、脂肪乳剤自体に微生物が繁殖しやすいため、感染管理の観点から考えると「ぜったい大丈夫」とはいえません。

脂肪乳剤は他剤と混注してはいけない

ピギーバック法＊1で脂肪乳剤を投与する際、メインの点滴を必ずしも止める必要はありません。ただし、中心静脈ラインの側管から投与する場合は、厳重な清潔操作が必要です。

※ ピギーバック法：輸液セットの側注管に別の輸液セットを用いて薬液を接続注入する方法。

また「脂肪乳剤に他の薬剤を混注すること」「他の輸液製剤に脂肪乳剤を混合して投与すること」は禁忌であることを覚えておきましょう。

以上から、脂肪乳剤の投与時には、以下のことに留意することを推奨します。

①脂肪乳剤と輸液セットの接合部や側注部の衛生管理に注意する（脂肪乳剤の粒子径は大きく高カロリー輸液のフィルターを通過せず、フィルターより患者側の側管から投与しなければいけないため）
②脂肪乳剤を投与する輸液セットは24時間ごとに交換する
③脂肪乳剤投与後に生理食塩液でフラッシュを行う
④脂肪乳剤は24時間以内に投与を終了する
⑤脂肪乳剤への混注はしない

（谷口めぐみ／東口髙志／森直治）

ココがポイント！

脂肪乳剤は、単独ルートで投与するのが原則ですが、中心静脈栄養の場合、側管から投与することも可能です。脂肪乳剤には微生物が繁殖しやすいため、衛生管理を徹底し、厳重な清潔操作で行うことが大切です。

文献
1) 入山圭二：中心静脈栄養施行時の脂肪乳剤投与の現状と問題点. 栄評治2009；26（4）：44-47.
2) 日本静脈経腸栄養学会編：静脈経腸栄養ガイドライン第3版. 照林社, 東京, 2013：41.
3) 飯島正平：三大栄養素、それぞれの役割. 東口髙志編, JJNスペシャル 実践！臨床栄養. 医学書院, 東京, 2010：56-69.

Part V

病　態

Q1 バクテリアルトランスロケーションって、どんなロケーション？

A 「ロケーション（位置）」ではなく「トランスロケーション（移動）」です。腸管内の細菌が「全身へ侵入」することをバクテリアルトランスロケーションといいます。

translocation は移動、location は位置という意味です。location ではなく translocation と正しく覚えましょう。

バクテリアルトランスロケーションは「腸内細菌の移動」

腸管内の細菌が、本来いるべき腸管内腔から、他の場所（全身）へ侵入する現象のことを、bacterial translocation（バクテリアル　トランスロケーション）といいます。

最近では「腸管の防御機能が破綻すると、腸内細菌・エンドトキシン・真菌を含めたすべての微生物やその菌体成分が、腸管内腔から全身へ移行するという」概念に拡大されて、microbial translocation（マイクロビアル　トランスロケーション）と再定義されています。

腸管免疫の主役は小腸

1. 腸管粘膜の絨毛にあるGALTが腸管免疫の要

小腸は、十二指腸→空腸→回腸と続く細長い管で、消化管の3/4を占めます。小腸の表面は、絨毛が生えたたくさんの輪状のヒダをもつ粘膜で覆われています。この輪状ヒダと絨毛・さらに細かい微絨毛まで含めると、小腸の表面積は約600倍にもなります。この広い表面積で、消化・吸収の90％以上が行われています。

腸管は、全身のリンパ系組織の60～70％を占める免疫臓器です。腸粘膜の免疫学的バリアを担うのがGALT（ガルト）（gut-associated lymphoid tissue：腸管関連リンパ組織）です。GALTでは、病原体などの抗原刺激で免疫担当細胞が活性化され、形質細胞が誘導されることでIgA（immunoglobulinA：免疫グロブリンA）が分泌されて防御抗体として作用します。

この免疫学的バリアのはたらきが、腸管外への腸内細菌や病原体の移動を防いでいるのです。

2. バクテリアルトランスロケーションは絨毛が萎縮すると生じる

腸管の絨毛は、高度侵襲（重症感染症、手術、急性膵炎など）、長期間の消化管不使用、全身的な栄養不良などがあると、廃用性萎縮を起こします。その結果、腸管免疫能の低下や腸管粘膜バリアの破綻が起こり、腸内細菌が過剰に増殖してしまいます。

すると、本来ならば、消化管内にとどまっている細菌やその毒素が、粘膜細胞のバリアを超え、血流やリンパを介して体内の至るところに移行します。これが、バクテリアルトランスロケーションです（図1）。

最近では、バクテリアルトランスロケーションがSIRS（サース）（systemic inflammatory response syndrome：全身性炎症反応症候群）や敗血症などを引き起こし、最終的にMOF（multiple organ failure：多臓器不全）に至る、との考え

図1 バクテリアルトランスロケーションの病態

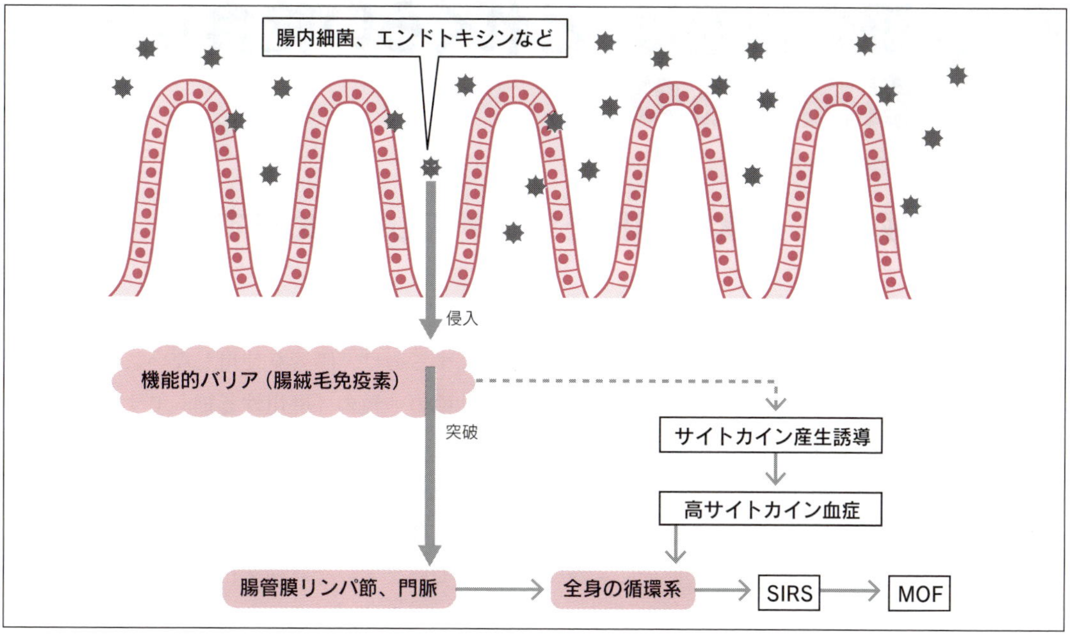

腸内細菌、エンドトキシンなど
↓ 侵入
機能的バリア（腸絨毛免疫素）
↓ 突破
サイトカイン産生誘導
↓
高サイトカイン血症
↓
腸管膜リンパ節、門脈 → 全身の循環系 → SIRS → MOF

方が提唱され、注目を集めています。

バクテリアルトランスロケーションは、どう防ぐ？

1. 長期間の腸管不使用を避ける

バクテリアルトランスロケーションは、長期間の絶食を要因とすることが多いです。

長期絶食が腸管粘膜の萎縮を引き起こしうることを念頭に置き、静脈栄養は経腸栄養が非適応のときだけ、最短期間にとどめることが原則です。

2. グルタミンを投与する

グルタミンは、腸粘膜細胞やリンパ球、マクロファージの重要なエネルギー源です。タンパク合成などに用いられるため侵襲下で需要が増すので、条件付必須アミノ酸と呼ばれます。グルタミンは、経腸栄養剤にも含まれています。

3. 水溶性食物繊維を投与する

プロバイオティクス（生きた乳酸菌やビフィズス菌）と、プレバイオティクス（水溶性食物繊維など）を同時に投与すると、短鎖脂肪酸が産生されます ▶p.118 PartⅢ Q18。

短鎖脂肪酸は、腸内細菌叢を整え、腸粘膜の増殖ホルモンの分泌促進、腸粘膜の増殖、抗炎症作用を発揮し、バクテリアルトランスロケーションの発生を抑制すると考えられています。

（小西尚美）

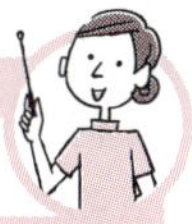

ココがポイント！

高度侵襲や長期絶食などによって腸管機能が弱まり、バクテリアルトランスロケーションが起こって腸内細菌が全身に移動した結果、SIRSや敗血症を引き起こしてMOFに至る要因となりうると考えられています。

文献
1) 日本静脈経腸栄養学会認定委員会編：日本経腸栄養学会認定試験基本問題集. 南江堂, 東京, 2012：129-130.
2) 日本静脈経腸栄養学会編：静脈経腸栄養ハンドブック. 南江堂, 東京, 2011：23-61, 193-195.
3) 東海林徹, 山東勤弥監修：栄養サポートチームQ＆A. じほう, 東京, 2007：192-194.
4) 岡田正監修：臨床栄養治療の実践 病態別編. 金原出版, 東京, 2008：469-470.

Q2 腸の絨毛は、どれくらい絶食したら萎縮するの？

A 絨毛は、絶食2〜3日たつと萎縮しはじめます。

小腸は、長さ約6〜8mの管状の臓器で、栄養を吸収するはたらきがあります。

小腸の内壁には、絨毛と呼ばれるひだ状の突起が密集しており、絨毯のようになっています。この絨毛の小突起の表面を加えると、成人男性の小腸の表面積は、テニスコート一面分にもなるといわれています。このように広い面積で、あらゆる消化物から栄養を吸収しているのです（図1）。

また、絨毛内には、免疫学的な防御機能をもつ腸管関連リンパ管が多数存在しています。そのため小腸は、全身免疫の観点から見ても重要な臓器です。

絶食すると、絨毛に栄養が届かない

何らかの原因で絶食になると、腸管のはたらきが悪くなり、絨毛が萎縮します。

なぜなら、絨毛先端部への栄養供給は、腸管内にエネルギー源（グルタミンなど）が送り込まれることではじめて成立するからです。動脈血から栄養供給を受ける絨毛下端の細胞は保たれても、絨毛先端部に栄養が供給されなければ、絨毛は萎縮してしまいます。[1]

絨毛が萎縮すると、免疫機能が落ちる

絶食で、中心静脈栄養となったとき、絨毛が萎縮するのは、腸管を使用しないことによる腸管粘膜の一種の「廃用性萎縮」です。

絨毛の細胞の寿命は、約24時間と大変短いので、絶食によって腸管内に栄養が供給されないと2〜3日で腸の絨毛が萎縮しはじめると考えられています。それゆえ、絶食期間を短くすることは大変重要です。

絨毛が萎縮すると、善玉菌が減少し、腸管腔内で病原菌が増殖します。すると、病原菌そのものだけでなく、産成された毒素も腸管の粘膜細胞を通過して体内に侵入してしまいます。これが、バクテリアルトランスロケーションです
▶p.158 Part Ⅴ Q1。

バクテリアルトランスロケーションを起こさないためには、可能な限り腸管を使用することが大切です。

（渡邉なつき）

ココがポイント！

絨毛の細胞の寿命は約24時間なので、絶食してから2〜3日で萎縮しはじめます。ガイドラインで「術後48時間以内に経腸栄養を開始すること」が推奨されているのは、そのためです。絨毛が萎縮すると、バクテリアルトランスロケーションが起こる危険性があります。

文献

1) 大熊利忠：経腸栄養法の適応と投与方法．大熊利忠，金谷節子編，キーワードでわかる臨床栄養 改訂版，羊土社，東京，2011：160．
2) 巽博臣，升田好樹，後藤京子：経腸栄養開始時の条件；循環の安定性の評価、腸管機能評価、合併症対策．日静脈経腸栄会誌 2015；30（2）：660．

図1 小腸粘膜の構造

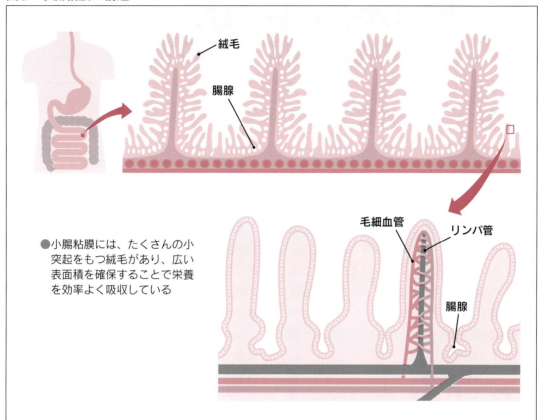

●小腸粘膜には、たくさんの小突起をもつ絨毛があり、広い表面積を確保することで栄養を効率よく吸収している

Q3 萎縮した腸の絨毛は、どうすれば回復するの？

A 経口摂取や経腸栄養で回復します。

絨毛の回復には腸を使う必要がある

　萎縮した絨毛を回復させるには、萎縮した絨毛でも吸収可能な、何らかの栄養を腸内に送る必要があります。有効なのは、絨毛の主要なエネルギー源となるグルタミンです。また、腸管粘膜細胞のエネルギー基質になる短鎖脂肪酸 ▶p.93 PartⅢQ2 や、短鎖脂肪酸を産生する水溶性食物繊維も有効です。

　そして、絨毛が回復した後は、腸内環境を整えるため、ビフィズス菌や乳酸菌などの善玉菌を増殖させるのがよいでしょう ▶p.116 PartⅢQ17 ▶p.118 PartⅢQ18。善玉菌のエサになる代表格は、オリゴ糖や食物繊維です。

　つまり、絨毛の発育を促すためには、グルタミンと食物繊維、その後の腸内環境を整えるためにオリゴ糖を投与するのがよいでしょう。これら3種の栄養素を組み合わせたものとしてGFO（グルタミン、ファイバー、オリゴ糖）というサプリメントが市販され、使用している病院も多くあります。

絨毛の萎縮を防ぐには、腸管を使うしかない

　最も大切なのは、萎縮させないように経口摂取や経腸栄養を継続することですが、病状が不安定な場合や検査や手術など、やむを得ず絶食しなければいけないことも多いです。

　では、腸管を使用しないとどんなことが起こるか、考えてみましょう。

　まず、消化管の吸収障害やバクテリアルトランスロケーションが思い浮かびます ▶p.160 PartⅤQ2。消化液の分泌も減少します。なかでも胆汁分泌が低下すると、肝臓内で胆汁がうっ滞し、肝機能障害が起こる可能性があります ▶p.142 PartⅣQ4。

　これらを予防するには、腸管を使用することが第一ですから「腸管を使用してもいいか」という判断は、とても重要です。本当は使用できるのに、今までの経験や間違った慣習から絶食と判断してしまわないよう、腸管を使用できない（つまり、経腸栄養が難しい）と考えられる疾患や病態を理解しておきましょう ▶p.27 PartⅠQ15。

（渡邉なつき）

ココがポイント！

絨毛のエネルギー源は、グルタミンです。グルタミンに加えて、腸内環境を整えてくれる水溶性食物繊維とオリゴ糖も併せて投与すると、絨毛の発育とともに腸内環境を整えることができます。

文献
1) 大熊利忠：経腸栄養法の適応と投与方法．大熊利忠，金谷節子編，キーワードでわかる臨床栄養 改訂版，羊土社，東京，2011：160．
2) 巽博臣，升田好樹，後藤京子：経腸栄養開始時の条件；循環の安定性の評価，腸管機能評価，合併症対策．日静脈経腸栄養会誌 2015：30（2）：660．

＊1 GFO療法：グルタミン（G）・水溶性ファイバー（F）・オリゴ糖（O）を投与すること。水で溶解し、経口・経鼻経管・胃瘻から投与できる製剤が、食品として販売されています。

脂肪吸収障害があるかどうかは、どうすればわかる？

A 脂っぽく水に浮く便なら、脂肪吸収障害を疑います。

　脂肪吸収障害があると脂肪便が排出されます。脂肪便は、少し光沢があり、脂があるように見えます。

　また、脂肪は比重が軽いため、水に入れると浮きます。したがって、便器の水に便が浮く場合は、脂肪吸収障害かもしれません。

　脂肪吸収障害が高度になると、下痢、白っぽい便、酸味のある悪臭がすることがあります。

　なお、健康な人でも、脂肪の多い食べ物を食べすぎて消化不良を起こすと、一時的に脂肪便になることもあります。

脂肪吸収障害の原因は4つ

　消化吸収障害は、消化液の不足や消化酵素の欠損、消化管の運動障害や有効吸収面積の減少など、さまざまな原因で生じます。なかでも脂肪吸収障害は、以下の要因で生じます。
①肝硬変や閉塞性黄疸などで胆汁酸の排出障害や濃度低下があり、脂肪のミセル化が阻害されるとき
②慢性膵炎や膵術後などで膵液中の消化酵素（リパーゼ）の分泌障害があり、消化が十分できないとき
③短腸症候群やクローン病などで小腸の吸収面積が少なくなったとき
④リンパ腫などでリンパ管の流れが悪くなったとき（脂肪はリンパ管を経て静脈に合流する）

文献
1) 日本静脈経腸栄養学会編：静脈経腸栄養ハンドブック．南江堂，東京，2011：23-61．
2) 門脇孝，永井良三編：内科学．西村書店，東京，2012：341-2，865-866．

脂肪吸収障害の判断法

　脂肪吸収障害を直接判断できる方法はありません。そのため、脂肪吸収障害の有無は、消化管の切除や膵炎・肝炎などの既往や消化吸収障害を伴う合併症の有無、血液データや画像診断の結果、下痢・脂肪便・貧血・体重減少・無月経・脂溶性ビタミン欠乏症状や低栄養状態などの臨床症状を包括して判断します。

1．脂肪便の検査

　定性的検査として、ズダンⅢ染色法があります。これは、糞便中の脂肪成分に親和性の高いズダンⅢ染色液を用いて、便塗抹標本の脂肪を染色し、1視野（×100）に脂肪滴がいくつあるかを数えることで診断する方法です。

　定量的検査としては、一定の期間高脂肪食を摂取し、排泄されるすべての糞便中の脂肪量を測定する方法もあります。

　また、脂肪吸収障害の判定として、^{13}C-トリオレイン酸を投与した後の呼気中蓄積$^{13}CO_2$排出量を測定する呼気検査が有用との報告もあります。

（小西尚美）

ココがポイント！

脂肪の吸収が阻害されると「脂肪便」となります。油っぽく水に浮くようであれば、脂肪便です。脂肪便を判断する定性的検査にズダンⅢ染色法があります。

胆汁性下痢っていうけれど、胆汁の何が、下痢に関係するの？

A 胆汁酸の減少が、下痢を引き起こします。

胆汁は脂肪代謝の要

　胆汁は、肝細胞で1日600〜800mL生成され、毛細胆管に分泌されます。その成分のほとんどが水で、胆汁酸・ビリルビンなど固形成分は2〜5％です。毛細胆管に分泌された胆汁は、肝管と総胆管を通って胆嚢に入り、5〜10倍に濃縮された状態で蓄えられます。

1. 胆汁酸の働きは「脂質のミセル化」である

　脂肪を含む食物が十二指腸に達すると、十二指腸粘膜上皮より分泌された消化管ホルモンがはたらき、胆汁を十二指腸に放出します。

　胆汁は、脂質の分解に関係しています。胆汁の主成分である胆汁酸と、膵液中の膵リパーゼが、脂質を脂肪酸とグリセロールに分解し、これらは小腸粘膜から吸収されます。

　脂質分解における胆汁酸のはたらきは、膵リパーゼのはたらきを助けて脂質をミセル化することで、直接脂質を分解しているわけではありません。

2. 胆汁酸の多くは肝臓に戻って再使用される

　さて、胆汁酸は肝臓でコレステロールによって合成され、胆汁中に排泄されます。

　胆汁酸の90〜95％は小腸（特に回腸末端部）で再吸収され、門脈を経て肝臓に戻り、毛細胆管に再分泌されます。これが、1日4〜12回行われている「胆汁酸の腸肝循環」です（図1）。

胆汁性下痢は、胆汁酸の腸肝循環が破綻して起こる

　何らかの原因で胆汁酸が小腸から再吸収されないときに「胆汁性下痢」を認めます。

　胆汁酸吸収不良の程度が軽ければ、肝臓における胆汁酸合成によって代償されるため、下痢になることはありません。しかし、例えば回腸末端部が切除されると、胆汁酸は再吸収される場を失い、大腸に大量に流れ込みます。その結果、大腸粘膜の酵素が活性化され、水分や電解質、特にナトリウムの分泌が亢進して腸管内の水分が増え、下痢に傾きます。これが「胆汁性下痢（胆汁酸性下痢）」です。

　また、胆汁酸が再吸収されないということは、腸肝循環による胆汁酸プールが減少し、胆汁酸の胆汁への排泄も減りますから、脂肪の分解・吸収が障害されて下痢が生じます。こちらは脂肪吸収障害による下痢ですから「脂肪性下痢」ということになります。

　ちなみに、胆汁酸がないと分解・吸収されない脂質は長鎖脂肪酸です。吸収されなかった長鎖脂肪酸は、腸内の嫌気性菌による水酸化反応を受け、水分や電解質の腸管内分泌を亢進させ、「分泌性下痢」を引き起こします。

　なお、短鎖脂肪酸や中鎖脂肪酸は水溶性なので、ミセル化の必要がないことから、分解・吸収時に胆汁酸を必要としません ▶p.62 partⅡQ15。

（小西尚美）

図1　胆汁酸の腸肝循環

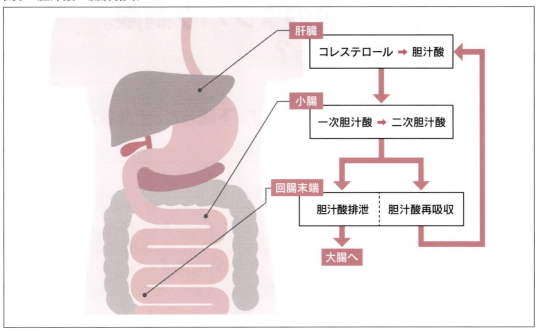

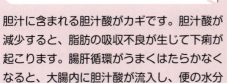

ココがポイント！

胆汁に含まれる胆汁酸がカギです。胆汁酸が減少すると、脂肪の吸収不良が生じて下痢が起こります。腸肝循環がうまくはたらかなくなると、大腸内に胆汁酸が流入し、便の水分量を増やして下痢が生じます。

文献
1) 日本静脈経腸栄養学会編：静脈経腸栄養ハンドブック．南江堂，東京，2011：23-61．
2) 門脇孝，永井良三編：内科学．西村書店，東京，2012：341-342，865-866．
3) 岡田正監修：臨床栄養治療の実践 病態別編．金原出版，東京，2008：57-62．
4) 橋本信也：JJNブックス症状の起こるメカニズム．医学書院，東京，1995：90-93．

腎不全患者のタンパク制限。
下限はいくら？

 「0.6g/kg/日」が下限です。下回ると、全身状態が悪化します。

タンパク制限の考え方

タンパク質のエネルギー比率は通常10〜20%ですが、腎不全の病態に応じて増減する必要があります。なぜなら、一言で「腎不全」といっても、病態はさまざまだからです。

腎不全は主に、①急性腎障害（acute kidney injury：AKI）、②慢性腎臓病（chronic kidney disease：CKD）、③持続血液浄化療法を含む血液透析中、④腹膜透析中、の4群に分けられます。

血液透析については次項 ▶p.168 Part V Q7 に譲り、ここではAKIとCKDについて解説します。

1. AKI患者は「高タンパク」が必要

AKIで生じる代謝異常には、タンパク異化、アミノ酸代謝の変化、インスリン抵抗性の増大、脂質代謝の低下、抗酸化システムの停滞、炎症前駆物質の誘導、免疫低下などが挙げられます。

その要因は、腎不全自体の影響より、合併する急性病態（敗血症や呼吸不全など）の影響が大きいことが指摘されています。そのため、基礎疾患や併存する臓器障害を考慮して栄養投与量を決定する必要があります。

AKIは高度異化（体タンパクを分解してエネルギーを産生している）状態ですから、正の窒素バランスにするためには1.5g/kg/日（1.4〜1.8）の高タンパクが必要と報告されています[1)-4)]。

また、持続血液浄化療法（CHDF）中のAKI患者では5〜10g/日のタンパク質が失われており、高タンパク投与が必要であったとの報告もあります[5)-6)]。しかし、高タンパク負荷の安全性は、十分に検証されていないのが実情です。

KDIGO診療ガイドラインでは「透析不要・非異化亢進状態なら0.8〜1.0g/kg/日、持続的腎代替療法（CRRT）中・異化亢進状態なら最高1.7g/kg/日のタンパク投与が望ましい」としています[11)]。血清クレアチニン値、血清尿素窒素値をモニタリングしながら投与量を調整する必要があります。

2. CKD患者は進行度によって調整

2012年に発表された「CKD診療ガイド2012」により、CKDの重症度分類は大きく変わりました。糸球体濾過量に応じた5段階のステージ分類に加え、タンパク尿に応じて重症度分類がなされ、18区分となったのです。

2014年には、食事療法基準も改訂されました。新基準では、エネルギーは25〜35kcal/kg/日、タンパク量はグレードごとに区分されています（表1）。

CKDのタンパク質摂取量は、ステージ・尿タンパク量によって異なります。そのため、患者の腎機能の状態を的確に判断し、進行度に応じてタンパク質を制限することが重要です。

特に、保存期（透析導入前）には注意が必要です。この時期は「腎不全進行の抑制と尿毒症症状の予防と軽減」を目的として栄養療法を行うため、タンパク質制限は有効ですが、表1にあるように、タンパク質の下限は0.6g/kg/日です。その

表1　CKDステージによる食事療法基準

ステージ（GFR）	エネルギー（kcal/kg/日）	タンパク質（g/kg/日）	食塩（g/日）	カリウム（mg/日）
ステージ1（GFR≧90）	25〜35	過剰な摂取をしない	3≦ ＜6	制限なし
ステージ2（GFR≧90）		過剰な摂取をしない		制限なし
ステージ3a（GFR45〜59）		0.8〜1.0		制限なし
ステージ3b（GFR30〜44）		0.6〜0.8		≦2,000
ステージ4（GFR15〜29）		0.6〜0.8		≦1,500
ステージ5（GFR＜15）		0.6〜0.8		≦1,500
5D（透析療法中）	▶p.169 Q7表1			

● エネルギーや栄養素は、適正な量を設定するために、合併する疾患（糖尿病、肥満など）のガイドラインなどを参照して病態に応じて調整する。性別、年齢、身体活動度などにより異なる。　●体重は基本的に標準体重（BMI＝22）を用いる。

日本腎臓学会編：慢性腎臓病に対する食事療法基準2014年版．日腎会誌2014；56：564．より転載

根拠は、窒素代謝にあります。

　タンパク質は体を構成する栄養素ですから、体の各臓器が正常に生理機能を維持するためには不可欠です。この生理機能維持のために避けられないタンパク質の喪失量（不可避的タンパク喪失量）は、健康成人男性で平均約0.34g/kg/日です。この量の安全域（mean＋2SD）を確保すると0.44kg/日となります。

　さらに、食事のタンパク質利用率は最大でも70％ですから、タンパク質の1日最低必要量は0.57g/kg/日となります。これがCKD患者のタンパク下限「0.6g/kg/日」の根拠です。

　CKD患者のみならず、これはすべての人に共通する数字です。もし、この摂取量を下回ると、生きるために必要なタンパク代謝を維持するため、体タンパクを分解しようとして筋肉や臓器などのタンパク量が減少します。生体内タンパク量の約30％を失うと生命を維持できず、nitrogen death（窒素死）に至ります。　　（大久保恵子）

文献

1) Macias WL, Alaka KJ, Murphy MH, et al. Impact of the nutritional regimen on protein catabolism and nitrogen balance in patients with acute renal failure. JPEN 1996; 20 (1): 56-62.
2) Chima CS, Meyer L, Hummell AC, et al. Protein catabolic rate in patients with acute renal failure on continuous arteriovenous hemofiltration and total parenteral nutrition. J Am Soc Nephrol 1993; 3 (8): 1516-1521.
3) Leblanc M, Garred LJ, Cardinal J, et al. Catabolism in critical illness: estimation from urea nitrogen appearance and creatinine production during continuous renal replacement therapy. Am J Kidney Dis 1998; 32 (3): 444-453.
4) Marshall MR, Golper TA, Shaver MJ, et al. Urea kinetics during sustained low-efficiency dialysis in critically ill patients requiring renal replacement therapy. Am J Kidney Dis 2002; 39 (3): 556-570.
5) Bellomo R, Tan HK, Bhonagiri S, et al. High protein intake during continuous hemodiafiltration: impact on amino acids and nitrogen balance. Int J Artif Organs 2002; 25 (4): 261-268.
6) Scheinkestel CD, Adams F, Mahony L, et al. Impact of increasing parenteral proteion lods on amino acid levels and balance in critically ill anuric patients on continuous renal replacement therapy. Nutrition 2003; 19 (9): 733-740.
7) 市川和子：慢性腎臓病食事ガイドラインの意味するものとは！臨透析2014；30 (13): 1657-1662.
8) 日本静脈経腸栄養学会編：静脈経腸栄養ガイドライン第3版．照林社，東京，2013：258-267.
9) 武政睦子：食生活調査．加藤明彦監修，いざ実践！慢性腎臓病（CKD）の栄養管理．文光堂，東京，2010：48-55.
10) 磯﨑泰介，倉田栄里：エビデンスに基づく病態別経腸栄養法〜病態別経腸栄養剤の選び方と使い方〜腎疾患．静脈経腸栄養 2012；27 (2): 665-669.
11) KAIGO. KDIGO Clinical Practice Guideline for Acute Kidney Injury. http://www.kdigo.org/clinical_practice_guidelines/pdf/KDIGO%20AKI%20Guideline.pdf [2016年1月18日アクセス].

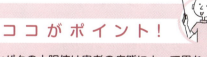

ココがポイント！

タンパクの上限値は患者の病態によって異なりますが、下限値は0.6g/kg/日と決められています。過剰なタンパク制限は、腎不全の進行だけでなく、タンパク異化亢進や必須アミノ酸欠乏などにより全身状態や栄養状態の悪化を招く危険性があります。

Q7 腎不全患者はタンパク制限が必要。では、透析患者も？

A 透析患者のタンパク制限は不要です。むしろ、多めに摂取します。

透析患者は十分なタンパク摂取が必要

2014年に改訂された食事療法基準（日本腎臓学会，日本透析医学会）では、血液透析も腹膜透析も「エネルギー量は30〜35kcal/kg/日、タンパク質は0.9〜1.2g/kg/日」が推奨されています（）。

ただ、栄養療法を実施する際は、ガイドラインはあくまで現時点での標準的な指標としてとらえましょう。

定期的に栄養アセスメントを実施し、患者の病態・全体像をとらえ、患者個々に応じた適切な栄養投与量を決定することが重要です。

1. 透析患者におけるタンパク投与量の考え方

透析患者は腎臓の機能を失っていますから、腎不全のように腎機能に負担をかけるタンパク質を制限する必要はありません。

逆に、透析患者は、腎代替療法を実施していること、透析による異化亢進、回路への血液喪失などの要因から、タンパク質を一般の健常者より多く投与するよう提示されています。

しかし、タンパク質の過剰摂取は、高リン血症を引き起こし、カルシウム・リン代謝異常による二次性副甲状腺機能亢進症や血管石灰化など、心血管イベント（動脈硬化）につながる危険性があるため、注意が必要です。

2. 腹膜透析患者におけるタンパク投与量の考え方

腹膜透析患者の場合、通常は、ある程度、腎機能が残存しているため、血液透析患者よりも代謝面の異常は軽いといわれています。

しかし、腹膜透析によるタンパク質の喪失量は、血液透析よりも多く、通常、タンパク質として1日約10g、アミノ酸として1日3〜4gを喪失するとされています。

腹膜炎合併症例では、さらに喪失量が増加します。

＊

多くのCKD患者は、透析導入前まではタンパク制限を指導されているのに、透析導入後は反対にタンパク摂取を促されることで、困惑しています。これらのことも念頭に置き、ナースとしてかかわっていきましょう。（大久保恵子）

ココがポイント！

透析患者の腎機能は完全に失われていますから、タンパク制限は不要です。
腹膜透析患者の腎機能は少し残っていますが、腹膜透析によってアミノ酸が失われるため、やはり制限する必要はありません。

表1 透析患者の食事摂取基準2014

ステージ5D	エネルギー (kcal/kg)	タンパク質 (g/kg)	食塩 (g)	水分	カリウム (mg)	リン (mg)
血液透析 (週3回)	30〜35	0.9〜1.2	6未満	できるだけ少なく	2,000以下	タンパク質×15以下
腹膜透析	30〜35	0.9〜1.2	[PD除水量（L）×7.5]＋[尿量（L）×5]	PD除水量＋尿量	制限なし	タンパク質×15以下

注1) 体重は基本的に標準体重（BMI=22）を用いる。　　注2) 性別、年齢、合併症、身体活動度により異なる。
注3) 尿量、身体活動度、体格、栄養状態、透析間体重増加を考慮して適宜調整する。
注4) 腹膜吸収ブドウ糖からのエネルギー分を差し引く。　　注5) 高K血症を認める場合には血液透析同様に制限する。
日本腎臓学会編：慢性腎臓病に対する食事療法基準2014年版. 日腎会誌2014；56（5）：564. より転載

文献

1) 市川和子：慢性腎臓病食事ガイドラインの意味するものとは！. 臨透析2014；30（13）：1657-1662.
2) 日本静脈経腸栄養学会編：静脈経腸栄養ガイドライン第3版. 照林社, 東京, 2013；258-267.
3) 武政睦子：食生活調査. 加藤明彦監修, いざ実践！慢性腎臓病

（CKD）の栄養管理. 文光堂, 東京, 2010：48-55.
4) 磯﨑泰介, 倉田栄里：エビデンスに基づく病態別経腸栄養法〜病態別経腸栄養剤の選び方と使い方〜腎疾患. 静脈経腸栄養 2012；27（2）：665-669.

nursing eye

これは、NSTを始めて間もないころ、あるナースAさんと交わした会話です。

> **A** いつも、NSTは「グルタミン」って言うけど、グルタミンって身体にいいの？
>
> **私** グルタミンは、体にとって重要なアミノ酸の1つで、特に腸のエサになるんです。グルタミンを摂らないと、筋肉だけでなく、腸の粘膜もやせてしまって、栄養素を吸収しにくくなるんですよ。
>
> **A** そう。あ！　それなら、味の素®をなめればいいね。緊急用に味の素®を準備しておこう！
>
> **私** ………。

思わず絶句した私。どう答えるか、しばらく悩んだものの、結局「グルタミンと、味の素®に含まれるグルタミン酸ナトリウムは違いますよ」と笑ってごまかすことになりました。

NST専門療法士になってから、よく、このような素朴な質問に出会います。まるでテレビショッピングの栄養サプリメントの販売員のように、いつでもニッコリほほえみながら、思いもよらない質問にわかりやすく答えて栄養に興味を持ってもらうこと。それが、NST専門療法士である私たちに課せられた任務であるように思います。

栄養は、知れば知るほど奥が深く、私たちナースが知らないことばかりです。そのため、医学書や栄養学書の「難しい言葉をわかりやすい言葉に翻訳する」ことから学習が始まります。ちょうど、英語を勉強するのに似ていますね。

故なだいなだ先生（精神科医、作家）は「人間は"わかりたい"と思うことがあって、"わかった"があって初めて満足できる生き物」と言っています。哲学や科学などは、この繰り返しによって発達し続けているのでしょう。

この本で"わかりたい"が"わかった"に変わったあなた！　世界を変えるほどの医学・看護学の進歩に役立てる日が来るかもしれません。一緒にがんばりましょう！！

（松末美樹）

Q8 クローン病の患者には、なぜ成分栄養がいいの？

A 成分栄養剤は、腸管の負担を軽くし、安静を図れるためです。

経腸栄養法はクローン病の治療法の1つ

クローン病は、いまだ原因不明の難治性疾患として、特定疾患に定められています。好発部位は小腸・大腸ですが、病変は消化管のすべてに起こりえます。粘膜のみの炎症である潰瘍性大腸炎と異なり、腸管壁に全層性の炎症を起こします。

クローン病の主症状は、腹痛・下痢・発熱・体重減少・痔瘻などで、寛解と再燃を繰り返すのが特徴です。治療法は、薬物療法として5-ASA製剤（ペンタサ®やサラゾピリン®）、免疫調整薬やステロイド（中等度以上）、生物学的製剤（レミケード®、ヒュミラ®）、経腸栄養法、外科的治療法があります。

現在、治療の主流が生物学的製剤にシフトしつつありますが、日本では成分栄養剤（エレンタール®、図1）による経腸栄養法（経鼻または経口）が安全な治療法として適応されています。

成分栄養剤はクローン病を悪化させない

クローン病患者に対する寛解導入・維持療法として、成分栄養が選択されます。腸管の負担を軽減することで安静を図り、栄養を改善できるためです。

成分栄養剤の特徴は、窒素源がアミノ酸で脂肪や繊維が少なく、ほとんど消化を必要とせずに吸収されることです。ただし、経口では独特のにおいがあって飲みにくいこと、浸透圧が高く下痢しやすいことが難点です。

クローン病患者に対する経腸栄養剤は、①タンパク源がアミノ酸であること、②低脂肪であること、③低残渣であることの3つを満たす必要があります。

1. タンパク源がアミノ酸であること

クローン病の炎症が生じる原因の1つは「食事に含まれるタンパク質が抗原となること」です。成分栄養剤の窒素源はアミノ酸であるため、この免疫反応を起こしません。

また、成分栄養剤に含まれるアミノ酸には、炎症性サイトカイン（TNF-αなど）の産生を抑制し、腸の炎症を抑えるはたらきがあることも指摘されています。

さらに、ヒスチジンの抗炎症作用、グルタミンやアルギニンの上皮細胞の再生促進作用、イソロイシンの病原体に対する防御機能亢進作用なども知られています。

2. 低脂肪であること

脂肪は、腸管の蠕動運動を促進し、消化不良による下痢の原因ともなります。1日の脂肪摂取量が30gを超えると、症状再燃率が高くなることが示されています。

半消化態栄養剤の脂肪量は 2～5 g/100kcal ですが、成分栄養剤の脂肪量は 0.17g/100kcal です。

3. 低残渣であること

　食物繊維も、腸管の蠕動運動や消化液の分泌を亢進するため、腸管の安静を妨げてしまいます。特に、腸管に狭窄がある場合は、腸閉塞の原因にもなります。

　成分栄養剤には食物繊維が含まれていません。

　ただし、最近では腸内細菌への作用から、通過障害がなければ、ある程度の食物繊維を摂取することが推奨されています。特に、水溶性の食物繊維には、便中の水分吸収や胆汁酸吸着能があり、下痢を軽減する効果もあります。

（富田真佐子）

文献
1) 斎藤恵子：食事療法．高添正和編，臨床医のための炎症性腸疾患のすべて．メジカルビュー社，東京，2002：140-147．
2) 辻川知之，藤山佳秀：経腸栄養療法の実際．日比紀文，久松理一編，炎症性腸疾患を日常診療で診る，羊土社，東京，2012：130-135．

図1　クローン病患者に用いる成分栄養剤

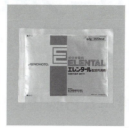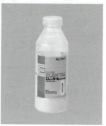

エレンタール®配合内容剤（味の素製薬）

● クローン病の症状を悪化させない「タンパク源がアミノ酸」「低脂肪」「低残渣」を満たす栄養剤で、経腸栄養（経鼻）も経口摂取も可能
● 経口摂取時の飲みにくさ改善のため、各種フレーバーやボトル型も出ている

ココがポイント！

クローン病患者に適する栄養剤は「タンパク源がアミノ酸であること」「低脂肪であること」「低残渣であること」が条件となります。ただし、近年では、消化管の通過障害がなければ、ある程度の水溶性食物繊維を摂ることが推奨されています。

「クローン病は脂肪食に注意」なのに、脂肪乳剤を輸液してもいいの?

A 静脈投与なら腸管に負担がかからないので大丈夫です。

クローン病でも、脂肪は必要

　脂肪の経口摂取は、腸の安静を妨げます。そのため、クローン病の再燃期や寛解維持のためには、脂肪を制限しなければなりません。

　しかし、脂肪が少ない成分栄養剤（エレンタール®0.17g/100kcal）による経腸栄養や、静脈栄養のみで栄養を摂取していた場合、体内では合成できない必須脂肪酸が欠乏する恐れがあります。

　必須脂肪酸欠乏症に陥ると、皮膚の乾燥、鱗屑状皮膚炎、脱毛、血小板減少、小児では発育遅延などが出現します。そのため、脂肪乳剤を静脈投与するのです。

1. クローン病患者に適するのは「n-3系多価不飽和脂肪酸」と「中鎖脂肪酸」

　脂肪は腸管の蠕動運動を亢進させるため、腸管の安静が必要な場合は脂肪量を制限します。クローン病では、1日に摂取する脂肪量が30gを超えると再燃率が高くなるため、経口による摂取20～30g/日以下がめやすとされています。

　脂肪酸のなかでも、飽和脂肪酸（ラードや牛脂、バターなどに多い）、n-6系多価不飽和脂肪酸であるリノール酸（大豆油やコーン油に多い）は、炎症を悪化させます。

　一方で、n-3系多価不飽和脂肪酸であるEPA*1やDHA*3（魚油に多く含まれる）、α-リノレン酸（えごま油、亜麻仁油、しそ油に多く含まれる）は、炎症性のロイコトリエンを減少させるため、抗炎症作用を示すといわれています。

　また、回腸末端から上行結腸に病変が存在する場合、脂肪の消化酵素である胆汁酸の再吸収障害により消化吸収不良の状態となり、胆汁性下痢の原因にもなります ▶p.164 Part V Q5 。

　中鎖脂肪酸だけでできているMCTオイルであれば、胆汁酸を介さず直接吸収できますが、摂りすぎには注意が必要です。また、必須脂肪酸が含まれていないのが難点です。

2. 脂肪乳剤を静脈投与してもクローン病は悪化しない

　現在、国内で使用されている脂肪乳剤（イントラリピッド®やイントラリポス®）は、大豆油由来のn-6系多価不飽和脂肪酸が多く含まれています。n-6系多価不飽和脂肪酸は、免疫能の低下や炎症反応の悪化を引き起こす可能性があるため、長期投与や重症例では、投与量を慎重に検討しなければなりません。

　ただし、n-6系多価不飽和脂肪酸を静脈投与した場合、今のところ、クローン病の悪化にはつながらないとされています。静脈投与された脂肪は血液中で十分に希釈されること、腸粘膜細胞への栄養補給のほとんどが腸管腔内からの供給であり、血中からの供給は少ないことが、その理由であると考えられています。

---

*1 EPA（eicosapentaenoic acid）：エイコサペンタエン酸
*2 DHA（docosahexaenoic acid）：ドコサヘキサエン酸

クローン病患者への脂肪乳剤投与時の注意点（図1）

静脈栄養と成分栄養剤のみでの栄養療法を行っている場合は、脂肪乳剤の経静脈投与が必要です。20%脂肪乳剤100～250mLを週2回～毎日、必須脂肪酸欠乏を予防するには最低でも50mL/日の投与が必要とされています。

また、血中に脂肪粒子が停滞しないよう、投与速度（0.1g/kg/時以下）にも注意が必要です。可能な限り時間をかけて、ゆっくり投与することが推奨されています ▶p.152 PartⅣQ10 。

（富田真佐子）

図1 脂肪乳剤投与のポイント

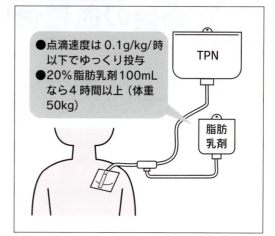

- 点滴速度は0.1g/kg/時以下でゆっくり投与
- 20%脂肪乳剤100mLなら4時間以上（体重50kg）

ココがポイント！

クローン病患者であっても、生体機能を維持するために、必須脂肪酸は必要です。1日に経口摂取する脂肪が30gを超えると症状が再燃しやすくなります。成分栄養剤のみやTPNの患者では脂肪乳剤の静脈投与でまかないます。

文献
1) 日本静脈経腸栄養学会編：静脈経腸栄養ガイドライン第3版. 照林社, 東京, 2013：242-243, 290-291.

術後の血糖管理は、なぜ大切?

術後に高血糖が続くと、血圧低下やショックを引き起こすためです。

術後に血糖値が上がる理由(わけ)

1. 侵襲時の生体反応

術後の血糖値上昇は、手術侵襲のストレスに対する生体反応です。

生体では、ストレスに抵抗するために、インスリン拮抗ホルモンであるカテコールアミンやコルチゾール、グルカゴンなどの分泌が増加します。

カテコールアミンやコルチゾールは、肝臓でのグリコーゲンの分解と糖新生 ▶p.35 PartⅡ Q4 を促進させます。

グルカゴンは、主に肝臓でグリコーゲン・脂肪を分解し、糖新生を亢進させます。

末梢では、インスリンに対する感受性が低下(これをインスリン抵抗性といいます)して、末梢組織でのブドウ糖の利用が低下します。

これらによって過度の高血糖が引き起こされるのです。

2. ホルモンの分泌

ストレスホルモン(表1)は、いずれもインスリン拮抗ホルモンなので、インスリンが十分にあったとしても、侵襲下ではインスリンの相対的な不足状態となり、耐糖能(血糖を調節する作用)が低下します。

これを、外科的糖尿病状態(surgical diabetes)といいます。これは、糖尿病でないのに血糖が上昇する状態です[2]。

術後の高血糖は、何が悪い?

生体が侵襲を受けると高血糖になることがわかりました。でも、高血糖が持続すると、どういった不具合が起こるのでしょうか?(図1)

過度の高血糖が持続すると、血管透過性が亢進し、血管外漏出が起こります。血管外漏出によって血管内の循環血液量が減少すると、血圧低下やショックが引き起こされます。

また、高血糖は、浸透圧性利尿によって尿量を増加させるため、電解質異常を生じやすくなります。

これらは、過剰な輸液投与の要因になります。過剰な輸液は、心臓へ大きな負担をかけると同時に、腸管浮腫を引き起こし、術後の腸管運動を抑制します[3]。

血糖値が250mg/dLを超えると好中球の貪食能 ▶p.84 PartⅡ Q25 が急速に低下するといわれ、手術部位感染(surgical site infection:SSI)のリスクが高くなります[4,5]。

術後の血糖コントロールの目標値

通常空腹時血糖は70～120mg/dLですが、術後血糖値は140～180mg/dLでコントロールするのがよいといわれています[6]。

侵襲時、高血糖を予防するためにインスリン製剤を使用することもありますが、低血糖へのリスクも伴います。なぜなら、侵襲が解除されて血糖値が正常に戻ってきたときにインスリン

表1　血糖調節とホルモン

血糖を上げるホルモン（インスリン拮抗ホルモン）	肝臓でのグリコーゲン分解や糖新生を促進し、血糖を上げる ● グルカゴン：膵ランゲルハンス島のα細胞 ● カテコールアミン（ドパミン、ノルアドレナリン、アドレナリン）：副腎髄質、交感神経 ● コルチゾール：副腎皮質 ● 成長ホルモン：下垂体前葉
血糖を下げるホルモン	筋肉や脂肪組織での糖の取り込み促進、肝臓・筋肉でのグリコーゲン合成の促進、肝臓での糖新生の抑制により血糖を下げる ● インスリン：膵ランゲルハンス島のβ細胞

図1　術後の高血糖で起こること

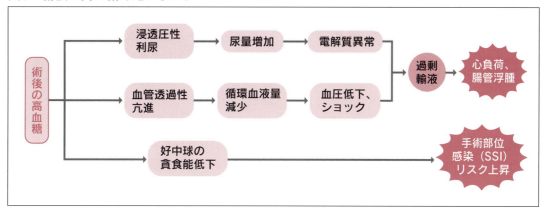

を使用していると、低血糖のリスクが高くなるためです。

　低血糖による生体への弊害を考え、血糖値はあまり低く設定せず、やや高めにコントロールするのがよいとされています。　（見戸佐織）

ココがポイント！

侵襲を受けると、インスリン感受性が低下し、高血糖になります。この状態が長く続くと、血管透過性が亢進し、循環血液量減少に伴う血圧低下やショック、浸透圧性利尿による尿量増加などを引き起こし、危険な状態になります。

文献

1) 日本静脈経腸栄養学会編：やさしく学ぶための輸液・栄養の第一歩 第二版．大塚製薬工場，東京，2008：180-181．
2) 医療情報科学研究所編：病気がみえるvol.3 糖尿病・代謝・内分泌 改訂第4版．メディックメディア，東京，2014：5．
3) 田原里美，岩坂日出男：患者回復力を高める術中麻酔管理の戦略的考え方．医のあゆみ2012；240（10）：833-838．
4) 岩坂日出男：厳格な血糖管理tight glycemic controlの理論：高血糖が有害事象を発現するメカニズムとインスリン療法のメカニズム．Intensivist2011；3（3）：445-459．
5) 竹内淳,吉岡成人：急性期における血糖コントロール―なぜ血糖値のチェックが必要？．エキスパートナース2008：24（15）：61．
6) 橋本篤徳・小谷穣治：集中治療室における栄養管理．大村健二編，栄養管理をマスターする 代謝の理解はなぜ大事？．文光堂，東京，2014：236-237．

Q11 糖尿病で尿中に出現するケトン体って何ですか？

A エネルギー源として脂肪を使う際に、脂肪酸がアセチルCoAになるとき生じる副産物です。グルコースが不足すると、脳のエネルギー源として使用されます。

ケトン体は飢餓時の脳のエネルギー源

ケトン体は、肝臓で脂肪酸が代謝される際、アセチルCoAの副産物としてできる酸性物質「アセト酢酸」「3-ヒドロキシ酪酸」「アセトン」の総称です。アセト酢酸が分解されたものが、3-ヒドロキシ酪酸とアセトンです。

生体は、絶食や飢餓による空腹状態（低血糖状態）が続くと、生命を維持するために、肝臓に蓄積したグリコーゲンを消費します。肝臓のグリコーゲンが枯渇すると、今度はアミノ酸から糖新生を行って血糖を上げようとします ▶p.35 part Ⅱ Q4。それでも体内のブドウ糖が足りないと、今度は体の脂肪を燃焼してエネルギー源として使うようになります。

脂肪（中性脂肪）は、脂肪酸とグリセロールに分解されます。肝臓でグリセロールが糖新生されるとグルコースになります（表1）。また、脂肪酸は肝臓でアセチルCoAになり、TCA回路からATPを産生します。ケトン体は、このときのアセチルCoAの副産物です。つまり、ケトン体は肝臓で脂肪が分解される過程でつくられるものなのです。

通常、脳は、エネルギー源としてグルコースしか利用しません。脳でグルコースが不足すると、脳細胞が正常に機能できなくなり、昏睡を起こし、死に至ります。それを回避するため、脳は、アセチルCoAの副産物であるケトン体をエネルギー源として利用するようになります。このように、ケトン体は、グルコース（ブドウ糖）の代わりに脳のエネルギー源になります。

大部分のケトン体は、肝臓では利用できないために血液中に放出され、全身の組織でもエネルギー源として利用されます。また、ケトン体の一部は尿中に排泄されます。

なお、ケトン体は酸性なので、体内に過剰に蓄積するとケトアシドーシスとなります[1]。

糖尿病でケトン体が出現する理由（図1）

糖尿病によってインスリン分泌の低下やインスリン抵抗性の亢進が起こると、インスリン不足や組織におけるインスリンの感受性が低下し、細胞内へグルコースを取り込みにくくなります。その結果、実際は高血糖なのに糖が欠乏していると勘違いされ、脂肪分解が亢進し、遊離脂肪酸からケトン体が過剰に産生されるのです[6]。

過剰なケトン体は、全身で利用されずに尿中に排泄されます（試験紙法で測定可能なのはアセトンとアセト酢酸ですが、尿中に排泄されやすいのはアセト酢酸です）[1]。

1型糖尿病患者はインスリン分泌機能が高度に障害されているために、インスリン注射をし

表1　肝臓のグルコース濃度（血糖値）調節機能

グリコーゲン合成	グルコースをグリコーゲンに換える
脂肪合成	脂肪に換える
グリコーゲン分解	蓄えたグリコーゲンを再びグルコースへ戻す
糖新生	腎臓とともに乳酸、グルセオール、アミノ酸などの糖質とは異なる代謝産物をグルコースに換える

図1　脳のエネルギー源

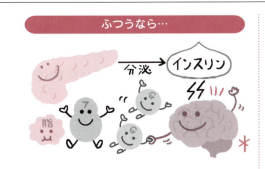

脳がエネルギー源とするのは、グルコース

インスリンが低下すると、グルコースがあるのに「糖欠乏」と錯覚し、ケトン体をエネルギー源とするようになる

なかったり、感染などの影響でインスリンが効きにくくなったりすると、著明な高血糖をきたします。これを糖尿病性ケトアシドーシス（diabetic ketoacidosis：DKA）といいます。ケトアシドーシスの場合、アセト酢酸よりβ-ヒドロキシ酪酸が著しく増加している場合があり、尿ケトン体の測定で病態を推測できないこともあることに注意が必要です[1]。（見戸佐織）

ココがポイント！

ケトン体は、脂質からエネルギーを産生するときに出る副産物です。飢餓時にグルコースが不足すると、肝臓以外の臓器は、ケトン体をエネルギー源として使用します。ケトン体が体内に過剰に蓄積されると、ケトアシドーシスとなります。

文献

1) 河盛隆造，線田裕孝監修：糖尿病のスクリーニング．改訂版糖尿病診療ハンドブック，羊土社，東京，2012：64.
2) 日本静脈経腸栄養学会編：糖質代謝．静脈経腸栄養ハンドブック，南江堂，東京，2011：39-45.
3) 日本静脈経腸栄養学会編：糖尿病患者に対する栄養療法．静脈経腸栄養ハンドブック，南江堂，東京，2011：402.
4) 医療情報科学研究所編：, 病気がみえるvol.3 糖尿病・代謝・内分泌 改訂版第4版，メディックメディア，東京，2014：4-11, 64.

侵襲時にアルギニン投与はだめなの？

 高度侵襲（敗血症など）の患者へのアルギニン投与は控えましょう。

アルギニンは炎症を悪化させることがある

敗血症などの感染性侵襲時に、アルギニンを含むIED（immune-enhancing diet：免疫増強経腸栄養剤）を投与すると、免疫担当細胞が過剰に活性化すること、また、過剰に産生されると有害な作用をもたらす一酸化窒素（nitric oxide：NO）の前駆物質であることから、炎症を助長し、病態や予後を増悪させる可能性があるとされています。

ASPEN（American Society for Parenteral and Enteral Nutrition：米国静脈経腸栄養学会）のガイドラインで、感染性侵襲時のIEDが投与禁忌とされているのは、そのためです[1]。

表1 アルギニンが含まれる経腸栄養剤

アノム® 1パック200mL・ 200kcal 浸透圧400mOsm/L	●抗酸化作用があるポリフェノール（カテキン・プロアントシアニン）配合 ●n-3系脂肪酸（EPA、DHA、α-リノレン酸）を含む精製魚油・シソ油配合 ●アルギニン920mg、RNAを配合 ●ビタミンC、ビタミンE、亜鉛、セレンの補給に配慮 ●侵襲時の免疫、創傷治癒促進に適する	
インパクト® 1パック250mL・ 253kcal 浸透圧390mOsm/L	●DHA、EPA配合 ●アルギニン3300mg配合 ●免疫増強	NO産生のため侵襲時には推奨されない
アイソカル®アルジネード® 1パック125mL・ 100kcal	●アルギニン2500mg配合 ●筋力維持、免疫能維持、創傷治癒	
アイソカル®ジェリー® 1個66g・80kcal	●アルギニン2500mg配合 ●理想的食塊で誤嚥リスク低減	
アイソカル®アルジネードウォーター® 1パック125mL・ 100kcal	●アルギニン2500mg配合 ●亜鉛、銅を配合 ●スポーツドリンク風味で飲みやすい	
アバンド® 1パック79g・79Kcal	●グルタミンを強化（L-グルタミン配合） ●アルギニン7000mgと強化（L-アルギニン配合） ●免疫能増強や創傷治癒促進 ●1日2パックがめやす	

そもそも、アルギニンって、どんなもの？

アルギニンはコラーゲンの生成を促進し、抗酸化物質として作用します。術後の創傷治癒に有効[3]なだけでなく、尿素サイクルの中間体として、肝での尿素生成にも関係します[2]。

アルギニンは、体内で生成できる非必須アミノ酸です。ただ、高度侵襲下では、体内で生成できる量だけでは、とうてい追いつかないほどたくさんのアルギニンが使用されるため、栄養として摂取する必要があることから、「条件付必須アミノ酸」ともいわれています。

アルギニンは、鶏胸肉、豚肉（ロース）、牛肉（サーロイン、リブロース）、マグロ、カツオ、ブリ、サンマ、マダコ、エビなどや、大豆製品（豆腐、油揚げ、豆乳、納豆、高野豆腐など）や、ナッツ類（落花生など）、果物類（スイカなど）にも多く含まれています。

アルギニンを含む経腸栄養剤を表1に示します。

1. アルギニンの作用

アルギニンは、きわめて多彩な生物活性をもつメディエータであるNOの前駆物質ですから、NOを介した作用が注目されています[2]。

アルギニンには、免疫を高める作用をもつホルモン（成長ホルモン、プロラクチンなど）の分泌を刺激する作用があります。

また、侵襲期には、窒素バランスの改善・タンパク異化低下および創傷治癒・創構築保持・免疫賦活の役目もはたします。

加えて血管拡張作用もあるため、微小循環・組織代謝を維持し、組織虚血による不可逆性変化を防ぎます[2]。

2. アルギニンの副作用

アルギニンを一度に大量摂取すると、体調や臓器の状態によっては胃痛や下痢が生じます。

図1　アルギニンの作用・副作用

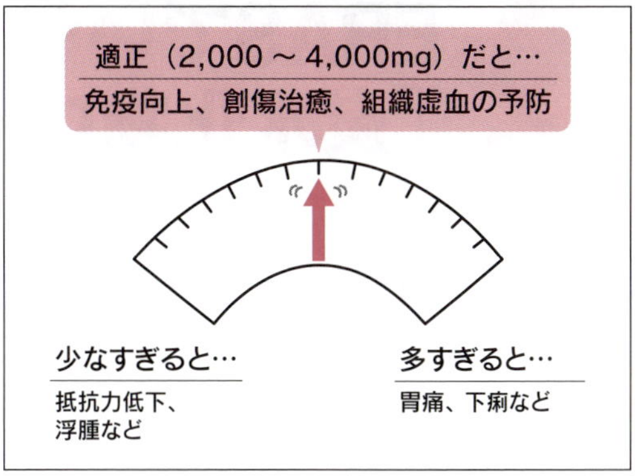

適正（2,000～4,000mg）だと…
免疫向上、創傷治癒、組織虚血の予防

少なすぎると…
抵抗力低下、浮腫など

多すぎると…
胃痛、下痢など

逆に、アルギニンが不足してしまうと、病気への抵抗力が衰えたり、生活習慣病が進行したり、浮腫が起こったりと、身体へのさまざまな悪影響が考えられます。

そのため、一般的に、効果があり、かつ、危険性のないアルギニン摂取量は2,000～4,000mgが理想とされています（図1）。

（斧明美）

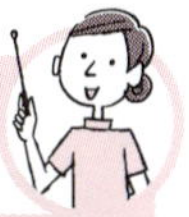

ココがポイント！

アルギニンには、創傷治癒を促進する効果がありますが、高度侵襲患者に対して投与すると、炎症を増悪させ、予後を悪化させてしまいます。そのため、侵襲時には、過剰投与を避けるべきです。

文献
1) 日本静脈経腸栄養学会編：静脈経腸栄養ハンドブック．南江堂，東京，2011，190-211，330-335．
2) 日本病態栄養学会編：認定NSTガイドブック．メディカルレビュー社，大阪，2004，70-74，144-148．
3) 日本静脈経腸栄養学会編：静脈経腸栄養ガイドライン第3版．照林社，東京，2013：240，355-356．

Column

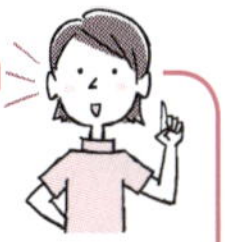

一酸化窒素には、血管拡張作用があります。

敗血症時の血圧低下は、マクロファージが一酸化窒素を大量に産生することで起こると考えられています。アルギニンは、この一酸化窒素の合成基質です。

Q⑬ ERASでいう「炭水化物ローディング」って何？

A 術前に、炭水化物を積極的に摂ることです。

ERAS（イーラス）は、主に術後の回復促進のためのプロトコールです。2004年に欧州静脈経腸栄養学会（European Society for Clinical Nutrition and Metabolism：ESPEN）から発表され、「enhanced recovery after surgery」の頭文字を取ってERASと呼ばれます。

ERASの主な目的は、術後合併症の減少、在院日数の短縮、安全性の向上、医療費削減などで、術前から術中・術後にわたって22項目の推奨項目が含まれており（表1）[1]、推奨項目は定期的に更新されています。

大腸外科手術でエビデンスが多くありますが、欧州では開腹胆嚢摘出術、腹腔鏡下胆嚢摘出術、鼠径ヘルニア術、副甲状腺摘出術、人工骨頭置換術などにも適応されつつあります。

術後の回復には栄養が大事

ERASは、術前に「炭水化物負荷」を、術後に「疼痛管理・早期離床・早期経口摂取など」を積極的に行って周術期のストレス反応を軽減させ、主に術後のインスリン抵抗性や消化管機能を改善することで、術後回復能力を強化するとしています。

ERASには、各施設が独自に努力してきた内容も含まれています。決して新しいものばかりではありませんが、偏りなくまとまっており、未実施の施設でも取り組みやすいでしょう。

ただ、日本では、ERASを完全な形で実施できている施設が少ないのが現状で、日本の医療に適したプロトコールに適宜構築しなおす必要性が指摘されています[2]。オリジナルのプロトコールから実現可能な部分だけを実施して、ERASと呼んでいる施設もあります。

術前の炭水化物摂取は脱水・飢餓と術後高血糖を防ぐ

術前の栄養療法で「術前2時間前までの水と炭水化物の摂取」が推奨されているのはなぜでしょうか？

1. 糖質を確保して飢餓を防ぐ

ERASにおける炭水化物（carbohydrates）は糖質を指します。

糖質は主要なエネルギー源であり、消化管で吸収されます。吸収された糖質はブドウ糖（グルコース）となって門脈を経て肝臓に運ばれ、肝臓と筋肉にグリコーゲンとして貯蔵されます。肝臓におけるグリコーゲンの貯蔵量は約100g（400kcal）で、栄養摂取がない場合には、ほぼ1日で枯渇するといわれています[3]
▶p.35 Part II Q4。

術前には、麻酔による胃内容物の誤嚥予防を目的に、前日晩から絶飲食となるケースが多いです。しかし、この長時間の絶飲食が脱水・飢餓状態を引き起こし、患者の口渇感・空腹感、輸液施行による医療者の業務負担と患者の拘束感、麻酔導入時の低血圧からの過剰な輸液投与、血糖値の低下などにつながります。

180 ●Part V

2. 術後のインスリン感受性低下を防ぐ

また、手術侵襲によって生じる交感神経系の亢進、異化（分解）ホルモンやサイトカインの分泌促進、視床下垂体副腎系の亢進、副腎皮質ホルモン、バソプレシン、グルカゴンの分泌亢進などは、インスリン感受性を低下させることがわかっています。交感神経系の亢進は、心拍出量の増大と代謝の亢進、タンパク質異化の亢進にもつながります[4]。

絶飲食期間を短縮して炭水化物を摂取することで、患者のストレスを軽減させ、インスリン感受性の低下予防と、術後高血糖やタンパク代謝の改善が期待できるとされています[4]。

■ 炭水化物ローディングの方法

ローディング（loading）は充填や装填という意味で、「炭水化物ローディング」とは、炭水化物（すなわち炭水化物から分解されたグリコーゲン）を肝臓に充填することをいいます。

しかし、ERASでいう炭水化物ローディング（carbohydrates loading：CHO loading）は「12.5％の炭水化物を、手術前夜に800mL、麻酔前2時間前に400mL投与する」ことで、術前の炭水化物摂取によってインスリン感受性を低下させないために行われます[5]。

1. 誰に対して行うか

術前の絶飲食に関するガイドラインは各国それぞれです。日本国内でも、日本麻酔科学会が推奨するガイドラインや、各医療施設によって決定されているのが実情です[6]。

また、すべての患者に術前2〜3時間までの摂取が許されているわけではありません。緊急手術、上部消化管症状・消化管通過遅延、糖尿病の患者には不適です[7]。

表1　術後回復能力強化プログラムの推奨項目

術前	①術前オリエンテーションを行う
	②術前1か月間の禁煙・禁酒を指導する
	③下剤を使用するなど消化管前処置をしない
	④全身麻酔2時間までは液体・炭水化物を投与し、絶飲食期間を短くする
	⑤麻酔前投薬をしない
術中	⑥肺塞栓対策を行う（弾性ストッキング・間欠的下肢空気圧迫法と、症例によっては低分子ヘパリンを使用）
	⑦執刀前に抗菌薬を予防投与する
	⑧短時間作用型の麻酔薬で麻酔する
	⑨開腹手術時には胸部硬膜外カテーテルを挿入する
	⑩創部を小さくする（腹腔鏡手術を行う）
	⑪胃管カテーテルを留置しない、または早期抜去する
	⑫低体温を予防する（温風式加温装置の使用）
	⑬水・ナトリウムの過剰投与を避ける
	⑭ドレーンを留置しない
術後	⑮早期離床を行う
	⑯悪心・嘔吐予防を行う
	⑰膀胱留置カテーテルを早期抜去する
	⑱消化管蠕動運動を促進する（硬膜外麻酔、過剰な輸液を避ける）
	⑲疼痛管理を行う（硬膜外麻酔、非ステロイド抗炎症薬の投与）
	⑳早期経口摂取を開始する
	㉑術後血糖コントロール
	㉒コンプライアンスと結果の監査を行う

2. どんなものを摂取するか

では、摂取する炭水化物として、実際には何が投与されているのでしょうか？

ERASおよびESPENでは「経口的な炭水化物ローディングには、濃度12.5％の高濃度炭水化物含有飲料」が推奨されています。多くの研究で使用されているのは、炭水化物12.5g（50kcal）/100mLのNutriciaPreOp®（Nutricia

病態 ●181

社）です。低浸透圧（240mOsm/kgH$_2$O）のため胃排出が遅延せず、全身麻酔導入前に摂取しても安全であるためです。

しかし、日本では、NutriciaPreOp®と同等の安全性と効果が示された製品は発売されていません。そのため現在は、炭水化物22.5g＋タンパク質2.5g（100kcal）/125mLであるアイソカル®アルジネード®ウォーターが活用されています（図1）。

なぜ「炭水化物が12.5gなのか」については、濃度の高低によって有効性を示したエビデンスがなく、今後研究が進められると思われます。

経口摂取できない患者においては、術前輸液療法によって脱水予防と炭水化物ローディングが実施されます[8]。

（見戸佐織）

図1　炭水化物ローディングで使われている製品

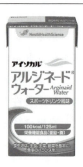

アイソカル® アルジネード® ウォーター
（ネスレ日本）

文献

1) 志田大：大腸癌手術におけるERAS,外科2015;77（2）:156-160.
2) 谷口英喜：ERAS（enhanced recovery after surgery），栄養-評価と治療2008；25（6）：68-72.
3) 日本静脈経腸栄養学会編：やさしく学ぶための輸液・栄養の第一歩 第二版．大塚製薬工場，東京，2008：67.
4) 峯真司：ERASにおける代謝，栄養管理の考え方．外科2015；7（2）：131-134.
5) 日本静脈経腸栄養学会編：静脈経腸栄養ガイドライン第3版，照林社，東京，2014：225.
6) 谷口秀喜：術後回復能力強化プログラム ERASプロトコール．大村健二編，栄養管理をマスターする 代謝の理解はなぜ大事？，文光堂，東京，2014：205-221.
7) 谷口英喜：病態が胃排泄速度に及ぼす影響．臨麻2013;37(6):912-921.
8) 谷口英喜：術後回復能力の強化をめざして，―絶飲食期間の短縮へ 術前経口補水療法の活用．医のあゆみ2012；240（10）：821-826.

ココがポイント！

ERASは、術後の回復を促進させるためにつくられたプロトコールで、「術前の炭水化物負荷（炭水化物ローディング）」「術後の疼痛管理・早期離床・早期経口摂取」が主要素となっています。

Q14 「リフィーディング」ってNSTがよく言うけど、何ですか？

A 「リフィーディング症候群」という重篤な合併症のことです。飢餓状態の患者に、急に高カロリーを投与すると生じます。

リフィーディング症候群は、致死的な合併症

極度な栄養不良状態で、ほとんど栄養摂取していない患者に対して急激に過剰な栄養療法を開始すると、電解質異常、うっ血性心不全、不整脈、耐糖能異常などの合併症が生じることを「リフィーディング症候群」といいます。

投与経路（経口摂取、経腸栄養、静脈栄養）にかかわらず、開始後早期に発症し、重症化すると致死的となる代謝性合併症です。[3]

したがって、飢餓状態の患者に栄養投与を開始する際には、徐々に目標栄養量までアップするとともに、十分な注意が必要です。

1. 「飢餓状態」の体内では…（図1-A）

飢餓状態では、代謝が異化に傾いており、主に脂肪とタンパク質を分解してエネルギー源としています。また、基礎代謝量も20〜25％低下しています。

図1 急激な栄養投与によって起こること

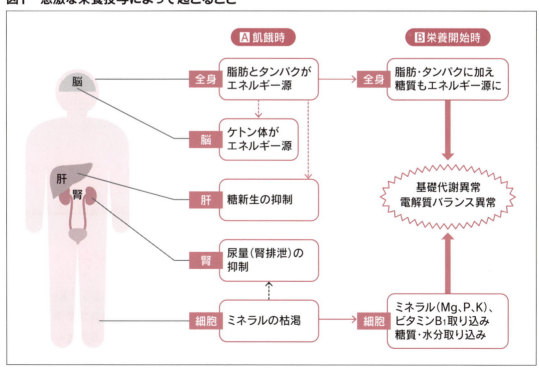

表1　リフィーデイング症候群の病態

	低リン血症	低K血症	低Mg血症	低Na血症	ビタミンB₁欠乏症
心血管系	心不全、不整脈、低血圧、心原生ショック	低血圧、心室性不整脈、心停止	発作性心房性・心室性不整脈、再分極性交互脈	心不全、不整脈	慢性心不全、乳酸アシドーシス、脚気心
呼吸器系		低換気、呼吸切迫、呼吸不全	低換気、呼吸切迫、呼吸不全	呼吸不全、肺水腫	
腎臓系	急性尿細管壊死、代謝性アシドーシス			腎不全	
筋骨格系	横紋筋融解、脱力、筋痛、呼吸障害	脱力、全身倦怠			
筋攣縮		筋攣縮、全身倦怠、浮腫	筋力低下		
神経系	せん妄、昏睡、失神、けいれん		脱力、全身倦怠、筋けいれん反射、運動失調、めまい、知覚異常		ウェルニッケ脳症
内分泌系	低血糖、骨軟化症、インスリン抵抗性	代謝性アルカローシス			
血液系	溶血、血小板減少症、顆粒球機能異常				
消化器系		下痢、嘔気、嘔吐、食思不振、便秘	腹痛、下痢、嘔吐、食欲低下、便秘		

　この状態が続くと、筋肉や脂肪組織がケトン体や遊離脂肪酸に分解され、エネルギーとして利用されるため、ケトン体の血中レベルが増加します。これを受けて、脳は、エネルギーの主燃料をグルコースからケトン体へ変更します ▶p.176 Part V Q11 。また、筋タンパクの崩壊を防ぐために、肝臓では糖新生が抑制されます。

　この間、体外から栄養素が補給されないため、細胞内の栄養素が消耗されます。体内の栄養素を維持するために、腎排泄も減少します。[4]

2. 栄養再開時、体内では…（図1-B ▶p.183 ）

　栄養投与が再開されると、血糖が回復するため、インスリンの上昇とグルカゴンの減少が起こり、糖質・タンパク質・脂質はすべて分解される傾向となります。この際、リンやマグネシウム、補酵素であるビタミンB₁が消費されます。つまり、細胞内には、インスリンの刺激に伴うカリウムと糖質だけでなく、マグネシウムやリンが取り込まれるとともに、浸透圧によって水分も移行してくるのです。

　これらによって、血中のリン、マグネシウム、カリウムが低下し、電解質バランスの不均衡や基礎代謝の異常をきたします。

　リフィーディング症候群の病態を表1に示します。

3. どんな患者がハイリスク?

　NICEガイドラインにおける「Refeeding syndromeの高リスク患者の判断基準」を表2に示します。これらに該当する患者の場合、栄養開始前、少なくとも3〜5日後（または増や

184 ● Part V

している間）までは、以下の項目に注意するモニタリングが必要です。

①水和状態と栄養状態：体重測定（早期の体重増加は体液の増加によることが多い）、バイタルサイン
②血液検査：初期はグルコースとアルブミン、毎日はNa、K、P、Mg、Ca、BUN、クレアチニン
③心不全の有無：心電図のモニター（QTと不整脈）、脈拍数（頻脈）、呼吸困難、浮腫、心エコー

4. 早期発見・予防のポイント

合併症予防のために、栄養投与は少量から開始して慎重に増量し、頻回の身体観察、バイタルサインのチェックおよび血液生化学検査のモニタリングを行います。

また、栄養療法開始時は毎日、投与量安定後は週1～2回、電解質（リン、カリウム、マグネシウムなど）のモニタリングが必要です。

なお、リフィーディング症候群の発症を防ぐため、栄養療法開始と同時にカリウム（2～4mEq/kg/日）、リン（9～18mg/日を経口）の補充が推奨されています。

リフィーディング症候群を起こさない栄養療法のポイントは？

まず、経口摂取を促します。経口摂取が困難な場合は、経鼻胃管による経腸栄養を選択します。栄養障害が進行し、全身状態が悪い場合は、静脈栄養が必要です。

1. 高リスク患者の場合

初期投与エネルギーを制限し、必要なミネラルやビタミンを投与します。

投与エネルギーは、（現体重×10kcal/kg/日）程度から開始（重症では5kcal/kg/日から開始）し、モニターしながら100～200kcal/日ずつ増量していき、1週間以上をかけて目標量（体重あたり25～30kcal）まで増やします。

表2　リフィーディング症候群の高リスク患者

右記の1項目以上を有する	● BMI<16 ● 過去3～6か月間の意図しない15%以上の体重減少 ● 10日以上の経口摂取量減少あるいは絶食 ● 栄養療法開始前の血清カリウム、リン、マグネシウム低値
右記の2項目以上を有する	● BMI<18.5 ● 過去3～6か月間の意図しない10%以上の体重減少 ● 5日以上の経口摂取量減少あるいは絶食 ● アルコールの濫用、あるいはインスリン、化学療法、制酸薬、利尿薬を含む薬剤の使用歴

やせている患者の場合、目標量は、理想体重ではなく現体重に基づいて計算します。[4]

2. 低カリウム血症の場合

腸管の蠕動運動も低下するため、経腸栄養は慎重に行います。

合併症として心不全が多いため、水和状態に注意し、経腸栄養剤では水分の少ない栄養剤（1.5kcal/mL）の投与も考慮します。[4]　（斧明美）

ココがポイント！

長期絶食患者に急激な栄養療法を開始すると、電解質異常、うっ血性心不全、不整脈、耐糖能異常などの合併症が生じます。これが、リフィーディング症候群です。飢餓状態の患者に栄養投与を開始する際は、「徐々にアップ」が大切です。

文献

1) 日本静脈経腸栄養学会編：静脈経腸栄養ハンドブック．南江堂，東京，2011：176-183，392-395．
2) 日本病態栄養学会編：認定NSTガイドブック．メディカルレビュー社，大阪，2004：87-92．
3) 日本静脈経腸栄養学会編：静脈経腸栄養ガイドライン第3版．照林社，東京，2013：164，369-371．
4) 中屋豊，阪上浩，原田永勝：リフィーディング症候群．四国医誌2012；68（1・2）：23-28．

がん患者に栄養を入れると、「がん」が育つ？

A 栄養を入れても入れなくても、どちらにせよ「がん」は育ってしまいます。

「がん」は、宿主がやせても育つ

がん細胞は、自らが分裂して増殖するエネルギーを得るため、酸素を使わない「嫌気性解糖」を好んで行います。この嫌気性解糖にはグルコース（糖質）が利用されるため、糖質（炭水化物）の摂取を減らし、がん細胞の栄養源を枯渇させるという考え方がありました。

しかし、病状の進行に伴い、食事量が減少して糖質の摂取量が少なくなると、がん細胞は骨格筋のアミノ酸や、脂肪組織由来の脂肪酸から、乳酸由来の糖新生（糖質以外からグルコースを合成する代謝経路）を活発化します。つまり、宿主の体組織である骨格筋や脂肪組織を分解することで、増殖のエネルギーを得ようとするのです。

糖新生は、大量のエネルギーを消費するため、がん終末期における、さらなる「やせ」の原因となります。ただ、食事摂取量が著しく低下した低栄養の患者に、意図的にグルコースを追加しても、糖新生を抑制することはできません。

栄養不良は「がん」だけでなく生体の死を招く

がん細胞の特徴である代謝異常をコントロールするため、これを抑制する手段として、小食（断食や食事制限）や糖質制限、ビタミン・ミネラルの摂取（特にビタミンB_1）など、食事制限による栄養療法が考えられました。

次いで、がん関連性低栄養の症状軽減や、がん悪液質の抑制を図るという発想から、食事制限までには至らなくても、がん終末期の患者に対しては最低限の栄養補給がよいとする傾向が強くなりました。

その結果、終末期のがん患者が、不応性悪液質に至る前に、飢餓による栄養不良に陥り、抗がん剤治療や放射線治療の中止を余儀なくされ、感染症などの合併症で亡くなる状況が見られるようになってきました。

つまり、栄養を入れればがんも育ちますが、入れなければ、がん細胞はもとより生体の死を早めることになります。

悪液質は、全身の炎症反応の亢進

がん悪液質の解明が進むと、がん誘発性低栄養の主な原因は、がん細胞による炎症性サイトカインの活性化に伴う全身の炎症反応の亢進ととらえられるようになりました。

サイトカインの活性化やホルモン分泌の異常により、多くの代謝動態に変化が見られます。

具体的には、インスリン抵抗性の亢進（膵臓からインスリンが分泌されるが、筋肉や肝臓が血中のブドウ糖を取り込めない状態）、体脂肪

図1 がん患者の栄養管理の考え方

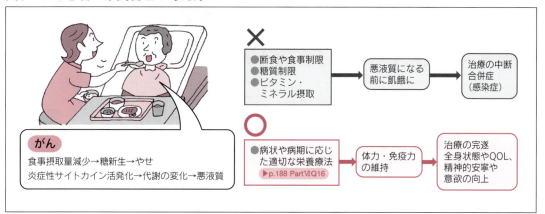

の減少（脂肪の分解亢進と合成能の低下）、タンパク代謝の亢進（骨格筋や内臓タンパクの減少・崩壊を伴うタンパク代謝の亢進と、肝臓でのタンパク合成の亢進）などが起こります。

加えて、脂肪や骨格筋が減少することにより体重が減少し、脂肪細胞から分泌されるレプチンは、さらに食欲を低下させるとされます。

がん患者でも、栄養管理は重要（図1）

がん悪液質をコントロールするには、がん治療の効果を高め、治療を完遂する必要があります。患者の体力や免疫能を維持するためには、栄養状態を評価し、悪液質の病期を見きわめたうえで、適切な栄養療法を選択することが必要です。

症状や病期に応じた栄養療法は、がん終末期患者のパフォーマンスステータス（患者の全身状態を日常生活動作のレベルに応じて現す指標）の改善や、QOLの向上、精神的安寧や意欲の高まりにつながります。その点もふまえて考えると、適切な栄養療法を行うメリットは大きいと考えます。

（篠聡子）

ココがポイント！

がん細胞の主な栄養は糖質ですが、糖新生でもエネルギーを得ることができるため、栄養制限を行ったところで、がんの増殖を抑えることはできません。むしろ、治療中断というデメリットにつながるため、病期に応じた適切な栄養投与が大切です。

文献
1) 矢吹浩子：栄養アセスメント．東口髙志編，JJNスペシャル実践！臨床栄養．医学書院，東京，2010：87-94．
2) 三木誓雄，寺邊政宏，森本雄貴 他：がん免疫栄養療法．静脈経腸栄養2013；28（2）：597-602．
3) 伊藤彰博，東口髙志，森直治 他：緩和医療における栄養療法．静脈経腸栄養2013；28（2）：603-608．
4) 濱口哲也，三木誓雄：がん患者の代謝と栄養．日静脈経腸栄会誌2015；30（4）：911-916．
5) 片山寛次：がん悪液質の病態と管理．日静脈経腸栄会誌2015；30（4）：917-922．
6) 大村健二：がん細胞の代謝と栄養．日静脈経腸栄会誌2015；30（4）：907-910．

「悪液質かどうか」って、どうやって見分けるの?

A 見た目、問診や測定値、検査値からみる指標などを使って見分けます。

　悪液質とは、がんの進行に伴い、全身的炎症反応や代謝・異化の亢進によって生じる栄養障害です。「がん細胞が、宿主が必要とする分の栄養を横取りしてしまったため、食べているのに体重や筋肉量が減っている状態」と考えると、わかりやすいかもしれません。

　特徴的な見た目の変化としては、ヒポクラテス顔貌や、るいそうなどが挙げられます。また、栄養カウンセリングや予後スコアから見分ける方法もあります。

「栄養カウンセリング」での見分け方

　がん悪液質を見分けるポイントは「がん悪液質」に至る前、早い段階での栄養カウンセリングが有効とされます。

　多くのがん終末期の患者や家族は、食欲や食事内容について、さまざまな困りごとや悩みを抱いています。はじめての面談であっても、思いがけず多くの相談を受けることがありますから、患者はもちろん、対応する医療者も、落ち着いてゆっくり話し合える環境や時間を調整しましょう。

　話を進めるときは「医療者が知りたい内容を聴く」ことにこだわるより、患者・家族の悩みに耳を傾けながら、これまでの経過、患者の好みや意欲、患者が大事にしたいことや優先したいことなどについて、心を傾けて思いを聴くことが重要です。話を聴いただけで翌日の食事量が数口増えたり、「○○がおいしかったよ」という声が聴けたりもします。とはいえ、患者は疲れやすい状況にありますから、無理せず30分前後で区切り、希望があれば次の面談を約束してもよいでしょう。

1. カウンセリングで、何を聴く?

　患者や家族から直接話を聴きながら栄養状態や症状を評価する方法を「主観的包括的栄養評価（subjective global assessment：SGA）」といいます。SGAの評価項目を表1に示します。

　具体的な数値を患者や家族が把握していなくても、大丈夫です。体重の変化がわからなくても、服のサイズやベルトの位置で、その変化を確認できます。食事内容や嗜好・量の変化は、食事をつくっている家族に聴けばわかります。大切なのは、今後のアプローチ方法がイメージできるよう、具体的でていねいな聴取を心がけることです。

　また、カウンセリング時には、体重の変化や皮下脂肪、骨格筋量の測定や握力を測定します。ただ、がんは進行性の疾患ですから、改善する

表1　SGAの内容

①体重の変化
②食事摂取量の変化
③消化器症状
④活動状況
⑤問診

図1　サインや情報を得るコツ

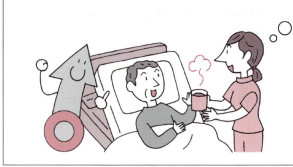

Check　会話しながら観察
- るいそうはない？
- 頬が落ちくぼんでいない？
- 会話時の表情は？
  （目力、姿勢、声の力強さ）
- 会話時に見える口腔内の状況は？

より悪化・低下する可能性が大きいです。「毎回体重を聞かれるのがつらい」「測定値が悪化すると、努力が報われなくてつらい、みなさんに申し訳ない」という患者の声もきかれますので、測定値にこだわるより、血圧測定時に筋肉量を判断したり、清拭時の皮膚のたるみやしわから脂肪量や筋肉量の変化を判断したり、会話時の姿勢や声の力強さ・目力・口腔内の様子を見るなど、自分が持っている五感をフルに使って、サインや情報を聴取しましょう（図1）。

「予後スコア」からの見分け方

悪液質を含むがん誘発性低栄養について評価できる「グラスゴー予後スコア」があります（表2）。もともとは、血中CRP値とアルブミン値を組み合わせ、がんの予後因子を予測するものですが、悪液質の進行状況を反映する指標となることが明らかになってきました。

がん患者のCRPは、サイトカインの一種であるインターロイキン-6（IL-6）が肝細胞に産生させるタンパクの1つです。CRP値の慢性的な上昇は、IL-6の慢性的な増加を示し、がん組織の炎症の程度を示すとされます。

反対に、アルブミンは、IL-6の上昇によって減少します。そのため、がん患者の血中IL-6に由来する全身性の代謝異常、すなわちがん悪液質の存在を確認する指標となるのです。

表2　グラスゴー予後スコアと病態評価

CRP値	ALB値	スコア	評価
CRP↓	ALB↑	0	健常人パターン
CRP↓	ALB↓	0	飢餓パターン（がん関連性低栄養）
CRP↑	ALB↑	1	前悪液質
CRP↑	ALB↓	2	悪液質（がん誘発性悪液質）

これらの指標を使って、がん悪液質の状態を見分けることが可能ですが、治療方法については十分に確立されていません。症状に応じた薬剤や補助栄養剤の利用など、さまざまな取り組みも行われています。

ナースは、患者の最も近くで、栄養に直接的にかかわる職種として、新しい情報や知識を取り入れながら、患者や家族の立場に立った栄養ケアを提供していかなければならないと考えます。

（篠聡子）

ココがポイント！

悪液質が進行すると、特徴的な見た目の変化が現れます。ただ、悪液質に至る前、なるべく早くにその徴候を察知して、栄養ケアを提供するために、栄養カウンセリングや予後スコアなどを活用してもよいでしょう。

がん終末期の栄養投与量って、どう決めるんですか?

A 「悪液質がどれくらい進んでいるか」で判断します。

がん終末期と栄養障害

1. がん終末期とは

近年、がん終末期の患者であっても、病態や栄養状態を適切にアセスメントして栄養管理を実施することで、QOLを高め、治療の完遂をめざす取り組みが、積極的に行われるようになってきました。

いわゆる「がん終末期」といっても、生命予後が6か月以内の患者では、治療を継続しながら仕事を続けている方、身の回りのことや日常生活はおおむね自立していて1人で通院している方も少なくありません。そのため、さまざまな状況の患者に応じた栄養療法を検討する必要があります。

2. がん終末期の栄養障害とは

がん終末期の栄養障害の種類を表1にまとめます。がんの種類や病期に応じて、これらの栄養障害が相乗的に作用し、がん終末期の栄養状態を悪化させ、がん患者のQOLや予後に影響を及ぼすと考えられています。

ここでは、がん誘発性低栄養(がん悪液質)の栄養管理について、説明していきます。

悪液質には、3段階ある（図1）

1. 前悪液質

がん終末期患者の10％程度は、がん悪液質の症状をあまり自覚していないものの、軽微な代謝異常が始まっているとされます。この状態を「前悪液質」といいます。

この時期は、食欲不振や食事摂取量の不足により低栄養に傾くことも多いため、栄養投与量はおおむね健常時と同様に算出します（表2-A ▶p.192）。

2. 悪液質

病期が「悪液質」に進むと、さまざまな症状が出現し、栄養状態は悪化します。

この時期は、薬剤や対症療法による対応を図るとともに、身体状況や活動量に応じて栄養投与量を減らし、やむを得ない場合は投与ルートの変更を検討します（表2-B ▶p.192）。

3. 不応性悪液質

さらに病期が進んだ「不応性悪液質」は、治療や栄養療法に反応しなくなり、回復が不可能な段階とされます。

患者のPS（performance status：パフォーマンスステータス）やADLが著しく低下すると、栄養療法は苦痛の緩和と意志の尊重が基本となります。患者や家族は「食べられなくなったのに、輸液をしないと、のどが渇いて苦しむのではないか」「栄養を摂らないと、死期が早まるのではないか」という不安を感じています。

この時期の不適切な栄養管理は、効果がないだけでなく、腹部膨満や腹水・胸水といった患者の苦痛を増強させる危険があります。そのため、栄養摂取をいたずらに促すのではなく、患

表1 がん終末期の栄養障害の種類と特徴

がん関連性低栄養	● がんの進行に伴う経口摂取量の低下（食欲低下、嚥下障害、消化管の狭窄や貯留した腹水・腫瘍の増大に伴う通過障害、呼吸障害による食欲不振、腹痛や下痢、がん性疼痛、抑うつ状態など） ● 化学療法や放射線療法など治療の副作用に伴う経口摂取量の低下（口内炎、ドライマウス、悪心嘔吐、消化管の粘膜障害や切除に伴う消化吸収能の低下など）
がん誘発性低栄養（がん悪液質）	● 全身的炎症反応や、代謝・異化の亢進による栄養障害。直接的にコントロールする方法は確立されていない

図1 悪液質の病期分類

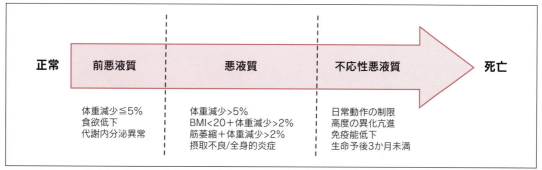

Fearon K, Strasser F, Anker SD, et al. Definition and classification of cancer cachexia: an international consensus. *Lancet Oncol* 2011:12（5）:489-495. より一部改変のうえ引用

者・家族の思いを傾聴し、食の喜びを目的に十分な話し合いを持ちながら、患者の病状や体調、希望を治療や看護ケアに反映できるようチームで共有します。

この病期は、苦痛を取り除く対症療法の実施と同時に、看護ケアにより苦痛の緩和を図ります。輸液だけで口渇を緩和することはできませんが、ていねいで適切な回数の口腔ケアを実施し、氷片の摂取や、こまめに少量ずつ水分を摂ることで、口腔内の乾燥を予防します。緑茶や煎茶のネブライザーを実施すると、香りや口腔周囲の湿潤により、爽快感や気分転換が得られます。

特に、朝方は口渇の訴えも多くなります。日差しが強い季節は室温が高くないか確認し、空気の入れ替えなど環境調整に配慮します。

患者が自主的に「食べたい」と言うことがあります。口当たりのいい果物や、のどごしのよい素麺、さっぱりしたお寿司なども好まれます。これらの食べ物がきっかけとなって、思いがけず食べられる日が数日続くこともあります。患者のみならず、家族にとっても大きな励みとな

ります。患者の体調の変化に応じて柔軟な対応を図ります（表2-C ▶p.192）。

＊

つまり、前悪液質までは健常時と同様の栄養投与が有効ですが、悪液質が進行して不応性悪液質に至ると、栄養も含めたいかなる介入も有効ではなくなります。各方面から出されているガイドラインなどを参照し、それに基づいて栄養投与を行いましょう。

（篠聡子）

ココがポイント！

がん終末期患者の栄養障害は、前悪液質→悪液質→不応性悪液質へと進んでいきます。前悪液質までは通常どおりの栄養投与量で問題ありませんが、悪液質が進行するにつれ、栄養投与を行うことによる害が出てくることを知っておきましょう。

文献

1) Fearon K, Strasser F, Anker SD, et al. Definition and classification of cancer cachexia: an international consensus. *Lancet Oncol* 2011:12（5）:489-495.

表2 悪液質の分類に応じた栄養管理

A 前悪液質

水分	30～40mL/kg/日～25～35mL/kg/日（症状進行時）	
必要エネルギー量（kcal/日）	基礎代謝消費量（BEE）×活動係数×ストレス係数 ・BEEはHarris-Benedictの式より算出 男性＝66＋[13.7×体重（kg）]＋[5.0×身長（cm）]－[6.8×年齢（歳）] 女性＝655＋[9.6×体重（kg）]＋[1.7×身長（cm）]－[4.7×年齢（歳）] 活動係数＝ベッド上安静1.0、歩行可能1.2、労働1.4～1.8 ストレス係数＝1.0～2.0（生体侵襲度・重症度に応じて判定）	原則経口投与、やむを得ない場合のみ経腸・静脈栄養を併施
アミノ酸（g/日）（必須アミノ酸を含む）	投与量＝体重（kg）×ストレス係数	
脂肪（g/日）（必須脂肪酸を含む）	投与量＝必要エネルギー量の20～50％（0.5～1.0g/kg）	
糖質（g/日）	必要エネルギー量－アミノ酸投与量－脂肪投与量	
ビタミン・微量元素	1日必要量	

B 悪液質

経口摂取できる場合	自由摂食（好きな食事、食べられる食品）		
	本人や家族の理解が得られる場合 ・ビタミン・微量元素の栄養剤 ・高脂肪高タンパクの栄養剤（肺転移・呼吸器障害合併の場合） ・GFO（摂食不良、免疫能低下、麻薬投与の場合） ・分岐鎖アミノ酸製剤（筋萎縮・四肢のだるさ発症の場合）		
経口摂取ができない場合	本人や家族の希望がある場合 ・強制的な輸液・栄養補給は実施しない ・間歇的輸液 ・持続的輸液（基本は末梢輸液、ルート保持が困難な場合のみ中心静脈輸液）		
	水分	15～25mL/kg/日（500～1000mL/日） ・口渇に対しては輸液に頼らず口腔ケアやお茶スプレーを実施	
	必要エネルギー	5～15kcal/kg/日（200～600kcal/日）	
	投与栄養素	・糖質が中心 ・必要に応じ分岐鎖アミノ酸や必須脂肪酸を少量投与	
	ビタミン・微量栄養素	可能であれば1日必要量投与（口内炎・褥瘡予防）	

C 不応性悪液質

口渇への対応	・病態に応じた輸液の実施 ・口渇の訴えに対しては、適切な口腔ケアの実施、氷片の摂取、こまめに少量ずつ水分を摂取するなどの対応をとる
食事の希望	・患者の体調に応じて柔軟な対応を図る ・食べたいときには、食べたいものを食べられるだけ摂取する ・果物、素麺、寿司などが好まれることが多い

東口髙志，森居純，伊藤彰博 他：全身症状に対する緩和ケア．外科治療2007；96（5）：934-941．を元に作成

文献

1) 矢吹浩子：栄養アセスメント．東口髙志編，JJNスペシャル 実践！臨床栄養，医学書院，東京，2010：87-94．

2) 三木誓雄，寺邊政宏，森本雄貴 他：がん免疫栄養療法．静脈経腸栄養2013；28（2）：597-602．

3) 伊藤彰博，東口髙志，森直治 他：緩和医療における栄養療法．静脈経腸栄養2013；28（2）：603-608．

4) 濱口哲也，三木誓雄：がん患者の代謝と栄養．日静脈経腸栄養

5) 片山寛次：がん悪液質の病態と管理．日静脈経腸栄養会誌 2015；30（4）：917-922．

6) 大村健二：がん細胞の代謝と栄養．日静脈経腸栄養会誌2015；30（4）：907-910．

7) 東口髙志，森居純，伊藤彰博他：全身症状に対する緩和ケア．外科治療2007；96（5）：934-941．

誌2015；30（4）：911-916．

資料

嚥下

嚥下障害の患者。ギャッジアップ30度で嚥下しにくそう…

A ずり落ちないようにして、足底部をしっかり固定し、頸部を安定させれば「飲み込みにくい」ことはありません。

ギャッジアップ30度は安全姿勢

30度ギャッジアップのリクライニング位は、食べ物を送り込みやすく、誤嚥しにくい体位なので、安全姿勢と呼ばれています。その理由は、以下の3点です。

①口唇から舌根部、舌根部から咽頭への送り込みに重力が利用できること
②解剖学的に「気管が上で食道が下」になるため、食物が食道に入りやすいこと
③口から洩れにくいこと

気をつけるのは、「足底」と「頸部」

ギャッジアップした際に気をつけることは、「ずり下がらないようにすること」と「足底部をしっかり固定すること」です（図1）。

また、姿勢で、もう1つ気をつけないといけないのが「首（頸部）の角度」です。特に仰臥位では頸部進展位になりやすく、それによって喉頭挙上が制限され、誤嚥のリスクが高まります。

反対に頸部前屈位であれば、①下咽頭部が狭くなるため嚥下圧が上がって咽頭クリアランス（咽頭残留）が改善する、②食道入口部の開大が促進されるため嚥下しやすくなる、③咽頭と気管に角度が付き誤嚥しにくくなる、というメリットがあります（図2）。

頸部が不安定だと、誤嚥の危険性が高まりますので、枕やクッションを使用して、頸部の安定を図りましょう。

（稲月摂）

ココがポイント！

ギャッジアップ30度は、解剖学的に嚥下しやすく誤嚥しにくい姿勢ですから、しっかり安定させられれば「飲み込みにくい」ことはないはずです。ずり落ちないようにし、足底部と頸部をしっかり固定することが、姿勢維持のポイントです。

図1 安全な姿勢の確保

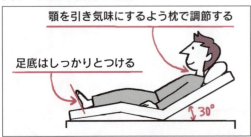

図2 頸部の前屈

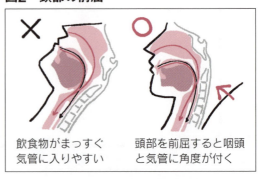

嚥下障害患者の食事の「とろみ」、適切な加減ってあるの?

A とろみは、日本摂食・嚥下リハビリテーション学会の『嚥下調整食分類2013』に沿って調整します。

嚥下障害患者の食事開始は、ゼリー状で開始する場合と、とろみ状で開始する場合があります。とろみの場合は、患者の状態によって適正の濃度が変わります。

「適度なとろみ」とは

嚥下障害患者に提供する食事は、均質で、付着性が低く、粘度が適切で、凝集性が高いものがよいとされています。一般的に使用されるとろみの形態は「明らかにとろみがあることを感じるものの、"drink"するという表現が適切なもの」すなわち、口腔内に入れてもすぐに広がらず、舌の上でまとまりやすい形態とされています[1]。

しかし、これを看護者の感覚でそのつど判断することは、非常に危険ですから、患者に適したとろみの濃度が決まったら、いつでも同じ状態のものを提供できるように、「100ccの水(またはお茶)にこの増粘剤を1包」など、作成する条件を一定にして、スタッフ間で情報共有をしましょう。

とろみをつけるにもコツがある(図1)

とろみのつけのコツは、①飲み物をかき混ぜながら増粘剤を少しずつ加えること、②焦らずつくること(とろみが出るまでに時間がかか

図1 とろみのつけ方のポイント

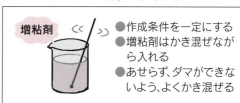

- 作成条件を一定にする
- 増粘剤はかき混ぜながら入れる
- あせらず、ダマができないよう、よくかき混ぜる

る)、の2点です。

また、とろみをつける際には「ダマ」ができないよう注意しましょう。「ダマ」ができたとろみ水は、違う性質のもの(「とろみ」と「ダマ」)が1つの飲み物に混在するため、嚥下の難易度が上がります。また、食感がなめらかでないので、おいしく感じられません。

「水分」にも、とろみをつける!

水分は、一見嚥下しやすそうですが、サラサラしすぎているため咽頭への流入が早く、嚥下反射が追いつきにくいので、嚥下障害患者が「むせやすいもの」の1つです。そのため、増粘剤を使ってとろみをつけることは、嚥下障害のある患者にとって有益です。

しかし、とろみが薄すぎると効果が得られず、濃すぎると咽頭の粘膜に付着しやすくなるので、適度なとろみとする必要があります。

*

嚥下障害のある患者の食事については、日本摂食嚥下障害リハビリテーション学会が『嚥下

調整食分類2013』を発表していますので、参照されるとよいでしょう。　　　　　　　　（稲月摂）

文献
1) 日本摂食・嚥下リハビリテーション学会編：日本摂食・嚥下リハビリテーション学会嚥下調整食分類2013. 日摂食嚥下リハ会誌2013；17（3）：255-267.

ココがポイント！

水分は誤嚥しやすいので、とろみが必要です。濃すぎず、薄すぎず、ダマができないように配慮しましょう。とろみの濃度が決まったら、常に同じ状態で提供できるよう、作成方法を決め、情報共有することが大切です。

nursing eye

みなさんは、こんなケースを経験したことはありませんか？　もしかすると、いろいろなところで、ありがちな場面かもしれません。

> 腹痛・下痢・嘔吐を主訴に、感染性腸炎疑いで入院した患者Aさん（50歳代男性）。診療計画は、症状改善まで絶飲食と末梢輸液（3号液）でした。消化器症状が落ち着いた入院5日目のこと。Aさんは、訪室したナースに問いかけました。
> **Aさん**　看護師さん。俺、入院する前から、おなかが痛かったから、1週間くらい何も食べていないんだけどさ。大丈夫なのかな？　具合悪かったせいか、おなかは空いていないんだけど…。
> **ナース**　食事の代わりに点滴が入っていますから、心配いりませんよ。
> でも、Aさんに処方されている輸液は「3号液のみ500mL×4本/日」です。

急性腹症の場合は、腸管が使用可能かどうかわかりません。そのため、腸が使えると判断されるまで、絶飲食になるのは仕方ありません。

しかし、Aさんに対しては、3号液が2L/日を輸液されているだけです。これで「食事代わりに点滴している」と言うことはできません。3号液は糖質と電解質だけでできていますから、砂糖と塩熱飴®をなめているだけの状況と同じです。エネルギーも足りませんし、とうてい食事とは言えません。

Aさんは、入院する1週間前からまともに食事を摂れなかったと言っています。おそらく体重減少はあるでしょうし、食べられなかった期間が長いほど、ビタミンB_1欠乏が心配です。ビタミンB_1不足だと、グリコーゲンはTCA回路に入れず、嫌気性解糖の結果、乳酸の蓄積という状態を招いてしまいます　▶p.38 Part Ⅱ Q5 。

ナースは、患者に投与されている輸液剤の内容を理解し、特に絶食・禁食患者の輸液時には、ビタミンB_1不足が引き起こす危険を知っておく必要があります。　　　　　　　　　　（朝倉之基）

索引

和文

あ

亜鉛 ···123, 140
　──欠乏 ·······································133
悪液質 ···························49, 186, 190
悪玉菌 ···116
アシドーシス ·····················65, 67, 69
アセチル CoA ·········40, 44, 52, 63, 176
アセト酢酸 ·····································176
アセトン ···176
アニオンギャップ（AG）·················71
アポタンパク ·····················56, 152, 154
アミノ基（-NH₂）·························32, 90
アミノ酸 ············32, 46, 51, 60, 90,
　　　　　　　126, 138, 143, 170
　──製剤 ·······························49, 140
　──の比率 ·································54
アルカリ性 ·································32, 65
アルカローシス ·····················65, 67, 69
アルギニン ·····················126, 170, 178
アルキル基 ·······································32
アルブミン（Alb）·············34, 185, 189
安静時エネルギー消費量 ··············7, 9
アンチバイオティクス·················124

い・う

胃液 ································32, 69, 99
異化 ···12, 44
　──亢進 ·········46, 166, 168, 181, 188
意識障害 ·································35, 49
維持輸液 ···144
胃食道逆流 ·····················104, 132, 133
胃蠕動遅延 ·······································98
イソロイシン ·············32, 48, 51, 60, 170
胃痛 ···179
一価不飽和脂肪酸 ·····························58
一酸化窒素（NO）·················126, 178
溢水 ···18
胃内残留 ·························57, 98, 101
胃内容物の吸引 ·······························130
医薬品扱いの経腸栄養剤 ··············128
イレウス·······································27
陰イオン·····································69, 71
インスリン ·································30, 184
　──感受性 ·································181
　──拮抗ホルモン ·················174
　──抵抗性 ·······166, 174, 180, 186
インターロイキン（IL）·········83, 189
咽頭クリアランス ·······················194
ウイルス感染 ·································142
ウェルニッケ脳症 ·······················41
うっ血性心不全 ···························183

え・お

栄養アセスメント ·················2-28, 138
栄養カウンセリング ·······················188
栄養障害·········22, 25, 68, 81, 86, 188, 190
栄養必要量 ·····································10
栄養不良 ·····················86, 93, 158, 183

液体栄養剤 ·····································132
エネルギー·····················30, 34, 121
　　　──産生 ·················38, 44, 63
　　　──消費量 ·····························12
　　　──必要量 ·····························36
塩基 ···65
嚥下障害 ·················36, 118, 194, 195
炎症 ···········12, 45, 74, 83, 148, 178
　──性サイトカイン
　　　·················45, 83, 87, 170, 186
　──性腸疾患 ·······························27
塩素（Cl）·································121
塩分量 ···121
塩類下剤 ···120
嘔吐 ·······················41, 69, 100, 101
悪心 ···41
オリゴ糖 ·························93, 124, 162

か

カード化 ···108
開始液 ···144
外傷 ···································12, 26, 74
解糖系 ···39
潰瘍性大腸炎 ·································119
化学的静脈炎 ·································148
核酸 ···································32, 127
隔壁 ···143
過酸化脂質 ·····································122
片麻痺 ···································24, 35
活性酸素 ·································122, 143
活動係数 ·································8, 12
カテーテル感染 ·······················138
カテーテル敗血症 ·······················142
カテーテル閉塞 ···························146
カテーテルロック ·······················146
カテコールアミン ·················45, 174
ガラクトース ·································30
カリウム（K）··············141, 144, 184
　　　──イオン（K⁺）··········18, 69
カルシウム（Ca）··············141, 185
カルニチン欠乏症 ·························64
カルボキシル基（-COOH）···32, 58, 60, 90
カロテノイド ·································123
がん ···················54, 122, 124, 186
　──悪液質 ·················75, 186, 188
　──関連低栄養 ·······················186
　──終末期 ·······················75, 189
簡易懸濁法 ·····················106, 134
換気障害 ···88
肝機能障害 ·········25, 49, 54, 142, 162
管腔内消化 ·······································38
間歇的投与 ·························108, 110
肝硬変 ·························25, 54, 64, 163
肝障害 ···150
緩衝作用 ···67
肝性脳症 ·································49, 54
間接熱量計 ·······································9
感染 ···························6, 26, 101, 177
　──症 ···········25, 83, 86, 142, 158
　──性合併症 ·······················47, 126

肝不全 ·························54, 86, 142

き

飢餓 ·················36, 176, 180, 186
　──便 ···95
機械的下剤 ·····································120
機械的静脈炎 ·································149
基礎エネルギー消費量 ·········7, 8, 12
　　　　　　　　　──簡易推定式 ······8
基礎代謝量 ·····································183
機能性タンパク ·····················33, 34
気泡音聴診 ·······················96, 130
基本姿勢 ···111
逆流 ···························57, 104, 106
ギャッジアップ 30 度 ··············194
急性期の栄養管理 ·······················47
急性腎障害（AKI）·······················166
急性膵炎 ···158
急性相タンパク ·······························46
急速投与 ···154
強アルカリ性 ·································148
凝血 ···146
強酸性 ···148
胸水 ···································75, 190
キラー T 細胞 ·································85
キロミクロン ·····················63, 152
筋減弱症 ···22
筋タンパクの減少 ·······················37
筋タンパクの崩壊 ·······················184
筋肉痛 ···································41, 52
筋肉量 ···24

く

クエン酸回路 ·································39
グラスゴー予後スコア ·················189
グリコーゲン ·····30, 35, 39, 174, 176, 180
グリセロール ·················35, 152, 176
グルカゴン ·············45, 174, 181, 184
グルコース ··········30, 35, 38, 143, 180, 184
グルタミン·····93, 126, 159, 160, 162, 170
クロール（Cl）·······················141
　　　──イオン（Cl⁻）··············69, 71
クローン病 ·················163, 170, 172
クワシオルコル ·······························81

け

経管栄養 ·······················104, 108, 128
経口摂取 ·················162, 172, 185
経口補水液 ·······································78
経腸栄養·····27, 90-136, 159, 162, 172, 185
　　　　　──剤·············60, 90, 100-105, 110,
　　　　　　　121, 128, 132, 179
　　　　　──ポンプ ·············103, 110
　　　　　──用イルリガートル ············112
経鼻胃管 ·················96, 101, 102, 185
　　　　　──の先端確認 ············130
頸部回旋法 ·······································96
頸部前屈位 ·····································194
けいれん ···68
外科的糖尿病状態 ·······················174

197

索引

下剤･･････････････････････････ 6, 120
血圧低下･･････････････････････ 174
血液逆流･･････････････････････ 146
血液ガスデータ･･･････････ 70, 72
血液生化学検査･･････････ 56, 185
血液透析･･･････････････ 166, 168
血液脳関門･････････････････ 49, 52
血管外漏出･･･････････････････ 174
血管痛･･････････････････････････ 148
血管透過性亢進･････････ 74, 174
血管内脱水･･･････････････････ 74
血漿･･･････････････････････････ 80
　──浸透圧･･････････････ 76, 80
血小板減少･･･････････････ 60, 172
血清アルブミン（Alb）･･･ 25, 81
血清総タンパク（TP）･･･ 20, 25
血清タンパク栄養評価･･･････ 25
血栓･･････････････････････ 146, 154
血糖値上昇･･･････････････ 45, 118
血糖値低下･･･････････････････ 180
ケトアシドーシス････ 68, 72, 176
ケトーシス･･･････････････････ 30
ケトン血症･･･････････････････ 30
ケトン体･････ 30, 36, 72, 176, 184
下痢････ 18, 27, 41, 69, 76, 93, 100, 102,
　　　114, 116, 164, 170, 179
嫌気性解糖･･･････････････ 40, 186
肩甲骨下部皮下脂肪厚････････ 2
健常時体重･･･････････････････ 10
現体重･･････････････････ 10, 185
原発性アルドステロン症･･････ 68

こ

高アンモニア血症･･･････････ 55
抗炎症性サイトカイン･･････ 83
高カリウム血症･･･････････ 144
高カロリー輸液･･･････ 41, 156
　────基本液･･･････････ 141
　────用キット製剤･･･ 140
　────用総合ビタミン剤･･･ 140
　────用微量元素製剤･138, 140
好気性解糖･･･････････････････ 40
高血圧･･････････････････････ 124
高血糖･･･････････････････ 138, 150
抗酸化酵素･･･････････････････ 122
抗酸化ビタミン･･･････････････ 123
抗酸化物質･･･････････････････ 122
高脂血症･･･････････ 124, 152, 154
膠質･･････････････････････････ 80
　──浸透圧･･･････････････ 80
高浸透圧･･････････････････ 148
酵素･･･････････････････ 33, 38, 65
構造タンパク･････････････････ 34
抗体･････････････････････････ 86
高タンパク負荷･･･････････････ 166
好中球･･･････････････ 82, 84, 122
高張液･･･････････････････ 77, 80
喉頭挙上･･･････････････････ 194
高度侵襲･･･････････ 126, 158, 178
高二酸化炭素血症･･･････････ 66

高濃度タンパク質･･･････････ 127
高濃度の経腸栄養剤･････････ 100
高濃度ブドウ糖液･･･････････ 141
高比重リポタンパク（HDL）･････ 152, 154
高リン血症･･･････････････････ 168
高齢者･･････････････････ 14, 18
誤嚥･･･････････････････ 180, 194
　──性肺炎･･･････････････ 132
呼吸困難･･･････････････････ 185
呼吸商･･････････････････ 57, 88
呼吸性アシドーシス･･･････････ 68
呼吸性アルカローシス･･･････ 68
呼吸性代償･･･････････････････ 65
呼吸不全･･････････ 66, 68, 166
誤挿入･･････････････････････ 96
骨格筋量の測定･･･････････ 188
後投与･･････････････････････ 104
誤薬･･････････････････････ 134
コラーゲン･･･････････････ 34, 178
コルチゾール･･･････････････ 174
コレステロール････ 33, 56, 118, 122, 164
昏睡･････････････････････ 67, 176

さ

サードスペース･･･････････ 6, 74
細菌性静脈炎･･･････････････ 149
細径チューブ･･･････････････ 133
在宅成分栄養経管栄養法指導管理料
　　　　　　　　　 128
サイトカイン･･･････ 82, 87, 181, 186, 189
細胞外液･･･････････ 18, 70, 74
　──類似液･･･････････････ 144
細胞内液･･･････････････ 18, 74
酢酸リンゲル･･･････････････ 70
座高･････････････････････････ 4
サルコペニア･･･････････ 22, 49
酸･･･････････････････････ 32, 65
酸塩基平衡･･･････････････ 65, 67
酸化ストレス･･･････････････ 126
酸化マグネシウム･･･････････ 120
酸性･････････････････････････ 65

し

ジグリセリド･･･････････････ 152
刺激性下剤･･･････････････････ 120
自己抜去･･･････････････････ 131
脂質･････ 34, 44, 56, 98, 121, 138, 150, 164
　──代謝･･･････････････････ 72
持続血液浄化療法･･･････････ 166
持続投与･･･････････････ 110, 133
ジペプチド･･･････････････ 32, 90
脂肪･････････････ 36, 39, 56, 88, 150,
　　　152, 174, 176, 183
　──肝･･･････････････ 142, 150
　──吸収障害･･･････････ 163, 164
　──酸･･････ 32, 56, 60, 62, 152,
　　　164, 172, 176, 186
　──性下痢･･･････････････ 164
　──制限･･･････････････････ 172
　──乳剤････ 140, 150, 152, 154, 156, 172

脂肪便･･････････････････････ 163
周術期･･････････････ 6, 126, 180
絨毛の萎縮･･･････ 93, 158, 160, 162
手術･･･････････ 12, 74, 158, 174, 181
　──部位感染（SSI）･･･････ 174
出血･････････････････････ 74, 99
術後高血糖･･････････････ 174, 181
術前輸液療法･･･････････････ 182
傷害係数･･････････････････ 8, 12
消化液･･･････････ 38, 98, 162
消化管ホルモン･･･････ 142, 164
消化器症状･･･････････････ 64, 93
消化酵素･･････････････････ 30
消化態栄養剤･･･････････ 90, 128
条件付必須アミノ酸･･･ 159, 179
晶質浸透圧･･･････････････････ 80
脂溶性ビタミン･･･････････････ 56
小腸炎･･････････････････････ 108
消毒･････････････････････････ 112
小児･･････････････ 14, 18, 43
静脈栄養･･･････ 27, 138-156, 159, 172, 185
静脈炎･･･････････････ 80, 148
静脈経腸栄養ガイドライン
　　　94, 126, 150, 156
消耗性疾患･･･････････････ 36, 42
上腕三頭筋部皮下脂肪厚（TSF）
　　　　　 2, 22, 24
上腕周囲長（AC）･･･････ 2, 22, 24
食後投与･･････････････････ 106
食事制限･･･････････････････ 186
食前投与･･････････････････ 106
褥瘡･････････････････････ 132
食道裂孔ヘルニア･･･････････ 111
食品扱いの経腸栄養剤･･･････ 128
食物繊維････ 30, 101, 116, 118, 162, 171
食欲不振･･･････････････ 36, 190
除脂肪量･･････････････････ 14
ショック･･･････････････････ 174
徐放錠･･････････････････････ 107
痔瘻･････････････････････ 170
腎機能障害･･･････ 25, 127, 144
心血管イベント･･･････････ 168
人工脂肪粒子･･･････ 152, 154
人工濃厚流動食･･･････････ 90
侵襲･････ 36, 43, 74, 83, 126, 178
腎代替療法･･･････････････ 168
身長の推測･････････････････ 4
心停止･･････････････････････ 68
浸透圧･･･････ 6, 76, 78, 114, 148, 184
　──性利尿･･･････････････ 174
シンバイオティクス･･･････ 125
心不全･･･････････････ 6, 185
腎不全･･･ 6, 43, 49, 54, 68, 72, 86, 166, 168

す

膵液･･･････････････ 30, 32, 69
膵炎･････････････････････ 27, 74
水素（H）･････････ 32, 58, 90
　──イオン（H$^+$）･･･ 32, 65, 67, 69
水分含有量･･･････････ 100, 104

水分出納……………………… 16, 60
水分制限……………………… 120
水分投与量…………………… 18
水溶性食物繊維
　……… 62, 116, 118, 125, 159, 162, 171
膵リパーゼ…………………… 152, 164
ステロイド…………………… 56, 170
　──ホルモン……………… 45
ストレス係数………………… 8, 12
ストレスホルモン…………… 74, 174
酢水によるロック…………… 108, 110
スレオニン…………………… 60

せ

生活習慣病…………………… 179
生食ロック…………………… 146
成長曲線……………………… 14
成長発育障害………………… 34
成長ホルモン………………… 179
成分栄養剤…… 90, 93, 114, 128, 170, 172
成分栄養チューブ…………… 102
生理食塩液…………………… 80, 144
咳反射………………………… 130
絶食………… 95, 142, 160, 162, 176
セレン………………………… 140
　──欠乏…………………… 133, 140
セロトニン…………………… 52
前悪液質……………………… 190
洗浄…………………………… 112
善玉菌………… 116, 124, 160, 162
前投与………………………… 104

そ

早期経口摂取………………… 180
早期経腸栄養………………… 47
早期離床……………………… 180
創傷治癒遅延………………… 150
総リンパ球数（TLC）……… 86
側鎖（R）…………………… 32
組織構成タンパク質………… 32
側管投与……………………… 156

た

体液喪失……………………… 69, 98
体液の貯留…………………… 6
体脂肪の減少………………… 186
代謝異常……………… 54, 166, 186
代謝亢進………… 12, 45, 181, 188
代謝性アシドーシス………… 68, 72
代謝性アルカローシス……… 68
代謝性代償…………………… 65
体重………… 6, 10, 20, 100, 188
　──減少…………………… 36, 170
　──測定…………………… 2, 6, 185
　──の推定式……………… 2
　──変化率………………… 6
体組成計……………………… 16
体タンパク…………………… 42
大腸菌………………………… 116
耐糖能………………………… 174

耐糖能異常…………………… 183
体内合成抗酸化物質………… 122
多価不飽和脂肪酸…………… 58
多臓器不全（MOF）………… 158
脱水………… 18, 20, 25, 100, 180
　──症状…………………… 78
　──補給液………………… 144
脱毛…………………………… 60, 172
多糖類………………………… 30, 118
ダブルバッグ製剤…………… 143
単球…………………………… 82, 86
単結合………………………… 58
短鎖脂肪酸……… 33, 62, 93, 125, 152, 159
胆汁…………………………… 69, 99, 164
　──うっ滞………………… 142, 162
　──性下痢………………… 164, 172
胆汁酸……… 33, 63, 118, 152, 164, 172
　──の腸肝循環…………… 164
炭水化物………… 30, 88, 121, 180, 186
　──ローディング………… 180
胆石…………………………… 142
炭素（C）………… 32, 58, 62, 90
短腸症候群…………………… 27, 163
単糖…………………………… 30
タンパク異化………………… 166
　──亢進…………………… 44
タンパク栄養障害…………… 34, 54
タンパク質……… 32, 51, 88, 90, 95, 183
　──必要量………………… 43
タンパク制限………… 54, 166, 168
タンパク尿…………………… 166

ち

窒素（N）…………………… 42, 90
　──係数…………………… 42
　──死……………………… 167
　──バランス…………… 42, 166, 179
　──平衡…………………… 42
中鎖脂肪酸……… 33, 62, 152, 172
中心静脈栄養（TPN）…139, 142, 156, 160
中心静脈カテーテル（CVC）…139, 146
中枢性疲労…………………… 52
中性脂肪………… 33, 56, 154, 176
チューブ閉塞… 102, 106, 108, 110
腸液…………………………… 32, 69
腸管関連リンパ組織（GALT）… 47, 158
腸管浮腫……………………… 174
腸管免疫……………………… 126, 158
　──低下…………………… 93
長期 TPN……………………… 140
長期絶食……………………… 93, 159
長期透析……………………… 64
長鎖脂肪酸………… 33, 62, 164
調節体重……………………… 10
腸蠕動亢進…………………… 101, 114
腸内細菌叢（腸内フローラ）…124, 159
腸粘膜の萎縮………………… 126
腸粘膜の免疫学的バリア …… 158
腸閉塞……… 70, 74, 98, 138, 171
腸瘻カテーテル……………… 108

チロシン……………………… 48

つ・て

通過障害………… 36, 98, 171
ツベルクリン反応（PPD）……… 86
手足のしびれ………………… 35
低アルブミン血症…………… 54
低栄養………… 6, 25, 87, 190
低カリウム血症……………… 93, 185
低血圧………………………… 180
低血糖………………………… 35, 174
低残渣………………………… 171
低脂肪………………………… 170
低浸透圧……………………… 182
低速注入……………………… 98, 102
低張液………………………… 77, 80
低マグネシウム血症………… 93
低リン血症…………………… 93
鉄……………………………… 122, 140
電解質…… 69, 80, 99, 141, 144, 164
　──異常…………………… 174, 183
　──製剤…………………… 141
　──バランス……………… 69, 184
　──輸液…………………… 20, 144
天然濃厚流動食……………… 90

と

糖……………………………… 35
　──・アミノ酸輸液製剤………… 150
　──・電解質液…………… 140
銅……………………………… 123, 140
　──欠乏…………………… 133
同化…………………………… 44
糖質……… 39, 44, 88, 93, 118, 142, 180
糖新生………… 35, 46, 174, 176, 184, 193
透析…………………………… 24, 168
等張液………………………… 76, 80
糖尿病……… 68, 72, 124, 176, 181
　──性ケトアシドーシス（DKA）・177
頭部 30 度挙上……………… 111
動脈硬化………… 122, 150, 168
投与速度………… 114, 154, 173
投与体位……………………… 101
糖類下剤……………………… 120
特殊栄養成分………………… 126
トランスサイレチン………… 26
トランスフェリン（Tf）…… 26
トリグリセリド（TG）… 56, 62, 152
トリプトファン… 26, 48, 52, 60
トリペプチド……………… 32, 90
とろみ………………………… 195
トロンボキサン A2………… 127

な

ナトリウム（Na）……… 16, 121, 141, 144
　──イオン（Na$^+$）…… 18, 71, 80

に

二次性副甲状腺機能亢進症………… 168
二重結合……………… 33, 58, 60

199

索引

二糖類···30
日本人の新身体計測基準値（JARD2001）
··22
入院時食事療養費····························128
乳酸··············35, 41, 52, 72, 124, 193
――アシドーシス·····················41, 72
乳酸桿菌··116
乳酸菌····························124, 159, 162
乳糖··101
尿ケトン体····································177
尿細管性アシドーシス····················72
尿素································18, 38, 179
尿素サイクル···································55
尿毒症症状·····································166
尿量増加··································75, 174
尿量低下··144
認知機能障害··································131

ね・の

熱傷···74
熱水処理··112
熱中症··78
濃厚流動食······························128, 132
ノロウイルス感染·····························112

は

肺炎···45
排ガス··94
肺気腫··68
敗血症····126, 138, 142, 149, 158, 166, 178
配合変化··································134, 156
廃用性萎縮·······························158, 160
バクテリアルトランスロケーション
·······················126, 142, 158, 160, 162
バソプレシン··································181
発育遅延··································60, 172
白血球··84
発熱··170
バリン····························32, 48, 51, 60
バルーン型·····································133
パルシングフラッシュ法·················147
半固形化··132
――製剤·······························100
半消化態栄養剤··························90, 171

ひ

皮下脂肪······················22, 30, 35, 188
ピギーバック法·······························156
肥厚性幽門狭窄症····························70
膝高··2
皮疹··150
ヒスチジン·······························60, 170
ビタミン··138
――の失活·······················101, 143
ビタミンA·····························26, 123
ビタミンB$_1$············34, 41, 143, 184
ビタミンB$_{12}$·····························143
ビタミンC·····························123, 143
ビタミンE·····································123
非タンパクエネルギー（NPC）·········43

必須アミノ酸················48, 51, 54, 60
必須脂肪酸·······························60, 172
――欠乏···········34, 60, 150, 172
必要エネルギー量······················8, 12, 16
必要水分量······································19
非デンプン性多糖類（NPS）··········118
非必須アミノ酸········48, 51, 54, 126, 179
ビフィズス菌·················116, 124, 159, 162
皮膚乾燥··································60, 172
皮膚症状··150
ヒポクラテス顔貌···························188
肥満··································10, 44, 150
標準体重····································4, 16
微量元素··································123, 138
――製剤·······························140
――を含む輸液·······················140
ビリルビン·······························122, 164
ピルビン酸·······················39, 52, 72
頻脈··185

ふ

フィッシャー比·································54
フェニルアラニン·····················48, 60
フェリチン·····································122
不応性悪液質··································190
不可避的タンパク喪失量·················167
複合電解質輸液剤····························144
副腎皮質ホルモン·····················6, 33
腹水·············10, 16, 34, 75, 81, 190
腹痛···············41, 57, 64, 93, 170
腹部膨満····················57, 94, 102, 190
腹膜炎····································74, 168
腹膜透析··································166, 168
ふくらはぎ周囲長·····························2
浮腫········10, 16, 24, 34, 75, 81, 179, 185
不整脈··183
ブドウ球菌·····································116
ブドウ糖··········30, 35, 39, 142, 176, 180
――液·································41
不飽和脂肪酸······························33, 58
不溶性食物繊維································116
フラッシュ···········107, 108, 110, 156
プレアルブミン（PA）····················26
プレバイオティクス·················124, 159
プロスタグランジン·························127
プロテオグルカン····························34
プロバイオティクス·················124, 159
プロラクチン··································179
分岐鎖アミノ酸（BCAA）··33, 48, 51, 54
分泌性下痢·····································164

へ・ほ

閉塞性黄疸·····································163
ヘパリンロック·······························146
ペプチド····································32, 90
ヘモグロビン···································34
ヘルパーT細胞································85
便秘·············57, 95, 100, 101, 116, 120
芳香族アミノ酸（AAA）············48, 54
膨張性下剤·····································120

飽和脂肪酸······················33, 58, 172
ボーラス投与······················102, 104
補酵素··································123, 184
補正水分··································104, 106
ポリフェノール·······························123
ポリペプチド······························32, 90
ホルモン·······················33, 34, 44
――分泌の異常·······················186

ま・み

膜消化··38
マグネシウム（Mg）·················141, 184
マクロファージ·······47, 82, 86, 122, 159
末梢静脈カテーテル（PVC）·········146
末梢静脈栄養（PPN）·············139, 156
マンガン··································123, 140
慢性呼吸不全···································57
慢性腎不全······································26
慢性腎臓病（CKD）························166
慢性膵炎··163
慢性胆汁うっ滞肝疾患·····················142
ミキサー食·····································132
ミセル化······················63, 152, 164
ミトコンドリア·······················40, 63
宮澤の式···3

め・も

メイラード反応·······························143
メチオニン······································60
免疫栄養素·····································126
免疫グロブリン（Ig）···········46, 86, 158
免疫増強栄養··································126
免疫増強経腸栄養剤（IED）·········178
免疫調整経腸栄養剤（IMD）··········127
免疫低下··································37, 166
免疫賦活··179
モノグリセリド·······················56, 152

や・ゆ・よ

薬剤性肝機能障害····························142
やせ··44, 193
有機酸·····································40, 72
幽門閉鎖··70
遊離脂肪酸·····································184
遊離長鎖脂肪酸······························152
輸液····················36, 75, 144, 180
――製剤·······················76, 80, 150
ユビキノール··································123
陽圧ロック·····································147
陽イオン·································69, 71
葉酸··123
ヨウ素··140
予後スコア·····································189

ら・り

リクライニング位····························194
リジン··60
理想体重················4, 6, 10, 16, 185
利尿期（リフィリング）····················75
利尿薬··6

リノール酸·················· 60, 150, 172
リフィーディング症候群········· 93, 183
リポタンパク········· 56, 152, 154
──────リパーゼ（LPL）··· 152
硫酸····························· 72
両足切断·························· 4
リン···················· 141, 184
──酸························· 72
──脂質·············· 33, 56, 152
鱗屑状皮膚炎··············· 60, 172
リンパ球··· 47, 82, 84, 126, 159
リンパ腫························ 163
リンパ浮腫······················ 24

る・れ・ろ

るいそう················ 10, 188
冷汗····························· 35
レチノール結合タンパク（RBP）······· 26
レプチン······················· 187
ロイコトリエン················· 172
ロイシン············· 32, 48, 51, 60
老化···················· 122, 124

欧文

A・B・C

AAA（芳香族アミノ酸）··········· 48, 54
AC（上腕周囲長）·········· 22, 24
AKI（急性腎障害）·············· 166
ATP（アデノシン3リン酸）····· 40, 176
BCAA（分岐鎖アミノ酸）·· 33, 48, 51, 54
BEE（基礎エネルギー消費量）··· 7, 12
BMI（体格指数）·············· 4, 10
BUN（血液尿素窒素）··········· 185
B細胞···················· 47, 86
CHDF（持続的血液濾過透析）······· 166
CHO loading··············· 181
CKD（慢性腎臓病）·············· 166
COPD（慢性閉塞性肺疾患）·········· 88
CRP（C反応性タンパク）········· 46, 189
CVC（中心静脈カテーテル）········· 146

D・E・F

DHA（ドコサヘキサエン酸）·········· 172
DKA（糖尿病性ケトアシドーシス）
···························· 177
EAA（必須アミノ酸）············· 48
EDチューブ··············· 102, 108
EPA（エイコサペンタエン酸）
···················· 127, 172
ERAS···················· 94, 180
FAP（家族性アミロイドポリニューロ
パチー）····················· 26

G・H

GALT（腸管関連リンパ組織）
···················· 47, 125, 158
GFO··················· 93, 162
Grantの式······················ 2
Harris-Benedict式······· 7, 8, 14

HCO₃⁻（重炭酸イオン）····· 65, 67, 69, 71
HDL（高比重リポタンパク）······· 152, 154
HIT（ヘパリン起因性血小板減少症）
···························· 146

I・J

IED（免疫増強栄養剤）··········· 126, 178
IgA（免疫グロブリンA）······· 86, 158
IL-6（インターロイキン-6）
···················· 83, 87, 189
IMD（免疫調整経腸栄養剤）········· 127
JARD2001（日本人の新身体計測基準値）
···························· 22

L・M

L-カルニチン··················· 63
LCT（長鎖脂肪酸トリグリセリド）····· 62
LDLコレステロール·············· 118
LPL（リポタンパクリパーゼ）········ 152
MCT（中鎖脂肪酸トリグリセリド）··· 62
microbial translocation········· 158
MOF（多臓器不全）·············· 158

N

n-3系（多価不飽和）脂肪酸
···················· 58, 126, 172
n-6系（多価不飽和）脂肪酸
···················· 58, 172
NaCl（塩化ナトリウム）············· 121
NEAA（非必須アミノ酸）·········· 48
NGチューブ··················· 101
NICEガイドライン·············· 184
nitrogen death（窒素死）········· 167
NO（一酸化窒素）········· 126, 178
NPC/N比····················· 43

O・P

PA（プレアルブミン）·············· 26
PEG-J（経胃瘻的空腸チューブ留置術）
···························· 133
PEJ（経皮内視鏡的腸瘻造設術）······ 133
pH·············· 65, 67, 69, 148
──測定··············· 96, 130
PICC（末梢挿入中心静脈カテーテル）
···························· 139
PPD（ツベルクリン反応）··········· 86
PPN（末梢静脈栄養）·············· 139
PVC（末梢静脈カテーテル）·········· 146

R・S

RBP（レチノール結合タンパク）······· 26
REE（安静時エネルギー消費量）······· 7
RQ（呼吸商）··················· 88
RTH製剤····················· 113
RTP（半減期が短いタンパク質）······· 26
SGA（主観的包括的栄養評価）········· 188
SIRS（全身性炎症反応症候群）··· 83, 158
SSI（手術部位感染）·············· 174

T

TCA回路············· 39, 44, 52, 63, 176
TEO基準······················· 49
Tf（トランスフェリン）··············· 26
TG（トリグリセリド）··············· 56
TLC（総リンパ球数）·············· 84
TNF-α（腫瘍壊死因子）····· 83, 87, 170
TP（血清総タンパク）·············· 25
TPN（中心静脈栄養）
···············139, 140, 142, 143
TSF（上腕三頭筋部皮下脂肪厚）·· 22, 24
TTR（トランスサイレチン）··········· 26
T細胞················ 47, 84, 126

数字その他

α-リノレン酸········· 60, 127, 150, 172
β-カロテン···················· 123
β酸化························· 63
13C-トリオレイン酸·············· 163
1型糖尿病···················· 176
3-ヒドロキシ酪酸················· 176

ナースのために ナースが書いた
ココが知りたい栄養ケア

2016年2月24日 第1版第1刷発行	編　集　矢吹　浩子
	発行者　有賀　洋文
	発行所　株式会社照林社
	〒112-0002
	東京都文京区小石川2丁目3-23
	電話　03-3815-4921（編集）
	03-5689-7377（営業）
	http://www.shorinsha.co.jp/
	印刷所　共同印刷株式会社

●本書に掲載された著作物（記事・写真・イラスト等）の翻訳・複写・転載・データベースへの取り込み、および送信に関する許諾権は、照林社が保有します。

●本書の無断複写は、著作権法上での例外を除き禁じられています。本書を複写される場合は、事前に許諾を受けてください。また、本書をスキャンしてPDF化するなどの電子化は、私的使用に限り著作権法上認められていますが、代行業者等の第三者による電子データ化および書籍化は、いかなる場合も認められていません。

●万一、落丁・乱丁などの不良品がございましたら、「制作部」あてにお送りください。送料小社負担にて良品とお取り替えいたします（制作部　☎0120-87-1174）。

検印省略（定価はカバーに表示してあります）
ISBN978-4-7965-2371-4
©Hiroko Yabuki/2016/Printed in Japan